Bitte scanne diesen QR-Code mit deiner Handykamera ab für eine persönliche Nachricht von Sjard und das Praxis-PDF.

(https://www.sjardfitness.de/homefit-start/)

FITNESS FIBEL HOME FIT

Mit Widerstandsbändern und Körpergewicht zum Traumkörper

Sjard Roscher

Erste Auflage
Dezember 2020

Bibliografische Information der Deutschen Nationalbibliothek
Die Deutsche Nationalbibliothek verzeichnet diese Publikation in der Deutschen Nationalbibliografie. Detaillierte bibliografische Daten sind im Internet über www.dnb.de abrufbar.

Für Fragen und Anregungen:
info@sjardfitness.de

1. Auflage, Dezember 2020

Staakener Str. 28-29
13581 Berlin
Deutschland
Tel.: +49 (0) 30 650 036 09
E-Mail: info@sjardfitness.de

Vertreten durch:
Sjard Roscher & Christian Jäck

Hinweis:

Haftungsausschluss:

ISBN Print: 978-3-948233-25-9

ISBN E-Book (PDF): 978-3-948233-26-6

Jede anbrechende Minute
ist eine neue Chance, dein Leben zu ändern.

Sjard Roscher

Widmung

Dieses Buch widme ich allen, deren Flamme im Herzen noch lodert. Denen, die der Mittelmäßigkeit den Kampf angesagt haben und die nicht zufrieden sind mit dem Status quo. Denen, die wissen, dass das Leben mehr bereithält, und nicht gewillt sind, eher aufzugeben, so lange, bis sie sich auch ihre kühnsten Träume erfüllt haben.

Dies ist dein Leben. Dies ist dein Weg.
Die Welt wartet auf deine Großartigkeit.
Warte nicht länger …

Greatness awaits

Danksagung

Dieses Leben verdanke ich dem Oberarzt und Chirurgen Dr. Krause.

Ohne deine Hilfe wäre ich wahrscheinlich nie wieder imstande gewesen, auch nur das kleinste Gewicht zu bewegen. Ohne deine Künste im OP-Saal hätte ich niemals so viel Spaß und Freude erfahren dürfen, wie ich es heute tue.

Ich danke dir von ganzem Herzen.

Über den Autor

Heute bin ich Fitnessmodel und Bestseller-Autor, doch das war bei Weitem nicht immer so ... Nach einem schweren Unfall im Jahr 2013 sicherten mir drei verschiedene Ärzte zu, ich könnte nie wieder Kraftsport machen. Für mich brach in diesem Moment meine gesamte Welt zusammen. Nur wenige Wochen zuvor war die Leidenschaft zum Sport in mir entfacht und ich wollte die beste Version meiner selbst werden. Doch ich kämpfte mich zurück. Nach mehreren OPs und monatelanger schmerzhafter Reha meldete ich mich am 01. Januar 2014 das allererste Mal in meinem Leben in einem Fitnessstudio an. Von da an gab es kein Zurück mehr ... Bereits im Sommer 2015 konnte ich mir meinen ultimativen Traum in diesem Sport erfüllen: Ich bekam einen Profi-Vertrag als Fitnessmodel und konnte von nun an meine Leidenschaft zum Beruf machen. Aus diesem Beruf entwickelte sich meine Berufung. Ich wollte anderen Menschen dabei helfen, ebenfalls ihren Traumkörper zu erreichen, und ihnen diesen Weg ebnen. Doch es kam anders als geplant ... Je mehr ich zu helfen versuchte, desto mehr Steine wurden mir in den Weg gelegt und desto mehr Missstände wurden mir innerhalb der Fitnessindustrie bewusst.

Plötzlich sah ich alles: Fitnessmagazine verbreiten absichtlich falsche Mythen für mehr Profit; Youtuber spritzen sich Unmengen an Anabolika und lügen ihren Fans dann dreist ins Gesicht, sie hätten ihren Wunschkörper auf natürlichem Wege erlangt. Aus meinem Enthusiasmus entwickelte sich Frust. Frust über die Verlogenheit und auch über die Naivität vieler Kunden. Ich konnte täglich sehen, weshalb sich die Leute im Kreis drehen und niemals ihre Ziele erreichen. Statt glücklich und zufrieden zu werden, sah ich, wie viele Menschen immer unglücklicher und frustrierter wurden ... einfach weil sie niemals denselben Körper wie ihre Idole erreichen würden - trotz mehrerer Hundert Euro Investitionen in ihre Programme ...
Photoshop, Steroide und immer wieder dieselben alten Mythen ... Damit sah ich mich konfrontiert. Doch ich wollte nicht derjenige sein, der den Leuten all dies sagen muss. So beschloss ich, der Fitnessindustrie den Rücken zuzukehren. Ich liebte zwar den Sport immer noch mit meinem ganzen Herzen, doch ich wollte nicht noch einen einzigen Satz darüber reden müssen. Allerdings wollte ich der (Fitness-)Welt eine Kleinigkeit hinterlassen. Einen kleinen Ratgeber für die wenigen Menschen dort draußen, die sich wirklich verändern wollen und genau deshalb die Wahrheit verdient haben. Also schrieb ich mein erstes kleines Buch: die Fitness Fibel. Ursprünglich nur gedacht für Freunde und Bekannte, veröffentlichte ich das Buch dennoch im Sommer 2016 im Self-Publishing. Nur wenige Wochen später kletterte es an die Spitze der Amazon-Charts und wurde Nummer 1-Bestseller im Bereich Fitness und Bodybuilding, und da sollte es über ein Jahr lang am Stück bleiben. Hunderte Nachrichten erreichten mich seitdem von begeisterten Lesern, die endlich Fortschritte machten und sich spürbar ihrem großen Ziel näherten.

So waren es tatsächlich die vielen Leser, die mich letztlich dazu überredeten, meinen eigenen innersten Traum wieder aufleben zu lassen und den Menschen den wahren Weg zum Erfolg zu zeigen. "Realness over Fakeness" - so würde ich meine Arbeit betiteln. Heute ist das Lehren von Fitness und Gesundheit mein persönliches Herzensprojekt. In meinem Blog, Podcast und auf Instagram rede ich daher viel über Motivation, die Trainingslehre und wie das mit dem Essen wirklich funktioniert.

Oder wie ich es gerne sage:
"Kein Bullshit auf dem Weg zum Traumkörper!"

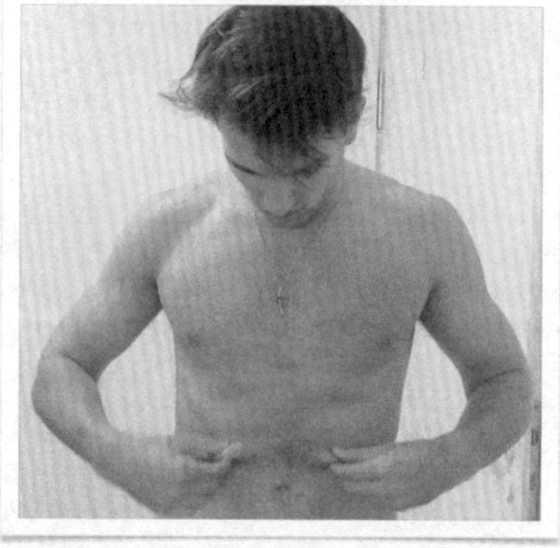

Auf dem obigen Bild trainiere ich bereits seit zwei Jahren sehr intensiv - allerdings falsch, und ich habe keine Ahnung von der Ernährung. Ich befolge alle Ratschläge gängiger Magazine und gebe mein gesamtes Geld für Supplemente aus ... Und das bin ich weitere zwei Jahre später - mit smartem Training und smarter Ernährung ... genau nach der Art und Weise, wie ich sie dir jetzt zeigen werde - du kannst also gespannt sein!

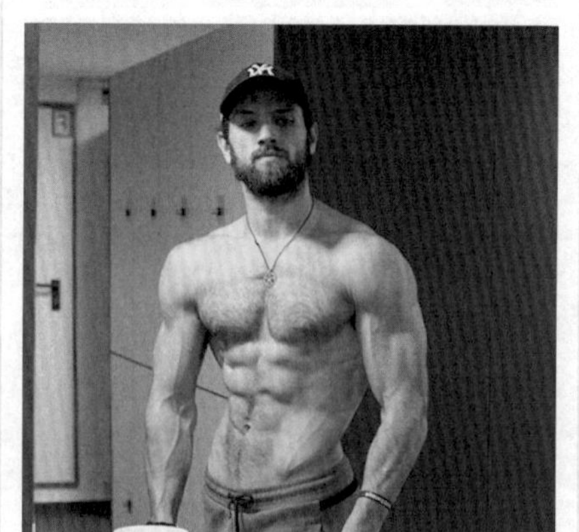

Werde Teil der besten Community

Mein Ziel war es niemals, dich einfach durch ein hübsches Cover und einen tollen Namen zu einem Buchkauf zu motivieren (auch wenn in der Fibel mein gesamtes Herzblut steckt) – was ich wirklich will, ist, dass du tatsächlich deinen Traumkörper erlangst und mir eines Tages eine begeisterte Mail schickst, wie sehr sich auch dein Leben zum Besseren entwickelt hat.

Somit sollte deine Reise zwar mit diesem Buch beginnen, doch lass mich dir auch darüber hinaus weiterhelfen. Komm auch du gerne in unsere exklusive Facebook-Gruppe ausschließlich für die Leser, lerne mich und all die anderen Athleten persönlich kennen und lass uns gemeinsam an deinem Projekt Traumkörper intensiver arbeiten als jemals zuvor. Zu diesem Zeitpunkt sind wir mehr als 30.000 aktive Athleten, und wir freuen uns schon, von deinen ganz eigenen Erfolgen zu lesen.

Die Fitness-Fibel-Athleten-Gruppe:

- regelmäßige Live-Webinare
- positiver Austausch mit anderen Fitness-Fibel-Athleten
- Auswertung neuester Studien
- gemeinsam motivieren und unterstützen
- Ziele erreichen!

Schließe dich uns an und werde ein **#FitnessFibelAthlet**

www.sjardfitness.de/facebook

Fitness von A bis Z
Dies ist nur die Spitze des Eisbergs!

Mit dem Fitness Fibel Home Fit hältst du fraglos die vermutlich beste Anleitung zu einem fitten und starken Körper in deinen Händen, welche ganz ohne Fitnessstudio auskommt. Dieses Buch sollte den Wendepunkt deiner Fitnessreise markieren, und mit diesem Wissen solltest du ohne Zweifel starten. Ich halte hier sicher nichts zurück.

Nichtsdestotrotz ist dies nur die Spitze des Eisbergs, und dich erwarten noch viel mehr Wissen und viele weitere spannende Themen, die es nicht in das Buch geschafft haben - einfach, weil sie zu spezifisch sind, oder aber, weil die Informationen so brandneu sind, dass sie es noch nicht in die aktuelle Auflage geschafft haben.

Aus diesem Grund habe ich einen Blog gegründet: QuantumLeapFitness.de

Hier schreibe ich wöchentlich über die neuesten spannenden Themen in der Fitnesswelt, der Forschung und über alles, was sonst relevant für uns Kraftsportler ist. Du findest außerdem meinen wöchentlichen Podcast und viele weitere Tools und Hilfestellungen, die dir die Umsetzung des nun Folgenden so einfach wie nur möglich gestalten sollen.

Zusätzlich gibt es weitere Produkte von mir, Zubehör und alles zum Thema Nahrungsergänzungsmittel.

Also schau doch einfach mal vorbei und stöbere ein bisschen herum:

www.QuantumLeapFitness.de

Als neuem Leser des Fitness Fibel Home Fit Buches will ich dir zudem 10 % Rabatt für deine erste Bestellung in meinem Shop schenken. Spare mit diesem Code:

FF10

Gib einfach den Code am Ende deiner Bestellung ein und spare 10 % auf deine gesamte Bestellung.

Besuche jetzt: WWW.QUANTUMLEAPFITNESS.DE und spare 10 %!

QUANTUM LEAP FITNESS

Lust auf Progression im Gym?

Falls deine Wege dich eines Tages doch ins Krafttraining in Form eines Fitnessstudios oder des Home-Gyms führen sollten, dann erfährst du in meinen beiden weiteren Büchern die komplette Wissenschaft hinter dem idealen Training mit Gewichten, diverse Trainingspläne und vieles mehr. Schaue gerne einfach mal vorbei, diese Bücher kannst du dir ebenfalls kostenlos bestellen:

<u>Für die Frauen:</u>

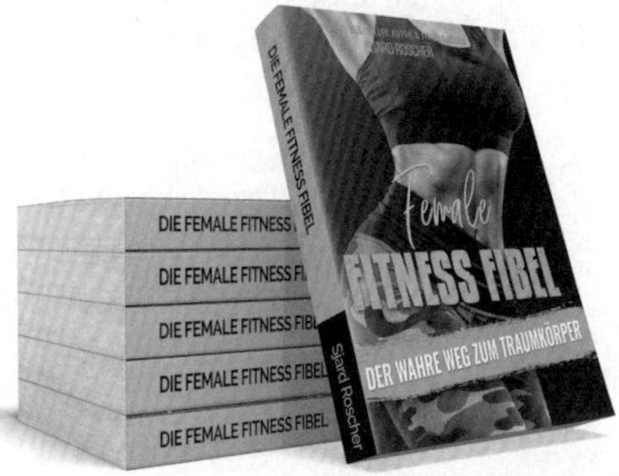

Hier gratis bestellen, verschenken oder weiterempfehlen!
(nur Logistikkosten)

www.FEMALEFITNESSFIBEL.de

<u>Für die Männer:</u>

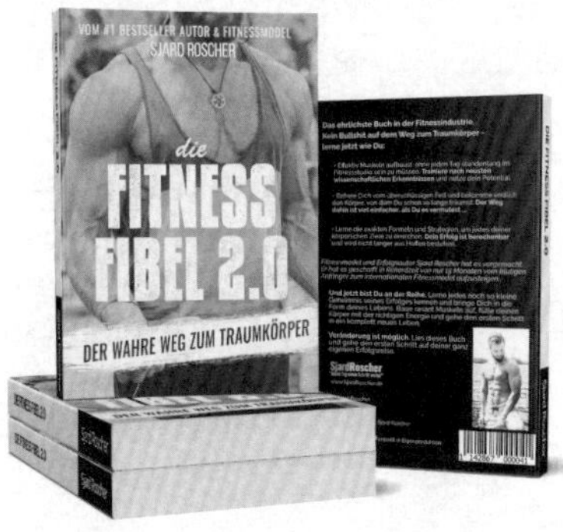

Hier gratis bestellen, verschenken oder weiterempfehlen!
(nur Logistikkosten)

www.FITNESSFIBEL.de

INHALT

Vorwort

Hey Athlet, hey Athletin!

Willkommen zu diesem Buch, willkommen in der Welt der Fitness Fibel. Mit diesen Zeilen und Worten möchte dich recht herzlich begrüßen. Bevor wir jedoch mit all den Formeln, Plänen und endlosen Strategien beginnen, möchte ich die Chance deiner noch vorhandenen Aufmerksamkeit nutzen und ein persönliches Wort an dich richten. Zum einen möchte ich dir direkt verraten, was dich tatsächlich hier erwartet, und zum anderen, was dieses Buch wirklich auszeichnet und weshalb es sich durchaus für dich und dein zukünftiges Leben ernsthaft lohnen könnte, das hier Gelernte ernst zu nehmen.

Zuallererst möchte ich die Gelegenheit nutzen, um mich bei dir zu bedanken: für dein Vertrauen und somit auch für deine Unterstützung. Voller Demut kann ich behaupten, dass ohne Menschen wie dich dieses Werk niemals entstanden wäre, und auch, wenn es nun meine Aufgabe ist, dich deinem Traumkörper näherzubringen, so geht auch gleichzeitig für mich ein Traum in Erfüllung. Mein Traum war und ist es, Gutes in dieser Welt zu hinterlassen, und wenn du nach dem Lesen dieses Buches deine Gesundheit und deine Fitness endlich vollends in die Hand nimmst, so schreib mir doch vielleicht eine kurze Nachricht und lass damit mein Herz höherspringen. Denn das hier ist die wahre Geschichte ...

Am 03. Mai 2013 erlitt ich einen schweren Radunfall und zerstörte binnen weniger Bruchteile einer Sekunde meine gesamte rechte Schulter. Nach der zerschmetternden Diagnose einer Schultereckgelenksprengung (jap, es ist genauso schlimm, wie es sich liest) sicherten mir drei unterschiedliche Ärzte zu, ich würde meine Schulter nie wieder schwer belasten können und ich sollte doch froh sein, wenn sich mein Arm zumindest eines Tages wieder halbwegs schmerzfrei bewegen ließe. Für mich glich dies einem Todesurteil. Es folgten zwei schmerzhafte Operationen, sieben zähe Monate der Reha, und es wuchs in mir das fanatische Verlangen, eines Tages trotz allem einen starken und durchtrainierten Körper zu besitzen.

Im Januar 2014 war es dann tatsächlich so weit und ich betrat entgegen den eindringlichen Empfehlungen der Ärzte und Physiotherapeuten das erste Mal in meinem Leben ein Fitnessstudio. Meine jungfräulichen Hände spürten das erste Mal das kühle und erbarmungslose Eisen. Ich verliebte mich direkt und war fasziniert vom Kraftsport. Ich kaufte mir Trainingspläne im Internet für mehrere Hunderte Euros, las jedes Magazin im Kiosk, studierte den Alltag diverser Bodybuilding-Stars auf YouTube, imitierte ihre Ernährungspläne, beobachtete haargenau all die großen Jungs in meinem Studio, gab mein weniges Geld für Gym-Klamotten und Equipment aus und war so gut wie jeden einzelnen Tag im Training für die darauffolgenden zwei Jahre.

Das Resultat nach all der Zeit?

Nichts. Gar nichts. Man sah mir nicht an, dass ich trainierte, ich konnte keine Erfolge vorweisen und irgendwie war all das ein ziemlich großes Trauerspiel, bei dem ich den Protagonisten spielte. Ich war frustriert, musste mir meine Planlosigkeit eingestehen und wurde jedes Mal wütend, wenn ich morgens oder abends die ernüchternde Realität in meinem Spiegel ertragen musste. Ja, meine einstige Verletzung war wider Erwarten verheilt - aber sollte ich nicht schon längst nach einem athletischen Mann ausschauen?

Ich wusste, hier stimmte etwas gewaltig nicht, und ich musste etwas verändern. Also unternahm ich einen allerletzten Versuch, meine körperlichen Erfolge doch noch irgendwie zu erreichen, und ich schaute dorthin, wo die wenigsten nach der Lösung suchen würden - bei den Menschen mit Kitteln aus dem Labor und ihren merkwürdigen Studienergebnissen. Ja, weg von meinen geliebten/verhassten Muskelmonstern und hin zu untrainierten Professoren. Doch was ich hier fand, sollte mein Leben für immer verändern.

Also las ich Studien über Studien, analysierte unzählige systematische Auswertungen und besuchte Seminare und Kongresse von Sportwissenschaftlern. Ich bemerkte plötzlich all die vielen großen und kleinen Fehler in meinem täglichen Handeln, erkannte die vielen Irrtümer in all den Magazinen und konnte keinen einzigen Tag mehr so weitertrainieren. Ich entsagte all meinen Idolen, all den großen Influencern und all den Steroid-Bodybuildern, drehte der Fitnessindustrie den Rücken zu und schlug einen komplett anderen Weg ein. Ich analysierte mein Training, meine Ernährung, lernte, Stück für Stück die Wissenschaft in mein Leben zu integrieren, und merkte schnell, wie ich besser und besser wurde. Ich trainierte weniger bei dennoch mehr Erfolgen, hatte plötzlich mehr Vielfalt und Spaß in meiner Ernährung, während das Fett von meinen Hüften schmolz, und ich konnte endlich das große zusammenhängende Bild erkennen.

Also verbesserte ich dieses System weiter und weiter, las mehr und mehr Studien, drehte weiter und weiter an den großen und kleinen Stellschrauben und wachte eines Morgens auf ... und hatte tatsächlich meine Traumfigur erreicht. Doch nicht nur das ...

Ich brachte mich in eine derart gute Form, dass ich plötzlich als Fitnessmodel für McFit und Co. gebucht wurde. Ich reiste quer durchs Land, zog mich hauptberuflich vor der Kamera aus und merkte langsam, aber sicher, wie sich mein einstiger Traum erfüllte und wie viel ich der tatsächlichen Wissenschaft zu verdanken hatte.

Jahrelang habe ich so als professionelles Fitnessmodel für die größten Sportmarken Europas gearbeitet, war das Gesicht (oder viel eher der Körper) vieler großer Fitnessstudioketten und meine unverhoffte Karriere wurde Ende 2017 von McFit gekrönt, als ich den New Body Award verliehen bekam für die beste Transformation aller McFit-Mitglieder seit deren Gründung (ob dem tatsächlich so ist, darf man gerne anzweifeln, und ich tue es auch - dennoch war das die Intension dieses Preises gewesen). Ich wurde in diversen Magazinen abgebildet, war auf mehreren Covers von Fitnessmagazinen abgelichtet und habe es im Grunde als Fitnessmodel geschafft.

Doch all das musste ich schweren Herzens hinter mir lassen, und dies ist wichtig für dich zu verstehen: Je erfolgreicher ich als Model wurde und je mehr ich versuchte, meinen Körper noch weiter zu formen und mein Training zu perfektionieren, desto mehr konnte ich hinter die düsteren Kulissen der "Fitnessindustrie" blicken, und ich wusste, dass ich im Grunde nicht länger Teil dieser sein kann - zumindest nicht in dieser Form. Ich sah all die Dinge, die mich selbst jahrelang so frustriert und fast zur vollständigen Aufgabe gebracht hatten, und wusste, für wie viel Frustration selbst die Kampagnen sorgen würden, für die ich mit meinen Resultaten gebucht wurde. Ich erlebte unzählige Sportler auf hohen Mengen Anabolika, die Artikel vieler Zeitschriften und Magazine wurden von Laien und Werkstudenten geschrieben und der erschreckende Großteil aller vermeintlich professionellen Ratschläge und Strategien entzieht sich jeglicher Logik sowie Wissenschaft, und so ist es kein Wunder, dass der größte Teil aller Trainierenden selbst auch noch nach vielen Jahren keine beeindruckenden Resultate erzielt. So, wie es ja auch bei mir der Fall war.

Viele Menschen finden eher die Frustration im Kraftsport, anstatt aber die Erfüllung und Freude, weshalb sie einst mit dem so tollen Training begonnen haben.

Damit musste endlich Schluss sein, und so schrieb ich viele Jahre an dem Buch, welches heute zu den meistverkauften Fitnessbüchern in Deutschland zählt - die „Fitness Fibel 2.0. Der wahre Weg zum Traumkörper" lautet der plakative Untertitel in Großbuchstaben, und von nichts weniger handelt dieses Buch. Viel Wissenschaft, jahrelange Praxiserfahrung, ganz viel Aufklärung und das Feedback von mehr als 150.000 Lesern und Leserinnen haben dieses Buch geformt und sind dafür verantwortlich, dass es zu einer der vermutlich besten Praxisanleitungen überhaupt gehört. Auf der Basis der Fitness Fibel 2.0 ist dann ebenfalls die Female Fitness Fibel entstanden, quasi die Fitness-Fibel-2.0-Version für die Frauenwelt mit optimierten Trainingsplänen, mehr Hintergrundwissen zum weiblichen Körper und vielem mehr.

All dies ist der wunderbare Gedanke, der durch Tausende Athleten jeden einzelnen Tag verkörpert wird. Das ist das Prinzip der Fitness Fibel.

Genau diesen Ansatz, dieses Prinzip, diesen Gedanken, hältst du jetzt auch in diesem Moment in deinen Händen, und aus dem Samen und dem Wissen der Fitness Fibel 2.0 ist nicht nur die Female Fitness Fibel entstanden, sondern ebenso auch dieses Fitness-Fibel-Home-Fit-Buch.

All diese drei Bücher vereint somit derselbe Kern, dasselbe Ziel und somit ultimativ auch eine ähnliche Herangehensweise. Nach dem Auswerten von Hunderten Studien und Meta-Analysen zeichnete sich ein klares Bild ab, wie der eigene menschliche Körper wirklich funktioniert und mit welchen Maßnahmen man diesen nach seinen eigenen Wünschen bestmöglich formen kann - die Unterschiede liegen jedoch in der Spezifikation und mit welchen Grundvoraussetzungen man zum Krafttraining kommt. Sei dies nun der anatomische bzw. geschlechtliche Unterschied - oder aber die Wahl des Trainings und ob man lieber zur Langhantel oder zu einem Widerstandsband greifen möchte.

Auch, wenn Fitness tatsächlich zu großen Teilen standardisiert werden kann und viele grundlegende Prinzipien für den größten Teil der Menschen nach demselben Thema zutreffend sind (mit kleinen individuellen Anpassungen), so gibt es dennoch gewisse Unterschiede, ob und wie man dieses Wissen in der Praxis anwenden sollte. Somit behandelt dieses dritte Fitness-Fibel-Buch die bereits ausgearbeitete Wissenschaft zum Traumkörper bezogen auf das Widerstandstraining mit dem eigenen Körpergewicht bzw. mit beschränktem Equipment. Hierauf sind sämtliche Pläne ausgelegt und optimiert, während ich gleichzeitig die Resultate unzähliger Studien mit einfließen lasse, sodass du tatsächlich in der Lage sein wirst, das Beste aus dir und deinem Training herausholen zu können - und das ganz ohne Fitnessstudio oder aber, wenn du mal auf Reisen bist.

Eine letzte Sache noch, bevor es dann endlich losgeht.

Dieses Buch ist nicht vergleichbar mit anderen Fitnessratgebern oder Abnehm-Programmen. Es ist anders aufgebaut, untypisch strukturiert und wird deshalb eine vollkommen andere Wirkung in dir erzeugen. Es ist unzensiert und ich nehme kein Blatt vor den Mund. Um dies zu ermöglichen, habe ich den Weg der Selbstpublikation gewählt. Nur so kann ich sicherstellen, dass ich alles sagen und schreiben kann, was ich wirklich will. Auch dies ist eher untypisch - jedoch weiß ich aus eigener Erfahrung, dass genau dieser Fakt dir nicht nur viel Zeit und Geld einsparen wird, sondern außerdem viel Leid und Selbstzweifel abwenden wird. Verstehe die Fitness Fibel wie ein Gespräch im Café mit einem Mentor. Du erhältst viele wichtige Hintergrund-informationen, hin und wieder nette Abschweifungen und absolute Profi-Tipps. Ich rüttle dich zwischendurch wach, gebe dir einen Tritt in deinen Hintern, und am Ende wirst du es kaum abwarten können, endlich zu beginnen. Du hältst das beste Wissen aus der Praxis in Kombination mit der neuesten Wissenschaft in deinen Händen, und mein Versprechen an dich ist, dass die Zeit für deine Traumfigur gekommen ist. Die Uhren stehen jetzt auf Veränderung.

Du erfährst, wie der Muskelaufbau wirklich klappt, wie du deine Ernährung optimal gestaltest und wie das mit dem sogenannten Fitness-Lifestyle wirklich funktioniert. Ich zeige dir eine zielgerichtete Ernährung und meine persönlichen Lieblingslebens-mittel für mehr Kraft und Fokus im Alltag und für eine höhere Lebenserwartung. Ich zeige dir Essen, welches wirklich gesund ist und dich nicht nur fit, sondern auch vital werden lässt. Du bekommst diverse Trainingspläne und Übungen für jedes Trainingsniveau an die Hand, und ich verrate dir meine eigene Strategie, um schnell und effektiv einen Sixpack zu bekommen. Außerdem werde ich auch das eine oder andere Wort über Motivation und Konsistenz verlieren, sodass du auch vom Kopf her bereit für deine nachhaltige Transformation sein wirst. Fitness kann wirklich kompliziert und ebenso auch frustrierend sein ... Ich weiß das nur zu gut. Doch nicht länger. Mit der Fitness Fibel werde ich die großen und kleinen Geheimnisse der Industrie für dich lüften und dir exakt zeigen, was du zu tun hast und welche Ergebnisse du erwarten kannst. Du wirst sofort spürbare Resultate erzielen, dich aktiver fühlen und dich im Laufe der Zeit in die Form deines Leben bringen.

Danke für dein Vertrauen und viel Erfolg auf deiner Reise!

Dein Coach Sjard

Einleitung

Disziplin ist dein bester Freund. Sie kümmert sich um dich, wie nichts anderes es kann.

Jocko Willink

Das wahre Rezept zum Traumkörper

Im ersten Kapitel dieses Buches möchte ich direkt ehrlich mit dir sein – dieses Buch ist von einem echten Gym-Bro (mir) geschrieben. Ich liebe das Fitnessstudio mehr als mein eigenes Bett, und es gibt für mich kaum ein schöneres Gefühl, als eine tiefe Kniebeuge zu absolvieren, während sich gleichzeitig die kühle schwere Last einer Langhantel in meine Schultern bohrt. Ich liebe die dumpf schallenden Geräusche des Eisens, den Geruch von kaltem Schweiß und das Gefühl der zermürbenden Riffelung einer frischen Langhantel in meinen Handballen. Gib mir schwere Gewichte, und ich bin ein glücklicher Mann ... Nun möchte ich mit diesem Buch jedoch ein Plädoyer für das Training mit dem eigenen Körpergewicht aussprechen und dir den Weg abseits des Fitnessstudios weisen. Wie kann das denn bitte zusammenpassen?

Die Antwort auf diese Frage ist ganz simpel:

Bevor die Flamme für das Eisen in meinem Herzen emporloderte, wollte ich einfach nur wissen, wie ich mich schnellstmöglich zu meiner eigenen Traumfigur bewegen kann - und das ohne unnötige Umwege oder Abzweigungen. Es sollte der direkteste und schnellste Weg von allen sein. Genau danach suchte ich in diversen Studien und Publikationen, und auch genau dies war ich nach vielen Jahre in der Lage zu finden und wie ein großes Puzzle zusammenzuführen. Ich wollte das beste Mittel für meine Zwecke finden - und dieses beste Mittel ist nicht nur das Krafttraining selbst. Es ist das Krafttraining an der Langhantel, den Kurzhanteln und an einigen wenigen sehr guten Maschinen. Etwas anderes zu behaupten, wäre eine Lüge. Calisthenics ist schön und gut, wenn man Calisthenics machen möchte. Crossfit ist schön und gut, wenn man Crossfit machen möchte. Joggen gehen ist schön und gut, wenn man gerne joggen gehen möchte.

All dies und noch vieles mehr ist schön und gut - aber der direkteste und auch schnellste Weg von allen erdenkbaren zu einem fitten, starken und auch muskulösen Körper ist das gezielte Krafttraining, welches sich nun mal leider optimal mit dem Equipment eines Fitnessstudios umsetzen lässt.

Nun, das wolltest du jetzt sicher nicht hören, doch lasse mich bitte noch kurz ausreden, bevor dieses Buch als Futter für deinen Kamin endet.

Auch wenn das Krafttraining mithilfe des Studioequipments die beste Wahl zur Transformation des eigenen Körpers ist und ich ein absoluter Verfechter davon bin, so bin ich dennoch ebenso dein optimaler Coach, um dich in deine körperliche Bestform zu bringen. Der Grund dafür liegt darin, dass ich das Widerstandstraining mit dem eigenen Körpergewicht bzw. mit Bändern durch die wissenschaftliche Brille des optimalen Muskelaufbaus betrachten und genau deshalb zielgerichtet differenzieren kann. Denn besonders für das Training mit dem eigenen Körper finden wir vor allem im Internet die wahnwitzigsten Vorstellungen, wie denn ein zielgerichtetes Training wirklich auszusehen hätte. Dies geht über eine abstruse Übungsauswahl und unnatürliche Bewegungsmuster (je komplizierter, desto besser scheint es) bis hin zu vollkommen fragwürdigen Trainingsplänen und Trainingssplits. Nein, einfach wahllos ein unterschiedliches 20-Minuten-Workout nach dem nächsten abzutrainieren, wird uns nur sehr schwer messbar voranbringen. Sind wir jedoch in der Lage, über den Tellerrand zu schauen, so werden wir ein klares Muster erkennen, wie wir wirklich trainieren sollten und welche Prinzipien den eigenen Körper wirklich zur Transformation zwingen werden - egal ob mit der Langhantel oder aber einem Widerstandsband. Ich werde dich deshalb nicht einfach nur im Kreis hüpfen oder unendlich viele Liegestütze absolvieren lassen, sondern ich will ein reales System und eine klare Struktur in dein heimisches Training bringen. Selbst dann, wenn du niemals in deinem Leben eine Langhantel berühren möchtest. Um dieses System besser nachvollziehen zu können, müssen wir uns zunächst im Klaren sein, auf welchen Wegen wir unsere Traumfigur denn wirklich erreichen können.

Hier sind die zwei wahren Zutaten zur eigenen Traumfigur:

- mehr Muskelmasse
- weniger Fettmasse

Das ist tatsächlich alles. Das ist das große Geheimnis. Egal ob Mann oder Frau, groß oder klein, jung oder alt. Es ist immer das direkte Erhöhen der Muskelmasse bzw. das Reduzieren der Fettmasse, was einen fitter, vitaler und optisch besser sein lässt.

Das Ziel dieses Buches ist es, dich diesen beiden Dingen so gut und schnell es nur geht, näherzubringen. Mehr Muskelmasse, weniger Fettmasse - und das ohne unnötige Umwege. Umwege wären hier zum Beispiel unsinnige Übungen, unnötiges Schwitzen beim Sport, unnötig viel Training, unnötig lange Workouts, unnötig kurze Workouts, unnötige Ernährungsstrategien oder unnötiges endloses Joggen.

Es gibt Zigtausende Methoden, Ansätze und angebliche Strategien zur Traumfigur - die meisten dieser Strategien sind jedoch nur Umwege und somit unnötige Zeitverschwendung. Dennoch, den besten und direktesten Weg werden wir mit dem gezielten Training in einem Fitnessstudio gehen bzw. vor allem mit dessen Equipment.

Dies scheint für dich jedoch nicht infrage zu kommen, und das ist auch vollkommen in Ordnung so. Sei dir jedoch bewusst, dass es dafür durchaus gute Gründe benötigt, denn wir entfernen uns somit leider leicht vom möglichen Ideal.

Ein wirklich guter Grund wäre zum Beispiel, dass du das Fitnessstudio überhaupt nicht ausstehen kannst und es für dich einen Ort darstellt, an dem du einfach nicht gerne bist. Die Konsequenz aus dieser gescheiterten Beziehung ist, dass du dann gar keinen Sport mehr machst und jegliche körperliche Aktivität weitestgehend aus deinem Leben verbannt hast. Der Kompromiss, den du jedoch gewillt bist einzugehen, ist das Training daheim, und es macht dir viel mehr Spaß, sodass du dann mit diesem tatsächlich aktiv bist und auch langfristig am Ball bleibst. Dieser Grund ist absolut legitim, und auch, wenn ich ihn nur schwer nachvollziehen kann, so ist es dennoch ein wahrhaft triftiger Grund, und genau deshalb existiert dieses Buch überhaupt.

Ein weiterer Grund könnte aber auch sein, dass das nächste Fitnessstudio so weit von dir entfernt ist, dass du den Weg einfach niemals bestreitest und das Training deshalb schlichtweg auf lange Sicht scheitert. Oder aber du hast daheim große Verpflichtungen und kannst die eigenen vier Wände nur sehr schwer für mehrere Stunden verlassen, zum Beispiel weil du Familienvater oder -mutter bist.

Auch kann es sein, dass du wahnsinnig viel auf Geschäftsreisen unterwegs bist und dir einfach die Zeit für die körperliche Betätigung in einem Studio fehlt oder aber der Alltag so hektisch ist, dass du unmöglich jedes Mal neu auf die Suche nach einem geeigneten Studio gehen kannst.

All dies sind gute Gründe, sich vom Ideal zu entfernen, und sie legitimieren das Training mit dem eigenen Körpergewicht zu 100 Prozent. Dennoch müssen wir natürlich aus den gegebenen Umständen das Allerbeste herausholen, um trotzdem bestmöglich Muskulatur aufbauen und Fett verbrennen zu können.

Genau diesen Kompromiss findest du mit diesem Buch auf den nun folgenden Seiten, und damit würde ich sagen, wir steigen tiefer ein ...

Das neu erfundene Rad

An dieser Stelle muss ich noch ein paar Worte über das Buch verlieren, was du wirklich erwarten kannst und auch, mit welcher Vorannahme dich betreffend ich dieses Buch verfasst habe. Denn seien wir ehrlich: Ich habe keinen blassen Schimmer, wer du wirklich bist und wo du gerade im Leben stehst. Dennoch hältst du nun ein Buch über Fitness, Training und Ernährung in den Händen. Diesen simplen Fakt finde ich faszinierend. Du beweist hiermit, dass du tatsächlich offen für Neues bist, gewillt bist, dazuzulernen, und dass du gewisse Dinge in deinem Leben ändern willst. Aus meiner Erfahrung heraus ist dies absolut untypisch und hat somit den allerhöchsten Respekt verdient. Die allermeisten Männer und Frauen scheinen von Geburt an wahnwitzigerweise genauestens zu wissen, wie denn Fitness und die eigene Gesundheit wirklich funktionieren, glauben brav das, was ihnen Magazine und Steroid-Bodybuilder eingetrichtert haben, und halten es so für reine Zeitverschwendung, sich in ihrer Freizeit auf diesem Themengebiet auch nur das kleinste bisschen weiterzubilden. Ob das töricht, naiv oder fahrlässig ist, können wir gerne eines Tages am Lagerfeuer bei einem Protein-Shake bequatschen ... Sei's drum - du bist anders, und das ist ziemlich cool! Für Menschen wie dich habe ich dieses Buch geschrieben. An dieser Stelle möchte ich nochmals erwähnen, dass die Fitness Fibel kein typisches Fitness-Buch ist, und ich bin auch nicht deine Mama, die dir erzählen will, dass du doch bitte mehr Sport machen solltest. Dieses Buch ist für all jene, die den wahren Weg zur ultimativen Fitness erfahren wollen und nicht länger gewillt sind, kurzfristigen 12-Wochen-Programmen zu folgen oder eine Low-Carb-Diät nach der anderen zu machen. Dieses Buch ist für Menschen, die Verantwortung übernehmen wollen und tatsächlich nach einer Lösung für das echte Leben suchen. Es geht darum, das große Ganze zu erkennen und sich langfristig zu transformieren, und die Blaupause exakt hierzu hältst du nun in deinen Händen.

Was du daraus machst, ist allerdings allein deine Sache. Ich präsentiere dir den "zweitbesten" Weg zu deinem Traumkörper, den Weg zu mehr Kraft, mehr Muskulatur, mehr Gesundheit, weniger lästigem Körperfett und noch vielem mehr. Sobald du das große Ganze erst einmal verstanden hast, wirst du dich fragen, wie du all die Jahre nur etwas anderes machen konntest ... Es gibt jedoch zwei Haken. Erstens musst du das Buch tatsächlich lesen (superätzend, ich weiß), und zweitens musst du das Gelernte auch tatsächlich umsetzen (noch ätzender, ich weiß). Doch wenn du zu den wenigen Menschen gehörst, die in der Lage sind, diese beiden Dinge auszuführen, wirst du mit einem Körper und einem Leben belohnt, von dem die meisten Menschen nur träumen können, während dir jegliche Umsetzung mit der Zeit immer leichter und leichter fällt und die Resultate im Grunde wie von selbst kommen.

Nun aber zur spannenden Frage: *Habe ich das Rad neu erfunden? Habe ich das Rezept zum Traumkörper in einer längst verschollenen Schatulle auf dem höchsten Berg Nepals gefunden? Habe ich das geheime Protokoll zur ewigen Fitness der Elite-Soldaten aus Weißrussland in einer verbotenen Nacht-und-Nebel-Aktion geborgen?*

Habe ich ein antikes Blütenextrakt aus den Anden Südamerikas entdeckt, welches es ermöglicht, sich selbst in einen jungen griechischen Gott zu verwandeln?

Nein – weder, noch und nichts dergleichen wirst du in diesem Buch finden. Ich habe das Rad nicht neu erfunden und es kann durchaus sein, dass dir das eine oder andere bereits bekannt vorkommt. Was also hat es dann mit diesem Buch auf sich?

Es ist die Quintessenz aus über buchstäblich Tausenden Stunden des Krafttrainings im Gym, unendlichen Fehlversuchen und Momenten der Frustration und Enttäuschung, es ist das Resultat des Auswertens Zighunderter Studien, des erfolgreichen Coachens unzähliger Menschen und aus Erfahrungsberichten von 150.000 Lesern in den letzten Jahren. Dieses Wissen habe ich mir nicht ausgedacht, und ich bin ganz gewiss kein Guru. Ich bin viel eher wie ein verrückter Professor, der seit Jahren unentwegt im Labor abhängt und zum Kern der Sache geforscht hat. Zwar bin ich kein Alchemist, und ich kann auch auch keinen Mist in Gold verwandeln, dennoch hältst du die wahrscheinlich mächtigste Anleitung auf dem Weg zur körperlichen Transformation jetzt hier in deinen Händen. Diese Anleitung kannst du nutzen oder du kannst sie ignorieren. Du kannst sie hassen oder wütend werden. Du kannst sagen: *„Wow, das habe ich so noch nie ernsthaft ausprobiert und jetzt lege ich einfach mal voll los!"*, oder du kannst sagen: *„Oh, das ist alles nichts Neues für mich und deshalb setze ich nichts davon um."*

Wofür auch immer du dich entscheidest, es liegt allein in deiner Hand. An manchen Stellen kann es durchaus sein, dass ich deine Glaubenssysteme sprenge und uralte Konventionen aus deinem Kopf puste, an manchen Stellen konfrontiere ich dich mit unangenehmen Wahrheiten und du stampfst wütend auf und fragst dich, wie ich so etwas behaupten kann (nur um daraufhin meine Aussagen mit Studien zu untermauern, was es eigentlich noch schlimmer und noch ärgerlicher macht). An anderer Stelle werde ich dich auffordern, das Buch beiseitezulegen und deine Hausaufgaben zu machen. Dann liegt es tatsächlich allein an dir … Halte dir dabei vor Augen, dass ich dieses Buch nicht geschrieben habe, damit du mich magst, oder dass ich einfach deine einstigen Glaubenssätze bestätige. Dies kann der Fall sein – muss es aber nicht. Das ändert jedoch nichts an der Realität und wie die Dinge wirklich funktionieren. Dieses Buch habe ich geschrieben, um dir eine Antwort auf alle gängigen Fragen zum Thema Fitness zu geben und dir einen Weg zu weisen, wie du nachhaltig und verhältnismäßig simpel deine Traumfigur erreichst. In diesem Sinne … Sei offen für Neues. Nimm meine Ratschläge an und teste die Dinge ernsthaft aus, bevor du ein mögliches Urteil über das Geschriebene oder dein eigenes mögliches Potenzial zur Transformation triffst.

Doch ich kann dir schon jetzt versprechen: Es lohnt sich! Dir steht eine wilde Achterbahn bevor und nichts Geringeres als die Zeit deines Lebens. Dich erwartet ein Abenteuer namens Traumkörper, und die Reise macht verdammt viel Spaß. Bedenke ebenfalls, dass eine wirklich gute Reise turbulent ist und sie dich auch wahrhaft herausfordert. Aber sie lohnt sich – so viel sei dir versprochen.

Worum geht es in diesem Buch?

Aus der Einleitung, dem Cover und dem Namen dieses Buches weißt du es ja im Grunde schon - ich möchte dennoch noch einmal besonders die beiden wichtigsten Punkte dieses Buches in den Vordergrund stellen.

Diese sind zum einen die Maximierung der Muskelmasse und zum anderen das starke Reduzieren der Fettmasse. Wir werden uns hier auf exakt diese beiden Dinge fokussieren und alles andere so gut es nur geht aus dem eigenen Leben verbannen. Denn die traurige Wahrheit lautet leider noch immer, dass die meisten Menschen einfach nur buchstäblich ihre Zeit verschwenden, da sie sich auf Prinzipien und Methoden stützen, die ein deutlich geringeres Potenzial zum Muskelaufbau bzw. zur Fettverbrennung haben.

Ich persönlich bezweifle es dabei sehr stark an, dass der Großteil unserer Mitmenschen einfach nur faul ist - der Großteil unserer Mitmenschen setzt leider nur permanent wieder und wieder das komplett Verkehrte um, was absolut nicht Erfolg versprechend ist und weshalb folglich auch die eigenen Resultate komplett ausbleiben. Da ist es folglich auch kein Wunder, dass man nach einer gewissen Zeit das Handtuch wirft und ich würde es vermutlich auch tun.

Nun ist es jedoch an der Zeit, einen neuen Weg einzuschlagen. Einen Weg mit mehr Klarheit, mehr Struktur, mehr Wissenschaft und einer klaren Richtung, in die wir uns bewegen werden - mit dem Zielvorhaben des Maximierens der Muskelmasse und des massiven Verbrennens des lästigen Fettes.

Dafür schauen wir uns zunächst die wissenschaftliche Wunderwelt des Krafttrainings an sich an.

Die unglaublichen Vorteile des Krafttrainings

Wie bereits in der Einleitung erwähnt, schreibe ich dieses Buch vor allem aus meiner großen Leidenschaft zum Kraftsport heraus. Doch warum ist das eigentlich so? Kraftsport und Fitness werden doch oft als anstrengend und öde oder als Sportart für Menschen abgestempelt, die ansonsten einfach keine anderen Fähigkeiten besitzen, außer stumpf Gewichte zu heben.

Ein Haufen schwitzender Idioten, die sich abquälen, nur um ein wenig besser auszusehen. Spaß macht es auch wenig, und es dauert ewig, bis man Erfolge sieht … (so könnte man doch meinen).

Die Liste der Nachteile ist lang, und im Grunde sind viele Argumente, die gegen Kraftsport sprechen, gar nicht mal so schlecht. Ich habe selbst viele Jahre lang Fußball gespielt und bin BMX gefahren. Beides sind ebenfalls tolle Sportarten, die mir große Freude bereitet haben – vor allem waren die Belohnungen und Erfolgserlebnisse weitaus häufiger und in wesentlich kürzeren Abständen. Trotzdem habe ich all das hinter mir gelassen, um mich voll und ganz dem Kraftsport zu widmen. Unzählige Gründe sprechen für den Kraftsport, und ich möchte hier nur einige wenige aufzählen.

Ich teile dabei die Vorteile in zwei große Aspekte ein:

1) **körperliche Entwicklung**
2) **geistige Entwicklung**

Körperliche Vorteile:

- **Mehr Stärke:** Nicht von ungefähr kommt der Name *Kraftsport*. Durch die Ausbildung der Muskulatur wird man selbstverständlich auch stärker. Dies kann im Alltag und auf der Arbeit sehr nützlich sein sowie bei der Selbstverteidigung oder in anderen Sportarten.

- **Mehr Ausdauer:** Ähnlich wie mit den Kraftwerten verhält es sich auch mit der Muskelausdauer und der allgemeinen Kondition. Diese Vorteile sind so gut wie in jedem Lebensbereich positiv spürbar.

- **Schmerzlinderung:** Die neue Muskulatur unterstützt unsere Sehnen, Bänder und Knochen. Dies kann diverse Schmerzen lindern oder sogar ganz aufheben, wie beispielsweise Rücken- oder Knieschmerzen. Des Weiteren schützt die zusätzliche Muskulatur uns bei Stürzen oder anderen äußeren Einwirkungen und lässt uns robuster und widerstandsfähiger werden.

- **Stärkung des Immunsystems:** Die stetige Beanspruchung unseres Körpers erhöht auch die Gesamtstärke des Immunsystems und verhilft uns somit zu einer besseren Gesundheit.

- **Anti-Aging:** Bei uns allen finden in der Regel spätestens ab dem 30. Lebensjahr hormonelle Veränderungen statt, die uns altern lassen. Mit dem Kraftsport kann man dem wunderbar entgegenwirken und seinen Körper noch bis ins hohe Alter fit halten. Dieser Zuwachs an Lebensqualität ist im Grunde unbezahlbar.

- **Erhöhter Stoffwechsel:** Der Gesamtumsatz des Körpers an Energie nimmt mit mehr Muskeln zu, der Stoffwechsel wird ordentlich angekurbelt, unser Herz-Kreislauf-System arbeitet effizienter und die Durchblutung verbessert sich - all dies führt zum Fettverlust. Oder aber man kann mehr essen. Beides nicht verkehrt ...

- **Attraktivität:** Ein wohlgeformter und trainierter Körper kommt immer gut an, egal ob nackt oder in Klamotten. Eine athletische Figur macht einfach einen tollen Eindruck - vor allem gegenüber dem anderen Geschlecht. Ist einfach so. Punkt.

- **Schutz vor diversen Krankheiten:** Die Zahlen sind erschreckend. Immer mehr Menschen leiden an Übergewicht und Stoffwechselkrankheiten. Die Zahl der Diabetes-Kranken nimmt rasant zu und ist eine der Haupttodesursachen, die in den nächsten 20 Jahren noch drastisch zunehmen wird. Sollte dir also etwas an deiner Gesundheit und einem langen Leben liegen, so treibe Sport und ernähre dich gesund. Das spart viel Geld, viel Schmerz und bildet das Fundament für ein glückliches und erfülltes Leben. Wie genau, das besprechen wir im Detail später.

- **Mehr Erfolg in allen Lebensbereichen:** Das ist das echte Leben: *Sportliche Menschen haben es leichter und häufig mehr Erfolg in allen Lebensbereichen*. Warum ist das so? Der Grund hierfür liegt im sogenannten Halo-Effekt. Der Begriff stammt aus der Psychologie und kommt ursprünglich aus der Astronomie. Halos sind dabei die vermeintlichen Scheiben, die manche Planeten umgeben, wie z. B. den Saturn.

So erhöht ein trainierter Körper bei anderen Menschen sofort den eigenen Status. Der Erfolg auf einem Gebiet färbt auf andere ab. So werden mit einem trainierten Körper sofort mehr Disziplin, Zuverlässigkeit, eine höhere Intelligenz und bessere soziale Kompetenzen assoziiert - und das führt ultimativ zu besseren Chancen und dann tatsächlich zu mehr Erfolg im Leben.

Auf der anderen Seite stehen die mentalen Zuwächse. In der Einleitung habe ich bereits erwähnt, dass ich glaube, dass die Veränderung des eigenen Körpers so bedeutsam ist, dass Kraftsport weit mehr ist als nur eine rein körperliche Tätigkeit. Ich sehe die mentale Leistung dahinter als eine wesentlich größere an. Das wirklich Erstrebens-werte ist nicht nur der neue und schöne Körper an sich, sondern vor allem die Person, zu der man in diesem Prozess wird bzw. werden muss. Nicht ohne Grund ist beispielsweise ein waschechter Sixpack so erstrebenswert und für viele scheinbar unerreichbar. Selbst wenn das Rezept kein Geheimnis ist, schafft es doch leider kaum einer. Ich bin der festen Überzeugung, dass dies lediglich an der unterschiedlichen Denkweise und der Fähigkeit liegt, sich selbst zu motivieren (und man muss natürlich auch die Dinge tun, die überhaupt erst zum gewünschten Ergebnis führen können).

Mentale Vorteile:

Dies sind in meinen Augen die größten mentalen Vorteile:

- **Wille und Ausdauer:** Sobald man sich ernsthaft das Ziel gesetzt hat, seinen persönlichen Traumkörper zu erreichen, beginnt man damit, einen langen und steinigen Weg zu beschreiten. Doch wer in der Lage ist, diesen Weg zu gehen, der wird mit einem unbeugsamen Willen belohnt und erkennt, dass wahre Freuden im Leben die Resultate aus vielen fordernden Schritten und den endlosen Stunden der Arbeit über einen langen Zeitraum sind. Diese beiden Fähigkeiten, Wille und Ausdauer, lassen sich auf alle Lebensbereiche übertragen und lassen uns ein insgesamt erfolgreicheres Leben leben. Vor allem in Zeiten von Social Media und von einer Welt, die auf schnelle und kurzfristige Belohnungen setzt, sind diese raren Charaktereigenschaften unbezahlbar, und sie werden im Leben generell die Spreu vom Weizen trennen.

- **Disziplin und Selbstbeherrschung:** Wer es immer wieder schafft, sich zum harten Training und zu strikter Ernährung zu motivieren, erlangt definitiv einen gewissen Grad der Disziplin, um seine Ziele trotz aller möglichen Befindlichkeiten und Hindernisse zu verfolgen und zu erreichen. Diese Eigenschaft lässt sich nur über harte Arbeit erlangen. Dafür ist sie umso rarer und wertvoller.

- **Verantwortung:** Entweder, du erreichst deinen Wunschkörper, oder eben nicht. Es gibt kein Dazwischen, und dir kann auch niemand helfen. Sicherlich den Weg zeigen, aber diesen muss jeder selbst gehen. Man hat es selbst in der Hand und lernt dies auch zu schätzen. Selbstverantwortung spielt eine große Rolle in diesem Sport und eine noch viel größere im gesamten Leben. Ich kenne keinen besseren Lehrer als den eigenen Körper, um wahrhaftige Eigenverantwortung zu lernen.

- **Ziele unterteilen und erreichen:** Der Erfolg beim Kraftsport besteht aus vielen kleinen Schritten jeden Tag. Man muss es nur schaffen, diese umzusetzen, und schon erhält man nach einiger Zeit ein gigantisches Ergebnis. Durch den Sport wird man zwangsläufig zu der Erkenntnis gelangen, dass das wahre Geheimnis jedes Erfolgs in den vielen kleinen einzelnen Schritten verborgen ist, die wir jeden Tag gehen müssen. Auch dies kann und wird sich wiederum auf das gesamte Leben übertragen, und man wird zwangsläufig lernen, Ziele wesentlich besser zu planen, diese dann auch tatsächlich zu erreichen, und man wird so in der Lage sein, ein insgesamt erfolgreicheres Leben zu führen.

- **Selbstbewusstsein:** Nicht nur wird man durch das neue Aussehen deutlich selbstbewusster, sondern auch durch die Veränderung, die man durchlaufen hat. Man lernt, sich selbst wieder zu vertrauen, und dass es tatsächlich möglich ist, die eigenen Ziele auch zu erreichen. Dies gibt einem viel Gewissheit und auch Mut für die Zukunft. Der Spiegel wird beweisen, dass radikale Veränderung tatsächlich möglich ist, und du wirst erstaunt sein, nach welchen Sternen du zu greifen beginnst, sobald du dich erst einmal in Topform gebracht hast ...

Die Liste der Vorteile ist also ebenso lang, und ich will noch einmal betonen, dass das Besondere und das wahrhaft Lohnenswerte an einer erfolgreichen und nachhaltigen Transformation des eigenen Körpers, in meiner Welt, die Veränderung des Geistes ist.

Doch damit möchte ich dieses Kapitel noch nicht beenden, sondern ganz im Gegenteil noch deutlich tiefer in die Frage einsteigen, welche unfassbaren Vorteile das regelmäßige Krafttraining mit sich bringt.

Dumm ist nur, wer nicht regelmäßig trainiert ... Das ist meine feste Überzeugung aus nun knappen sieben Jahren, die ich mich täglich mit dem Krafttraining und all seinen Auswirkungen auf das gesamte Leben beschäftigen darf.

Mir selbst, als Fitness-Model und auch als durchaus überdurchschnittlich trainiertem Mann, wird häufig eine gewisse Oberflächlichkeit vorgeworfen oder dass ich schlichtweg zu dumm für die wirklich wichtigen Dinge im Leben wäre (was auch immer das sein soll). Doch nichts, wirklich gar nichts, könnte ferner von der Wahrheit liegen und mir tut jeder Mensch leid, der niemals die Weisheit, die harte Liebe und all die vielen Lektionen des intensiven körperlichen Trainings für sich und sein Leben am eigenen Leibe erfährt. Krafttraining ist die Wundermedizin des Lebens und das mit Abstand Beste, was man für sich und seine Gesundheit nur tun kann. Neben der Krebsprävention, der Leistungsverbesserung und dem Muskelwachstum stimmt Krafttraining dich in allen Bereichen des Lebens auf Erfolg.

Obwohl jede Art des Widerstandstrainings bei untrainierten Personen in den ersten Wochen einen Kraftzuwachs zur Folge hat, was eigentlich eher auf neuronale Anpassungen als auf den Trainingsreiz zurückzuführen ist, muss man zwischen „Kräftigungsprogrammen" und dem tatsächlichen und klassischen „Krafttraining" unterscheiden. [1]

Beim Kräftigungstraining soll eine insgesamte Verbesserung der allgemeinen Fitness erfolgen, während beim Krafttraining eine individuelle, gezielte Entwicklung aller Muskelgruppen angestrebt wird. (Muskelaufbau. Geiler Ausschauen. Dicke Arme, breiter Rücken und solche Späße - und ja, ich liebe es, mich in unseren Stereotypen zu suhlen.) Offizielle Empfehlungen zur Kräftigung sind so zum Beispiel die der WHO mit 150 Minuten aerober sportlicher Leistung pro Woche, in denen die Muskulatur an mindestens zwei Trainingstagen gestärkt werden soll. Durch ein regelmäßiges Workout werden so folgende Parameter langfristig positiv beeinflusst: der Testosteronspiegel, das Aminosäureprofil und der Blutzuckerspiegel. Was aber passiert beim Training eigentlich genau mit unserem Körper? Schauen wir uns einmal die Definition des Kraftsports an: Auf einen mechanischen Reiz (Training) erfolgt eine Reaktion unserer Zellen, die zu einer Veränderung der Gewebsmasse, -struktur und -qualität (Adaption) und somit hoffentlich zur Hypertrophie führt. Dieser erreichte Ist-Zustand (optimaler kataboler oder anaboler Zustand) wird vom neuroendokrinen System aufrechterhalten. Neben der optimalen Trainingsleistung spielt das neuroendokrine System auch beim Gewebewachstum und -umbau eine wichtige Rolle. Es sondert Hormone in den Blutkreislauf ab, die generell als katabol gelten (z. B. Cortisol), was zum Abbau von Muskelproteinen führt, und jene, die als anabol gelten (z. B. Testosteron), was zur Synthese von Muskelproteinen führt.

In Bezug auf die Testosteronproduktion wissen wir, dass mehrgelenkige Verbundübungen einen höheren Testosteronanstieg verursachen als Isolationsübungen. [2][3]

Entgegen vieler Behauptungen, dass Krafttraining das Stresslevel unseres Gehirns negativ beeinflusst und die Cortisolausschüttung begünstigt, haben Studien bewiesen, dass Erhöhungen des akuten Cortisolspiegels tendenziell nur durch extrem hochvolumige Programme und NICHT durch gut strukturierte Krafttrainingsprotokolle beeinflusst werden und sich dort das Testosteron/Cortisol-Verhältnis nicht verändert. [4][5][6][7]

Besonders hervorzuheben ist auch die Verletzungsprophylaxe. So bewiesen Haroy et al. Mit ihrer Studie aus dem Jahr 2019, dass bei norwegischen Fußballspielern bereits eine einzige Adduktoren-Übung pro Woche das Risiko von Leistenverletzungen um ganze 41 % reduzierte. Gerade auch im Leistungssport sollte deshalb dem regelmäßigen Krafttraining eine ganz besondere Rolle zugeschrieben werden, sodass die Vereine keine Verluste durch den Ausfall eines Spitzensportlers erleiden müssen. [8]

Aber auch wir Normalos in unserem Alltag werden natürlich direkt von den diversen Vorteilen des Krafttrainings profitieren. Durch die Kräftigung der gesamten Skelettmuskulatur, wird das Verletzungsrisiko minimiert, was die eigene Lebenserwartung direkt steigert. Je mehr natürliche Muskelmasse man besitzt, desto höher ist die eigene Lebenserwartung. Hinzu kommt der Fakt, dass auch ein niedriger Körperfettanteil, wie man ihn häufig bei Kraftsportlern findet, ebenfalls die eigene Lebenserwartung drastisch steigert. [9][10]

Durchtrainiert und athletisch zu sein, steht somit im direkten Zusammenhang mit einer höheren Lebenserwartung und einer besseren Lebensqualität ... was daran oberflächlich sein soll, ist und bleibt für mich ein Mysterium ... Durch ein gezieltes und progressives Krafttraining wird zudem die eigene Propriozeption immens gesteigert. Propriozeption bezeichnet die Wahrnehmung von Gelenkstellung, Muskelspannung, Bewegungsrichtung und Lage des Körpers im Raum. Falls dir beispielsweise auf unebenem Boden ein Umknicken droht, dann kompensieren die vorher antrainierten Reaktionsmechanismen falsche Bewegungen und verhindern damit eine Verletzung. Je mehr du deinen Körper trainierst, desto besser kannst du ihn kontrollieren, trainierst gleichzeitig deine Propriozeption mit und erfährst so automatisch eine Verletzungsprävention. Auch die eigene Körperhaltung wird sich insgesamt stark verbessern. Durch einen dauerhaften Bewegungsmangel und gerade durch den Büroalltag, in dem man vermehrt eine sitzende Tätigkeit ausführt, werden die Schultern langfristig nach vorne rotieren, der Rücken wird rund, unbenutzte Muskulatur atrophiert (bildet sich zurück) und die eigene Wirbelsäule wird instabil.

Hier kommt einem das regelmäßige Krafttraining ebenfalls direkt zugute, und das Thema Bewegungsmangel ist für sehr viele Menschen im Westen ein großes Problem. Neben dem Übergewicht steigt auch das Risiko, an Typ-2-Diabetes, Herz-Kreislauf-Erkrankungen, Dickdarmkrebs, Demenz und Depression zu erkranken - nachweislich durch einen Mangel an Bewegung. [11][12]

Auch hier kommt einem das Krafttraining erfreulicherweise zugute. Die aktuelle Datenlage deutet darauf hin, dass eine ausgeprägte Skelettmuskulatur den schädlichen Auswirkungen des Bewegungsmangels durch die Freisetzung spezifischer Myokine entgegenwirkt. [13]

Ähnlich wie Hormone sind Myokine als Transmitter und Signalstoffe aktiv und haben somit Einfluss auf diverse Stoffwechselprozesse und metabolische Prozesse im gesamten menschlichen Körper. Das Myokin Interleukin-6 begünstigt beispielsweise die Fettverbrennung und die Verteilung des Viszeralfetts im Bauchraum. Es sorgt für eine vermehrte Freisetzung von Glukose in der Leber, was die Energiebereitstellung des Körpers optimiert. Zudem hemmt Interleukin-6 die Produktion des Botenstoffes TNF-Alpha, welcher das Risiko, an Diabetes, Krebs- und Herz-Kreislauf-Krankheiten zu erkranken, erhöht. Das Myokin Interleukin-15 sorgt für eine bessere Eiweißaufnahme unserer Muskulatur und fördert somit das Muskelwachstum.

Generell lässt sich sagen, dass diese durch das Krafttraining freigesetzten Myokine folgende Vorteile mit sich bringen:

- Anregung des Fettstoffwechsels, Reduktion des viszeralen Bauchfetts
- Prävention chronischer Krankheiten
- Steigerung des Grundenergiebedarfs
- Aufbau von Skelettmuskulatur
- Verbesserung der Durchblutung
- Anregung des Knochenwachstums [14]

Der Aufbau von Muskulatur und das regelmäßige Krafttraining bringen ebenso eine Erhöhung des Stoffwechsels mit sich. So wurde auch der Mythos, dass unser Stoffwechsel im Alter langsamer wird, klar widerlegt. Demnach ist nicht das Alter der ausschlaggebende Faktor, sondern vielmehr der Verlust an Muskelmasse, denn bis zu 40-50 Prozent der Stoffwechselaktivität sind auf die Muskelmasse zurückzuführen. Der altersbedingte Muskelschwund, auch Sarkopenie genannt, ist ein natürlicher Bestandteil des Alterns. Nach dem 30. Lebensjahr beginnen wir pro Jahrzehnt zwischen drei und fünf Prozent Muskelmasse zu verlieren, und viele Männer und Frauen werden so im Laufe ihres Lebens bis zu 30 Prozent ihrer Muskelmasse einbüßen. [15]

Vorausgesetzt, wir betreiben kein regelmäßiges Hypertrophietraining. Durch das kontinuierliche Krafttraining wird sich aber der Grundumsatz durch den Muskelzuwachs dauerhaft erhöhen, sodass man mehr Nahrung zu sich nehmen kann, während diese Energie auch komplett verbrannt wird und der Körperfettanteil in der Regel sogar sinkt. Ebenfalls zu erwähnen ist, dass eine Kombination aus Ausdauer- und Krafttraining die Anzahl bestimmter Stammzellen im Körper erhöht und bei einer koronaren Herzerkrankung sowohl die Herzgesundheit als auch die Atmung und die Kraftwerte verbessert. [16]

Auch Personen, die mit Bluthochdruck zu kämpfen haben, sollten zum regelmäßigen Widerstandstraining greifen - denn das Widerstandstraining mit zusätzlichen Gewichten bewirkt eine Blutdrucksenkung des systolischen <u>und</u> des diastolischen Wertes.

Neben den physischen Verbesserungen bringt das Krafttraining auch psychische Vorteile mit sich. So haben Studien klar ergeben, dass sich diverse Angst-Parameter und depressive Symptome bei Kraftsportlern im Alltag minimieren. [17][18]

Wenn man hier mitbedenkt, dass Schlafstörungen ein Anzeichen einer Depression sind, wirkt Krafttraining durch die Verbesserung der subjektiven Schlafqualität und somit eine erhöhte Produktivität am Tag ebenso antidepressiv. Durch den sozialen Kontakt und die positive Erwartungshaltung an ein Workout kann die subjektive psychische Gesundheit (das Selbstbewusstsein) bereits stark verbessert werden.

Insgesamt wird ein Muskelaufbautraining dafür sorgen, dass man sich auf der Arbeit konzentrierter und produktiver fühlt, dass man bei Treffen mit Freunden und Familie energiegeladener ist und sich dadurch die eigene Lebensqualität in allen Bereichen verbessert. Die Neurowissenschaft belegt zudem, dass das Krafttraining schmerzhemmende Zellen im Gehirn stärken kann und zudem die Reaktion des Immunsystems auf potenzielle Schmerzreize fördert, sodass man vergleichsweise weniger auf Schmerzen reagiert als untrainierte Menschen. [19][20]

Dies gilt sowohl körperlich als auch mental gesehen. Doch auch hier hört es noch nicht auf, und aufgepasst, denn der nächste Punkt ist ebenso unfassbar wichtig.

(Keine Sorge, wir haben es fast geschafft für dieses Kapitel - aber das ist doch echt geiles Zeug für unser gesamtes Leben!)

Anhand verschiedener Studien hat die Forschung herausgefunden, dass das progressive Training die Versorgung des Knochens mit Nährstoffen verbessert und für eine bessere Knochendichte sorgt, was ein geringeres Verletzungsrisiko im gesamten Leben mit sich bringt. [21]

Die Osteozyten im Knochen nehmen Druck- und Zugbelastungen auf, die auf den Knochen wirken. Diese Osteozyten geben den aufgenommenen Reiz an die Osteoblasten weiter. Die Osteoblasten bauen daraufhin eine Schutzschicht um den Knochen auf, um ihn in Zukunft vor diesen Belastungen zu schützen. So kann der Knochen mithilfe von Krafttraining weiter wachsen bzw. stärker werden. Bei einer andauernden Inaktivität bauen die sogenannten Osteoklasten den Knochen jedoch ab.

Deshalb kann man sagen, dass ein nicht ausreichender Trainingsreiz und damit eine unzureichende Versorgung des Knochens mit Nährstoffen, einer der Auslöser für Osteoporose ist. Obwohl uns lange Zeit erzählt wurde, dass Krafttraining schlecht für die Knochen sei, konnte klar das Gegenteil bewiesen werden. [22][23]

Eine Studie aus dem Jahr 2015 mit postmenopausalen Frauen, die über einen Zeitraum von acht Monaten zweimal wöchentlich für 30 Minuten an einem hochintensiven Widerstands- und Aufpralltraining teilnahmen, brachte das Ergebnis, dass sich die Knochenmineraldichte der Hüfte und der Wirbelsäule signifikant verbesserte. [24]

Die Vergleichsgruppe bestand aus postmenopausalen Frauen, die an einem niedrigintensiven Übungsprogramm (10 bis 15 Wiederholungen bei < 60 % 1RM) teilnahmen. Wenn man bedenkt, dass Frauen in den ersten Jahren nach der Menopause jährlich bis zu 5 % ihrer Knochenmasse verlieren, können kleinere Veränderungen als wertvolles Ergebnis betrachtet werden, um dem Rückgang der Knochenmasse während des Alterungsprozesses entgegenzuwirken. [25]

Je höher die Muskelkraft eines Menschen ist, desto höher sind seine Knochendichte, der Knochenmineralgehalt, die Knochenfläche und sein Knorpelvolumen. Unsere Gelenke sind leider nicht direkt an den Blutkreislauf angeschlossen und werden demnach nicht automatisch mit allen wichtigen Stoffen versorgt. Wenn du aber einen ausreichenden Trainingsreiz in Form von Druck-, Zieh- und Hebebewegungen im Sinne der Basic Human Movements (besprechen wir später) über die volle Bewegungsamplitude auf den Bewegungsapparat ausübst, werden die Gelenke dadurch dann doch versorgt. Bei der Gelenkerkrankung Osteoarthritis beispielsweise sind die Auswirkungen eines Krafttrainings sehr förderlich. Durch eine gut trainierte Muskulatur kann das Gelenk stabilisiert und gehalten werden. [26]

Im Rahmen einer Studie zeigten Ericsson et al., dass bei Menschen mit Osteoarthritis vergleichsweise häufig Begleiterkrankungen in Form von Stoffwechselstörungen, chronischen Entzündungen und vaskulären Dysfunktionen nachgewiesen werden konnten und diese sogar zur anfänglichen Entstehung der Osteoarthritis beigetragen hatten. [27][28]

Auch dies lässt auf eine Unterversorgung der Gelenke schließen, welche durch fehlende Belastung hervorgerufen wurde. Sehnen sind Bindegewebsstrukturen, die die Kraft des Muskels auf unser Skelett übertragen. Die Hauptaufgabe der Sehnen besteht in der Speicherung und Freisetzung von Energie. Eine häufige Erkrankung der Sehne ist die Tendinopathie, eine Veränderung der Sehnensteifigkeit. Zur Behandlung dieser Sehnenerkrankung bzw. zur Sehnenanpassung empfiehlt sich ein Krafttraining mit einer hochintensiven Belastung (85-90 % der maximalen isometrischen Kontraktion), die ebenso in fünf Sätzen mit zwischen vier bis sechs Wiederholungen erfolgen kann. [29]

Die Achillessehnenkrankheit ist eine der häufigsten Tendinopathien, die vor allem vermehrt bei Freizeitläufern auftritt. Es hat sich gezeigt, dass eine gezielte Belastung durch Krafttraining die strukturellen Anpassungen bei Patienten mit Tendinopathie positiv beeinflusst. Ein weiterer Punkt geht somit an das geliebte Krafttraining.[30][31]

Wer an die Entwicklung von Kindern denkt, hat sicherlich schon einmal bemerkt, dass sie vor allem im Übergang von der Kindheit zur Jugend sehr schnell wachsen. Diese Altersphase ist entscheidend für den Aufbau von Knochenmineralien. [32]

Die Forschung hat übereinstimmend gezeigt, dass Jugendliche, die in dieser Zeit Sportarten betrieben, bei denen gewichttragende oder hochintensive Übungen im Vordergrund standen (z.B. Fußball- und Schlägerspiele), eine höhere insgesamte Knochenmasse zeigten und vor allem im Vergleich zu Nicht-Sportlern eine überlegene Knochenmasse an belasteten, verletzungsanfälligen Knochenstellen hatten. [33]

Es hat sich zudem gezeigt, dass Erwachsene, die im Kindes- und Jugendalter Kraftsport betrieben, in ihrem Leben weniger sportbedingte Verletzungen erlitten.

Dies unterstreicht die Wichtigkeit von sportlichen Entwicklungsprogrammen wie Sportfreizeiten und Trainingslagern für Jugendliche und junge Erwachsene. Auch hiermit ist ein weiterer großer Mythos klar widerlegt, dass das reine Krafttraining so im Grunde nichts für Kinder sei oder sich schlecht auf ihre körperliche Entwicklung auswirken würde - das genaue Gegenteil ist der Fall. [34][35]

Diese Form der Belastung hat nicht nur bei Jugendlichen erhebliche Vorteile. Sie scheint sich auch im Laufe des Lebens auf eine höhere Knochenfestigkeit auszudehnen, was zu einem verringerten Frakturrisiko und einer potenziellen Verzögerung einer möglichen Osteoporose-Entwicklung führt. [36][37]

Sowohl mechanische als auch metabolische Belastungen werden dabei Muskeladaptation und Muskelwachstum auslösen. [38]

Eine Proteinkinase, das sogenannte mechanische Ziel des mTOR, ist dabei für die Proteinsynthese und den Aufbau von Muskelmasse von entscheidender Bedeutung. [39]

Proteinkinasen sind Enzyme, die eine Phosphatgruppe auf ein Zielprotein übertragen und es so von einem Zustand in den Anderen überführen. Das Zielprotein mTor wird somit von der Proteinkinase aktiviert und ist für das Zellwachstum, für den Nährstofftransport und damit für unser Überleben bedeutsam. Im Laufe unseres Lebens werden wir jedoch auch einen Abbau von Muskelmasse beobachten können. Zusammen mit der verringerten Entladungsrate der motorischen Einheit ist dieser Verlust an Muskulatur auf das Altern zurückzuführen. Man spricht entweder von einer Sarkopenie (altersbedingter Verlust an Skelettmuskelmasse und -funktion) oder Dynapenie (altersassoziierter Verlust an Muskelkraft, der nicht durch neurologische oder muskuläre Erkrankungen verursacht wird). [40][41]

Die Folgen sind eine enorme Beeinträchtigung bei täglichen Aufgaben (z. B. die unzureichende Wiederherstellung des Gleichgewichts bei einem Sturz). [42]

Und wie oft konnte man bereits beobachten, dass im fortgeschrittenen Alter ein Knochenbruch der Anfang vom Ende ist? Bei älteren Erwachsenen ist eine geringere Muskelkraft auch mit einem erhöhten Risiko für Demenz , Verlust der Unabhängigkeit und einer erhöhten Sterblichkeitsrate verbunden. Die Rate des Kraftabfalls ist jedoch abhängig vom Alter und dem Grad der körperlichen Aktivität. [43][44][45]

Die Lösung? *(*Wink mit dem Zaunpfahl*)* Krafttraining. [46]

Tatsächlich können Personen, die das Krafttraining bis ins hohe Alter betreiben, den Verlust von Muskelmasse und Kraft sowie deren unerwünschte Folgen deutlich mildern, und damit sind wir beim großen Fazit angelangt. Die Vorteile des Krafttrainings sind so immens groß, dass man es im Grunde kaum glauben kann.

Hier alle wissenschaftlich bewiesene Vorteile auf einen Blick:

1. Muskuloskelettale Vorteile:

- geringerer Körperfettanteil
- mehr Muskelmasse und Kraft
- höhere Gesundheit der Knochen, Sehnen und Knorpel

2. Auswirkungen auf übliche Volkskrankheiten:

- geringeres Krebsrisiko
- geringeres Typ-2-Diabetes-Risiko
- geringeres Demenzrisiko
- geringeres Risiko kardiovaskulärer Erkrankungen
- geringeres Risiko von Stoffwechselerkrankungen

3. Generelle gesundheitliche Vorteile:

- geringerer Blutdruck
- weniger Sorgen und Depressionen
- bessere Schlafqualität
- stärkeres Immunsystem
- vermehrte Schmerztoleranz
- erhöhte Lebenserwartung

Dumm ist, wer nicht trainiert ... und hier schließt sich der Kreis.

Krafttraining ist das vermutlich geilste Geschenk der Welt, und wir alle sollten uns dieses mächtigen Werkzeuges bedienen - ganz gleich, welche Ziele, Wünsche und Hoffnungen wir im Leben hegen ... Die Reise sollte immer mit dem eigenen körperlichen Training beginnen.

Häng dich voll rein und hab die Zeit deines Lebens - im und vor allem außerhalb des Trainings. Wie genau du das anstellen solltest, klären wir gleich, zunächst müssen wir jedoch ein wenig den Müll vor die Tür bringen und mit sämtlichen großen und kleinen Mythen aufräumen, die uns immer noch täglich vor die Nase gesetzt werden.

Die schlimmsten und größten Mythen schauen wir uns jetzt auf den folgenden Seiten im Detail an.

Mythen

Wie lange willst Du noch warten, bevor Du endlich das Beste für dich selbst forderst?
Epictetus

Die Körpertypen

Bevor wir uns nun langsam zur eigentlichen Thematik vorarbeiten, ist es mir besonders wichtig, mit all den Mythen aufzuräumen, die gängigerweise vorherrschen. Ich möchte den gesamten Vorhang für dich öffnen und dich zur großen Erkenntnis in diesem Sport führen. Das große Ganze also, und für den Anfang kann es oftmals schon ausreichen, einfach weniger falsch zu machen, anstatt direkt alles richtig zu machen ... Einer der größten Mythen bzw. eine der größten Verwirrungen liegt in der Bestimmung der verschiedenen Körpertypen. So soll es angeblich die Unterscheidung in Ektomorphs, Mesomorphs und Endomorphs geben. Selbstverständlich gibt es verschiedene Körpertypen, allerdings ist die Unterteilung in nur drei Kategorien schlichtweg zu plump. Doch lass mich dir kurz die Attribute dieser Typen beschreiben, so wie man es in der Sportlektüre findet. Meine persönliche Meinung und meine Empfehlungen folgen dann im Anschluss daran ...

Der Ektomorph

Dies sind in der Regel die dünnen Menschen unter uns. Sie können essen, was sie wollen, und nehmen doch nicht zu. Die Industrie nennt sie „Hardgainer" und empfiehlt solchen Leuten, einfach mehr zu essen oder unnötige Produkte wie "Massgainer" zu kaufen. Typische Merkmale sind eine schlechtere Regeneration und ein vergleichsweise langsamerer Muskelaufbau, eine dafür aber geringe Fettspeicherung und ein eher schmaler Körperbau. In der Regel sind sie groß, haben einen kürzeren Oberkörper und dafür aber lange Arme und Beine. Wenn du ein Ektomorph bist, wird dir dies mit Sicherheit schon aufgefallen sein ... Die Trainingsempfehlungen liegen hier bei viel Krafttraining und einer Ruhepause von circa 24 bis 48 Stunden. (Wer hätte das gedacht ...?)

Der Mesomorph

Diese Leute haben per Definition den optimalen Organismus und nehmen sowohl schnell zu als auch schnell ab. Im Grunde haben diese Menschen die besten Voraussetzungen für den Muskelaufbau, so sagt man zumindest. Typische Merkmale sind hier häufig breitere Schultern, schmale Hüften und ein verhältnismäßig größerer Brustkorb. Der Mesomorph gilt in der Regel als muskulös und verfügt über eine gute Regeneration und einen schnellen Muskelaufbau. Er setzt langsamer Fett an und wird somit nicht direkt dick, wenn er mal nicht nach Plan isst.

Um gut Muskulatur aufzubauen, empfiehlt man hier regelmäßiges und progressives Krafttraining und eine Ernährung mit vielen Vitaminen und viel Mineralstoffen. (Wer hätte das gedacht ...?).

Der Endomorph

Als Endomorph bezeichnet man Leute, die besonders leicht und schnell Fett zunehmen. Solche Leute haben das Gefühl, sie müssten nur an einem Fast-Food-Restaurant vorbeigehen, und schon nähmen sie zu. Man sagt ihnen einen langsamen Stoffwechsel nach und dass ihnen der Fettabbau in der Regel sehr schwerfällt. Jedoch bauen auch sie sehr schnell Muskulatur auf und sollen über eine sehr gute Regeneration verfügen. Auch dieser Körpertyp verfügt über breite Schultern und eine große Brust, leider aber auch über eine etwas breitere Hüfte. Die Gewichtszunahme ist kein Problem, die Herausforderung besteht eher in der Gewichtsreduktion.

Die Trainingsempfehlungen liegen auch hier bei regelmäßigem Kraftsport und einer sauberen Ernährung. Außerdem empfiehlt es sich hier, mindestens einmal in der Woche ein Cardiotraining einzubauen, um so die Durchblutung anzuregen und für eine bessere Nährstoffverteilung zu sorgen. (Wer hätte das gedacht ...?)

So weit, so gut. Wo ist aber nun das Problem?

Das Problem liegt wie so oft in den unseriösen Werbeversprechen zu ebendiesen angeblichen Körpertypen.

Die Wissenschaft sieht das Ganze so:

Es gibt von der Genetik und der Verstoffwechselung her ganz klare Unterschiede. Dass dabei jedoch ein Training angeblich optimiert sein müsste auf den eigenen Körpertyp, stammt dabei aus den 1940er Jahren von einem Psychologen namens William Sheldon. Sheldon hatte dabei jedoch keinerlei Absichten, das Training oder die Körperzusammensetzung seiner Patienten zu optimieren. Er suchte lediglich eine grobe Untergliederung der einzelnen Menschen und wollte viel eher Rückschlüsse auf die Charakterzüge und das Temperament seiner Patienten ziehen. So nahm er zum Beispiel an, dass endomorphe Menschen entspannt und gesellig sind, mesomorphe Menschen eher körperbetont und voller Energie und ektomorphe Menschen vermutlich eher intellektuell, künstlerisch begabt und introvertiert. Mit Sport und dem Muskelaufbau bzw. dem Fettverlust hatte das jedoch herzlich wenig zu tun.

Die Lösung für jeden Körpertyp ist denkbar einfach und im Grunde dieselbe: eine gesunde und vollwertige Ernährung, optimiert auf die eigene Energiebilanz mit einer guten Makronährstoffverteilung. Wenig verarbeitete Lebensmittel, viele Mikronährstoffe und viel progressives Widerstandstraining.

Wenn ein Ektomorph zunehmen will, ist es umso wichtiger, dass er seinem Körper viele Nährstoffe zuführt, um es dem Körper so einfach wie möglich zu machen, die Nahrung positiv zu verwerten. Dasselbe gilt für Endo- und Mesomorphs. Eine vollwertige Ernährung in der richtigen Menge verhindert den Fettaufbau und unterstützt zeitgleich den Muskelaufbau.

Die Formel ist dabei stets dieselbe:

- Magst du abnehmen, nimm weniger Kalorien zu dir, als du verbrauchst.
- Willst du zunehmen, nimm mehr Kalorien zu dir, als du verbrauchst.

Das ist das Wichtigste, und es gilt für alle Körpertypen. Punkt. Fertig. Aus.

Weitere gängige Mythen

Kalorienzählen ist überbewertet

Dreimal darfst du raten, mit welcher Art von Menschen ich die Diskussion über das Zählen von Kalorien stets und immer wieder aufs Neue führe? Richtig, nur mit Übergewichtigen. Traurig, aber wahr. Lass mich dir eines von einem Menschen verraten, der professionell mit seinem Körper Geld verdient und dessen Gehalt davon abhängt, wie er oberkörperfrei vor der Kamera aussieht und der tausende Menschen online zu ihren Traumkörper gecoacht hat: Um effektiv abnehmen zu können, musst du deine Nahrungsaufnahme regulieren und vollständig im Griff haben. Namen gibt es dafür viele, egal ob es das Zählen von Kalorien ist, eine Punktesystem (Weight Watchers) oder ob man einfach weniger isst (Friss die Hälfte). Abnehmen ist wirklich einfach, zumindest aus Sicht der Wissenschaft und in der Theorie. Folgenden Begriff musst du in voller Konsequenz verstehen: die Energiebilanz. Einzig die Energiebilanz ist am Ende des Tages darüber entscheidend, ob man zu- oder abnimmt. Dies ist ein wissenschaftlicher Fakt. [1][2]

Unser Körper und unser Stoffwechsel sind ein ganz normales Energiesystem. Es verbraucht Energie und wir geben ihm Energie (Kalorien). Geben wir dem Körper zu viel Energie, speichert er die überschüssige Energie ab (als Fett). Führen wir dem Körper weniger Energie zu, als er im Alltag verbraucht, dann nutzt er die eigenen Energiereserven, um dieses Energiedefizit auszugleichen, und wir bauen Fett ab. Das klingt sicher basic für dich, und es ist bei Weitem nichts Neues - dennoch probieren die meisten Menschen, genau diesen einen Fakt immer zu umgehen und denken, mit der nächsten neuen hippen Entschlackungskur würde es schon irgendwie klappen. Kein Wunder, dass es gefühlt jede Woche eine neue Diät gibt. Die Leute fragen schließlich danach und fallen so immer wieder aufs Neue darauf herein. Folgende Grafik veranschaulicht das sehr simpel:

Diätname	Was man macht	Warum es funktioniert
Vegan	- viel Carbs, wenig Fett und möglichst vollwertig	Kaloriendefizit
Low Carb	- wenig Carbs und mehr Eiweiß und Fette	Kaloriendefizit
Ketogene Diät	- keine Carbs mehr, etwas Eiweiß und viel Fett	Kaloriendefizit
Weight Watchers	- punktebasiertes essen für bessere Portionen	Kaloriendefizit
Paleo Diät	- keine verarbeiteten Lebensmittel, viel Gemüse	Kaloriendefizit

@ www.sjardroscher.de

Wie du siehst, spielt es dabei überhaupt keine Rolle, wie viele Kohlenhydrate oder Fette man zu sich nimmt - allein die Kalorienbilanz macht den entscheidenden Unterschied. Auch Studien haben das belegt und gezeigt, dass solange man in einem Kaloriendefizit ist, es buchstäblich keine Rolle spielt, ob man eine Low-Carb-Diät macht oder eine Diät mit vielen Kohlenhydraten - man nimmt mit beiden Diätformen exakt gleichermaßen gut ab. [3][4][5][6]

Die Makronährstoffverteilung spielt zwar ebenso eine wichtige Rolle, wenn es darum geht, während einer Diät möglichst viel Muskulatur zu erhalten, aber für den reinen Gewichtsverlust ist immer nur die negative Energiebilanz ausschlaggebend, sprich: das sogenannte Kaloriendefizit. [7][8]

Kommen wir aber nochmals auf den Menschen als Energiesystem zurück. Zu jedem gegebenen Zeitpunkt benötigt unser Körper eine bestimmte Menge an Glukose im Blut, um zu leben. Diese Glukose ist essenziell für jede einzelne Zelle im Körper, damit alles (Organe, Gehirn etc.) ordnungsgemäß funktionieren kann. Wenn wir nun Nahrung aufnehmen, füllen wir unseren Körper wieder mit Energie auf. Diese Energie kommt in Form von Kalorien. Die Glukose in unserem Blut steigt an, und wenn wir zu viel essen, steigt sie sogar viel höher an, als wir es eigentlich bräuchten. Anstatt die überschüssige Glukose nun aber einfach nur zu „verbrennen", speichert der Körper sie als Körperfett ab und kann sie so später wieder verwenden und die überschüssige Nahrung bleibt nicht ungenutzt. Ein ziemlich ausgeklügeltes System im Grunde.

Hier kommt unter anderem auch das Hormon Insulin ins Spiel. Insulin hilft dem Körper dabei, die aufgenommene Nahrung als Körperfett zu speichern, und stellt durch viele verschiedene Prozesse unseren Stoffwechsel auf Fetteinlagerung ein. Daher stammen im Übrigen auch die vielen Low-Carb-Diäten, die so argumentieren, dass man nur Lebensmittel essen dürfe, die kaum Insulin stimulieren (Fette und Eiweiße), und schon könne man kinderleicht abnehmen. Als ob man den Körper im Grunde täuschen könnte. So einfach ist das Ganze jedoch nicht, weshalb wir uns im Ernährungsteil noch deutlich ausführlicher mit dem Hormon Insulin beschäftigen werden.

Am Ende des Tages bleibt jedoch die Energiebilanz der einzig entscheidende Faktor. Aber was macht der Körper, wenn mal gerade keine Nahrung aufgenommen wird, die zur Glukosegewinnung genutzt werden kann? Dann holt er sich seine Glukose aus den eigenen Fettreserven und beginnt diese im Namen der Energiegewinnung abzubauen. So wechselt der Körper stets zwischen *„gefastetem"* und *„gefüttertem"* Zustand bzw. zwischen Fettaufbau und Fettabbau. Und das den ganzen Tag immer wieder und wieder. Für den eigenen Gewichtsverlauf ist es an dieser Stelle entscheidend, welcher dieser beiden verschiedenen Stoffwechselprozesse die Oberhand hat. Wenn man am Ende des Tages mehr Fett einlagert, als man verbrennt (durch eine zu hohe Kalorienzufuhr), nimmt man zu. Wenn man dagegen mehr Fett verbrennt, als man einlagert, dann nimmt man schlussendlich ab.

Immer. Ganz einfache Kiste (zumindest in der Theorie). Das ist der fundamentale Mechanismus, wie Zu- und Abnehmen funktioniert. Dieser Mechanismus ist dabei bei jedem einzelnen Menschen stärker, als jedes Hormon oder jedes Einschränken der Ausschüttung des Insulins es nur sein kann.

Auf den Punkt gebracht: Man kann nicht fetter werden, außer man nimmt mehr Energie zu sich, als man verbrennt. Außerdem gibt es keine andere Möglichkeit, sich vom eigenen Fett zu trennen, als weniger Energie zuzuführen, als man verbrennt. Egal welche Diät, egal wie viele Mahlzeiten man am Tag isst oder welche Ernährungsweise man bevorzugt. Dieses Prinzip ist universell und es gibt keine Ausnahmen. [9]

Konträr zu vielen aktuellen Ansichten spielt es dabei keine Rolle, wie viel oder welche Art von Kohlenhydraten man isst oder wie hoch der jeweilige Insulinausstoß nach einer bestimmten Mahlzeit ist. Wie wir später auch noch sehen werden, spielt es auch keine Rolle, wie viel Zucker man isst - solange die Energiebilanz negativ ist, wird man abnehmen. [10]

Das ist tatsächlich reine Physik, und die Fettzunahme kann nicht erhöht werden, ohne dass zuvor überschüssige Energie zugeführt wurde, und kann ebenso nicht verringert werden, ohne die tatsächliche Restriktion von Energie. Punkt.

Man kann gezielt Fett abnehmen.

Einer der gängigsten Mythen und ein irreführendes Werbeversprechen vieler Fitnessmagazine besagt: *„Verliere gezielt Fett am Bauch, an den Hüften und am Po. Du musst nur Übung X und Y machen, und schon schmilzt das Fett an den Problemzonen dahin ..."*

Ich wünschte wirklich, es wäre so einfach. Dass die Realität anders aussieht, kannst du dir sicherlich schon denken. So kann man zwar durch ein Kaloriendefizit abnehmen und seinen Körperfettanteil als Ganzes reduzieren, aber niemals nur an einzelnen Regionen oder Problemzonen. Wo und wie stark man dabei zuerst abnimmt, das hängt primär von der eigenen Genetik ab. Es bringt also keine Vorteile, wenn du nun Tausende Sit-ups jeden Tag machst in der Hoffnung, dein Bauchfett zu verlieren, und einen Sixpack bekommt man so schon gar nicht.

Ironischerweise ist das sogar kontraproduktiv. Wenn man nur bestimmte Muskelgruppen trainiert, um diese zu definieren (ohne dabei den gesamten Körperfettanteil durch das Kaloriendefizit zu reduzieren) drücken die neuen Muskeln das Fett nur weiter nach außen und man sieht eher dicker als schlanker aus. Man kann also so viele Crunches machen, wie man nur mag - ohne eine anständige Diät wird man niemals einen Sixpack bekommen. Bestimmte und einzelne Körperteile besonders zu definieren, kann nicht funktionieren. Spannend ist jedoch, dass eine Studie aus dem Jahr 2017 tatsächlich durch gezieltes Training bei Probanden eine leichte regionale Fettabnahme erzielen konnte. [11]

Sich jedoch darauf zu stützen oder sein Training darauf hin zu optimieren versuchen, ist meiner Meinung nach jedoch vollkommen verschwendete Zeit und Kraft. Die Praxis beweist das Gegenteil, ebenso wie diverse andere Studien zu diesem Thema. [12][13]

Man kann und wird durch ein Kaloriendefizit lediglich im Gesamten abnehmen und den ganzen Körper ganzheitlich definieren und athletischer aussehen lassen. Genau darauf solltest du dich fokussieren, wobei die Genetik darüber bestimmt, an welchen Stellen man zuerst Fett verliert.

Du kannst die Form deiner Muskeln verändern.

Das ist unmöglich. Hier sind wir alle auch an unsere Genetik gebunden und daran, wie wir geboren wurden. Zwar kannst du mehr Volumen in deinen Muskeln erzielen und diese durch einen niedrigen Körperfettanteil sichtbarer machen, doch die reine Form bleibt unverändert.

Fett ist schlecht.

Ganz im Gegenteil! Hier herrscht leider eine Missdeutung in unserer Sprache. Fette sind absolut essenziell für die Gesundheit und die eigene Hormonbildung. Wir brauchen Fett unbedingt zum Zellschutz und zur Verwertung vieler Vitamine. Kein Nahrungsfett (Lipide) zu essen, ist keine Lösung!

Viele Wiederholungen im Training machen dich "shredded" oder besonders definiert.

Wenn schon keine bestimmte Übung dich definiert und *shredded* machen kann, dann doch aber sicher ganz viele Wiederholungen in den Übungen, richtig? Dies empfehlen doch schließlich auch so viele "Fitness-Gurus" dort draußen: *"Mach viele Wiederholungen mit wenig Gewicht, um deine Muskeln besonders zu betonen."*

Das hat jedoch mit der Wahrheit relativ wenig zu tun ... Wir erinnern uns an die von mir aufgestellte Gleichung zur Traumfigur? Mehr Muskulatur und weniger Fettmasse? Korrekt! Der Sinn und Zweck des Trainings sollte es in erster Linie niemals sein, besonders viel Fett zu verbrennen oder dergleichen. Dafür sollte die Ernährung primär verantwortlich sein. Wie wir später noch lernen werden, können wir mit so ziemlich allen Gewichten gut Muskulatur aufbauen, das heißt jedoch nicht, dass eine bestimmte Wiederholungszahl oder ein bestimmter Intensitätsbereich besonders gut zur Fettverbrennung geeignet ist, denn dafür sorgt einzig und alleine immer das Kaloriendefizit.

Auch während des Kaloriendefizites muss man sich auf die progressive Überladung im Training konzentrieren und somit die Proteinsynthese aufrechterhalten - und so dem Muskelabbau entgegenwirken. In der Praxis sollte es keine Unterschiede in deinem Training geben, egal ob du zu- oder abnehmen willst. [14][15]

Außerdem hilft schweres Widerstandstraining besonders, um gesund abnehmen zu können. So zeigen auch diverse Studien, dass Männer, die näher an ihrer Maximalkraft und mit einer höheren Intensität trainieren, einen erhöhten Stoffwechsel über bis zu drei Tage haben im Vergleich zu leichterem Training und dabei Hunderte Kalorien mehr verbrennen. [16][17]

Trainiere wahllos nach YouTube-Workouts und du wirst Erfolg haben.

Ich kann mich noch zu gut an meine ersten Sixpack-Workouts erinnern, die durch YouTube inspiriert waren. Vollkommen zufällig wählte ich wahllos Workouts-Videos zwischen 20 und 30 Minuten Länge aus, trainierte diese einfach nur nach und brachte mich in meinem kleinen Studentenzimmer ordentlich zum Schwitzen. Nun, dies ist natürlich um Welten besser, als gar keinen Sport zu machen. Das Problem besteht jedoch klar darin, dass es sich bei isolierten Workout-Videos um genau nur das handelt: isolierte Workout-Videos. Es fehlen der größere Kontext, die wissenschaftlich angepassten und optimierten Parameter, die aufeinander aufbauende progressive Überladung und die Chance, in den einzelnen bestimmten Bewegungsmustern wirklich gezielt und objektiv messbar stärker und besser zu werden.

Kurzum: Es fehlen Ordnung und Struktur.

Diese Ordnung und diese Struktur müssen wir jedoch mithilfe eines optimierten Systems in unser Leben miteinfließen lassen, um dann schon nach wenigen Wochen erste sichtbare und klar messbare Erfolge verzeichnen zu können.

Du kannst dein Fett in Muskeln verwandeln.

Nicht wahr und unmöglich. Fett- und Muskelzellen sind zwei unterschiedliche Paar Schuhe, und du kannst nicht das eine in das andere verwandeln - unter keinen Umständen. Muskelzellen sind eigene Zellen, die durch regelmäßiges Training und gute Ernährung zum Wachsen gebracht werden, während Fettzellen mit Sport und einem Kaloriendefizit zum Schmelzen gebracht werden müssen. So funktioniert unser Körper. Es bietet keinerlei Vorteile, viel Fett zu haben, in der Hoffnung, dann daraus Muskeln machen zu können.

Muskelaufbau liegt nur an den richtigen Supplementen.

Falsch. Gezieltes und gutes Essen lässt deine Muskeln wachsen, außerdem Schlaf und progressives Training. Supplemente sind nicht das Wundermittel, für das sie gehalten werden, doch einige wenige haben sich ihre Daseinsberechtigung absolut verdient und ihre Wirkung ist dementsprechend auch durch Studien belegt.

Muskeln wachsen, während du trainierst.

Ebenso ein weitverbreiteter Mythos. Sicherlich schwillt deine Muskulatur im Training deutlich an und man schaut gut prall aus, doch *"mehr"* als einen Reiz setzt man hier nicht. Blut fließt und wir sind aufgepumpt - nimm das als kleine Vorschau, wie du in Zukunft auch ohne Training aussehen wirst. Allerdings ist der reine Pump im Training nicht verantwortlich für einen möglichen Muskelaufbau. [18]

Das eigentliche Wachstum findet zu Hause auf dem Sofa oder im Bett statt - während du **schläfst**! Nur im Schlaf findet die Regeneration und die Neubildung der Muskelzellen statt, weshalb der Schlaf und die Regeneration für uns Athleten auch ein so unfassbar wichtiges Thema sind, welches auch ein eigenes Kapitel in diesem Buch verdient hat und definitiv nicht unterschätzt werden sollte.

Mit Crash-Diäten kann man schnell viel Fett verlieren.

Dieses Thema frustriert mich stets aufs Neue. Vor allem im Fernsehen oder in irgendwelchen Magazinen wird den Leuten versprochen, sie könnten in zehn Tagen fünf Kilogramm abnehmen (oder Ähnliches), und das mithilfe der neuesten Crash-Diät. Eine Crash-Diät kann aber niemals nachhaltig erfolgreich sein, sondern wird immer den so gefürchteten Jo-Jo-Effekt mit sich bringen. Eine Crash-Diät (Detox-Kur, Wasserfasten, Stoffwechselkur und Co.) ist im Grunde so aufgebaut, dass man fast gar nichts mehr isst und man sich die Pfunde vom Leibe hungert. Solche Diäten machen nicht nur keinen Spaß, sie bremsen auch deinen Stoffwechsel massiv aus, reduzieren die Knochendichte irreparabel, sorgen massiv für einen Muskelabbau und schwächen unser Immunsystem. [19][20][21]

Also alles Dinge, die man sich nicht gerade wünscht, denn sie machen auf diese Art ein erfolgreiches Abnehmen in den meisten Fällen so gut wie unmöglich und sind der direkte Weg zur Frustration und zu einem unfitten Körper. Das Erste, was bei so wenig Kalorien passiert, ist, dass der Körper Wasser abgibt. Die ersten Kilos sind also reines Wasser und kein Fett - und dieses Wasser wird in ein bis zwei Tagen wieder drauf sein, sobald die Kalorienzufuhr wieder erhöht wird. Als Nächstes wird der Körper beginnen, die eigene Muskelmasse abzubauen. Je weniger man isst, desto mehr Muskelmasse wird der Körper aufopfern. [22]

Grund hierfür ist, dass Muskelzellen deutlich mehr Energie verbrennen, als Fettzellen. Der Körper will bei einer extrem geringen Kalorienzufuhr so sparsam wie nur irgend möglich handeln. Danach wird der Stoffwechsel langsam heruntergefahren, die unterbewussten Bewegungen im Alltag werden weniger, die Knochendichte nimmt ab und das Immunsystem ist geschwächt, sodass die Gefahr für Erkrankungen ansteigt. Alles keine Resultate, die man sich wirklich wünscht. Mit einer extrem restriktiven Kalorienzufuhr wird man Gewicht verlieren - aber kaum Fett, und am Ende wird man beschissener aussehen als zuvor - mit weniger Muskelmasse, gleich viel Fett und weniger Kraft im Alltag.

(Tatsächlich ist diese Strategie das Geheimnis, um auf ewig skinny fat zu sein. Also falls das dein Ziel sein sollte, nur zu ...)

Die Lösung: Wir sollten uns nur in einem kleinen Kaloriendefizit von 10 bis 20 Prozent befinden. In diesem Bereich sind wir in der Regel, wenn wir täglich 300 bis 500 Kalorien einsparen. Dies ist der Bereich, den ich seit Jahren predige und der nicht nur für meinen körperlichen Erfolg verantwortlich ist, sondern auch für unzählige Transformationen der Leser dieses Buches. Auf diese Weise kannst du ca. 500 g reines Fett pro Woche verlieren, ohne gleichzeitig deine Muskeln, dein Immunsystem und deinen Verstand abzugeben ... mehr dazu aber ausführlich später.

Fazit: Finger weg von Crash-Diäten, HCG-Diäten oder anderen Plänen, die auf einem extremen Kaloriendefizit beruhen. Echte Resultate brauchen Zeit - sind dafür aber auch von Dauer oder sogar lebenslang.

Du bekommst einen Sixpack, wenn du jeden Tag deinen Bauch trainierst.

Nein, das ist sogar sehr kontraproduktiv. Es gibt gute Methoden, seinen Bauch zu stärken, und dies wird auch zu härteren und größeren Bauchmuskeln führen, doch das Wichtigste ist es, seinen Körperfettanteil zu reduzieren. Erst dann wirst du deinen Sixpack in voller Pracht sehen können. Bei Männern wird man den Sixpack sehr gut ab unter 12 % sehen können und bei Frauen bei unter 22 % Körperfettanteil. Außerdem bauen wir die Bauchmuskulatur genauso auf wie jede andere Muskelgruppe. Jeden Tag den Bauch zu trainieren, wäre einfach zu viel des Guten und ist bei Weitem nicht nötig. Zwei- bis dreimal die Woche seinen Sixpack zu trainieren, ist mehr als ausreichend - wenn überhaupt. Wie aber schon geschrieben, liegt der größte Hebel hinsichtlich des Sixpacks in der eigenen Ernährung. Ich persönlich trainiere meinen Bauch sogar nur einmal in der Woche, und das kaum länger als fünf bis zehn Minuten. Mein Waschbrettbauch ist trotzdem da ...

Man kann pro Mahlzeit nur 30 g Protein zu sich nehmen.

Nein, das ist eher ein Mythos, den die Supplement-Industrie verbreitet hat. Er kann aus vielen Gründen nicht stimmen. Zum einen ist dies eine Verallgemeinerung, die unmöglich für alle Sportler zutreffen kann. [23]

Wieso sollte der Stoffwechsel eines 90 kg schweren Mannes die gleiche Menge an Protein absorbieren können wie der einer 50 kg leichten Athletin? Eben, es ergibt keinen Sinn. Auch aus evolutionärer Sicht wäre dies äußerst unpraktisch und hätte sicher nicht zum Überleben des Menschen geführt, da unsere Steinzeitvorfahren hauptsächlich abends ihre Beute in sehr großen Mengen verspeist haben und trotzdem ausreichend Eiweiß zu sich nehmen konnten ...

Doch warum können wir denn nun mehr als 30 g pro Mahlzeit zu uns nehmen? Der Grund dafür liegt vor allem in der langen Dauer, mit der unsere Nahrung aufgenommen wird. Die Verdauung läuft dabei hauptsächlich über fünf Organe, und der Körper ist dabei alles andere als ein Verschwender, sondern er speichert jede Nahrung so gut wie nur möglich ab. Jedes Gramm Protein durchläuft dabei den Mund, die Speiseröhre, den Magen, den Dünndarm und zuletzt den Dickdarm. Die Verdauung ist also ein sehr langer Prozess und das angeblich überschüssige Eiweiß kann gar nicht weg - wo soll es denn auch plötzlich hin sein?

Zudem hat der Körper auch zwei große Eiweißspeicher zur, wie der Name es schon vermuten lässt, Speicherung des Eiweißes. Dies ist zum einen unsere gesamte Muskulatur und zum anderen der sogenannte Aminosäurepool, der sich im Blut befindet.

Jedoch kann unser Körper tatsächlich nur eine bestimmte Menge an Eiweiß sinnvoll und zielgerichtet für den reinen Muskelaufbau verarbeiten. Der Grund dafür ist, dass es eine Art Obergrenze der durch das Protein ausgelösten Muskelproteinsynthese gibt. Studien beweisen hier zum Beispiel, dass mehr Protein nicht direkt gleichzusetzen ist mit einem besseren Muskelaufbau bzw. einer höheren Muskelproteinsynthese. [24][25][26]

Diese Summe an Protein ist jedoch stark abhängig von den eigenen individuellen Faktoren (Gewicht, Körperfettanteil, Muskelmasse). Diese werden wir später im Buch noch ausführlich besprechen und für dich persönlich errechnen. [27]

Grundsätzlich kann man theoretisch zu viel Eiweiß zu sich nehmen, dieser relative "Überschuss" wird jedoch keineswegs verschwendet oder einfach wieder ausgeschieden. Überschüssiges Eiweiß wird über die Gluconeogenese zur Energiegewinnung herangezogen und liefert dem Körper somit zusätzlichen Zucker zum Arbeiten und Erhitzen des Körpers. Dies ist zwar ein sehr kostspieliger Prozess für den Körper, der viele Kalorien verbraucht, wenn jedoch eh schon zu viel Protein vorhanden ist, wird er dieses ganz bestimmt nicht verschwenden und ungenutzt lassen.

Mehr zur idealen und perfekten Proteinzufuhr, besonders im Hinblick auf den Muskelaufbau, besprechen wir aber noch im Detail später im Buch.

Das optimale Training mit dem Körper & Bändern

**Schwäche ist eine Entscheidung.
Ebenso, wie Stärke eine ist.**
Frank Zane

Nach all den Mythen und Irrtümern wollen wir nun jedoch Licht ins Dunkle und Wissenschaft in das eigene Training bringen, sodass unser Handeln so Erfolg versprechend wie nur möglich sein wird. Dafür müssen wir uns nun im Folgenden mit einigen wichtigen Kernprinzipien auseinandersetzen, um dann später logisch und rational nachvollziehen zu können, warum wir auf eine gewisse Art und Weise trainieren sollten und worauf es wirklich ankommt.

Diese wichtigen Prinzipien sind:

- Wie funktioniert die Hypertrophie bzw. der Muskelaufbau eigentlich genau?
- das Prinzip der progressiven Überladung (auch ohne Gewichte)
- Leichte oder schwere Gewichte zum Muskelaufbau?
- Wie oft sollte ein Muskel pro Woche trainiert werden?
- das optimale Training ohne schwere Lasten und Gewichte

Zunächst müssen wir all diese wichtigen Fragen und Themen des Widerstandstrainings verstehen, um dann dieses theoretische Wissen in die gelebte Praxis zu implementieren und gleichzeitig zu wissen, dass man zu jedem Zeitpunkt das Richtige tut und man im Grunde diesem System einfach nur treu bleiben muss.

Einsteigen möchte ich nun mit dem Prozess des Muskelaufbaus und erläutern, wie genau die Hypertrophie eigentlich funktioniert, denn auf diesem Wissen beruhen alle anderen folgenden Prinzipien und Strategien.

Hypertrophie – So funktioniert der Muskelaufbau

Mehr Muskulatur bedeutet eine ganze Menge. Mehr Kraft, mehr Gesundheit, eine höhere Lebenserwartung, es bedeutet, besser auszusehen und nicht nur körperlich leistungsfähiger zu sein. Es gibt diesbezüglich viele unzählige Mythen und diverse Methoden, wie man denn angeblich mehr Muskulatur erlangen kann. Ein Großteil dieser verkehrten Methoden entstand dabei aus reinem Unwissen, während der andere Teil sich aus falschen Marketingversprechen entwickelt hat, und da ist es auch kein allzu großes Wunder, dass man den Wald vor lauter Bäumen nicht mehr sieht. Ich möchte in diesem Abschnitt deshalb zunächst den Prozess des Muskelaufbaus an sich erklären und aufzeigen, was im Körper alles passiert, welche Mechanismen für die eigentliche Hypertrophie verantwortlich sind und wie man diese Prozesse schlussendlich erfolgreich einleitet.

Was passiert bei der Hypertrophie?

Um zu klären, was Hypertrophie bzw. Muskelaufbau überhaupt ist, müssen wir uns ein wenig mit der Physiologie unserer Muskulatur und unseres Körpers beschäftigen. Wie sooft ist es einfach notwendig, gewisse Grundkenntnisse über die jeweiligen Strukturen zu haben, um Vorgänge und Prozesse richtig beschreiben und nachvollziehen zu können. Wir müssen zwar nicht alles ins kleinste Detail wissen, um in der täglich gelebten Praxis Erfolge erzielen zu können, ein gewisses Grundrauschen sollte jedoch absolut vorhanden sein. Dieses Grundrauschen siehst du hier:

Struktur der Skelettmuskulatur

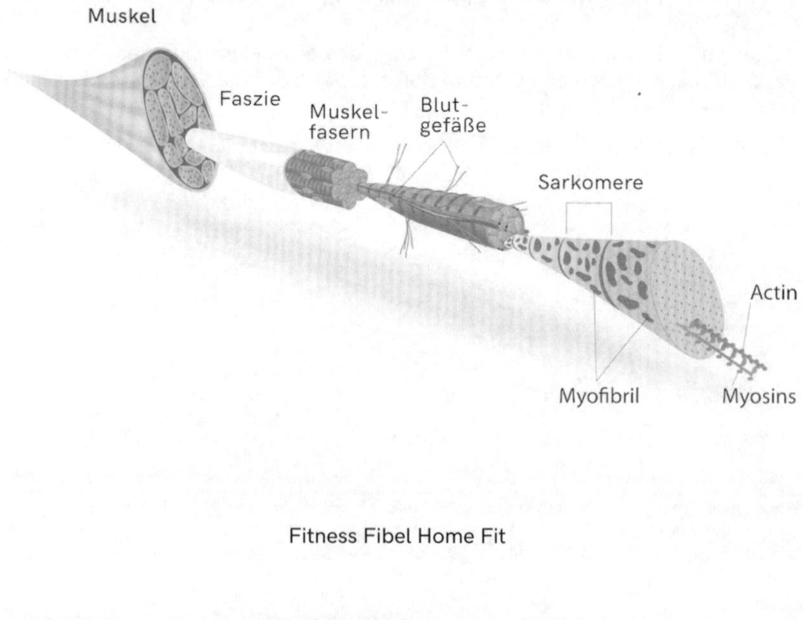

Unsere Skelettmuskulatur besteht aus mehreren Muskelfaserbündeln, welche wiederum eigene Muskelfasern beinhalten. Diese Muskelfasern bestehen dann aus Muskelfibrillen, und diese enthalten viele Sarkomere. Man kann sich das wie einen großen Schlauch vorstellen, in dem viele weitere kleine Schläuche enthalten sind. Diese wiederum enthalten noch mehr noch kleinere Schläuche und so weiter ...

Wenn die Skelettmuskulatur wächst, also an Volumen zunimmt, passiert das immer auf der Ebene der Muskelfasern. Wir müssen uns also genauer mit diesen kleinen Schläuchen beschäftigen. Es gibt dabei zwei Vorgänge, durch die der Muskel an Volumen zunehmen kann. Zum einen gibt es die Hyperplasie und zum anderen die Hypertrophie.

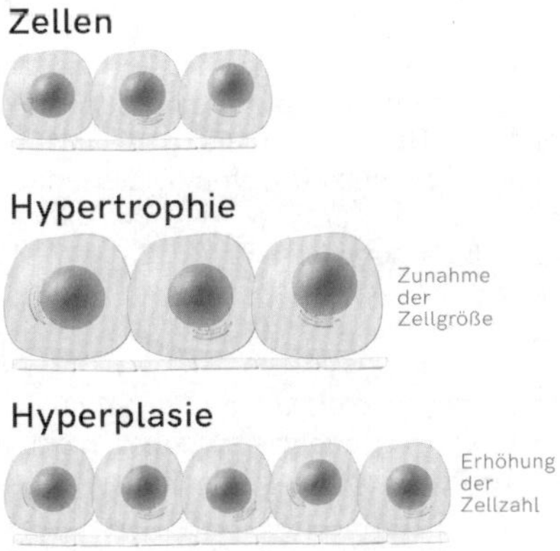

Von Hyperplasie spricht man dann, wenn sich die reine Anzahl der Muskelfasern vermehrt. Es entstehen also innerhalb eines Muskelfaserbündels mehr Muskelfasern, als vorher vorhanden waren. Hyperplasie gibt es zwar, und sie ist durchaus ein wichtiger Prozess im Körper, als Resultat von körperlicher Belastung wurde sie jedoch nur in Tierversuchen mit Ratten erfolgreich nachgewiesen. [1]

Im menschlichen Körper ist die Hyperplasie eher eine Art Reparaturprozess nach Verletzungen der Muskulatur durch Quetschungen oder Prellungen. Zwar deuten gewisse Studienergebnisse und auch Praxisberichte auf Anzeichen einer Hyperplasie als Folge des Krafttrainings hin, bisher ist dieses Themengebiet jedoch sehr umstritten und absolut mangelhaft untersucht. [2][3]

Hier stoßen wir tatsächlich (zum aktuellen Zeitpunkt) an die absoluten Grenzen der Wissenschaft und der Forschung. Die Schwierigkeit bezüglich der Untersuchung besteht darin, dass bei einem Probanden mehrmals Muskelproben entnommen werden müssten, um die Effekte nachzuweisen – was jedoch in der Medizin so nicht zulässig ist.

Die Hypertrophie dagegen ist ausführlich untersucht, und mit ihr werden wir uns in diesem Buch genauer beschäftigen. Hypertrophie bedeutet, dass das Gewebe, in unserem Fall die Muskelfasern, an Volumen zunehmen. Es entstehen also nicht neue Zellen wie bei der Hyperplasie, sondern die vorhandenen Zellen (Muskelfasern) werden größer. Dies kann durch eine Zunahme der Muskel-fibrillenlänge geschehen, indem neue Sarkomere in die Länge addiert werden, oder in der Zunahme des Durchmessers durch das Hinzukommen von Sarkomeren nebeneinander. [4][5]

Wenn wir also aufgrund von körperlicher Belastung Muskulatur aufbauen, dann sprechen wir immer von Hypertrophie, nicht von Hyperplasie. Muskelaufbau bzw. das Hypertrophietraining richtet sich also immer auf die Vergrößerung unserer Muskelzellen aus und nicht auf die reine Vermehrung dieser.

Wie entsteht Hypertrophie?

Laut der Wissenschaft gibt es drei Phasen, die durchlaufen werden, bevor die Muskelfasern an Volumen zunehmen. Die erste Phase wird als anfänglicher Reiz oder *Initial Stimulus* beschrieben. Dieser Stimulus, den wir auf die Muskeln ausüben, kann durch 3 verschiedene Mechanismen auftreten. Diese sind:

- eine hohe mechanische Spannung [6]
- ein hoher metabolischer Stress [7]
- Muskelschäden [8]

Alle drei Mechanismen sollten also ein adäquater Stimulus für den Muskelaufbau sein. Das müssen wir jedoch kritisch analysieren, und nicht jeder dieser Hypertrophietreiber ist gleichermaßen gut für den tatsächlichen Muskelaufbau geeignet.

Die zweite Phase, welche durch den anfänglichen Reiz in Gang gesetzt wird, ist die molekulare Signalübertragung. Der Reiz sorgt also für das Weitergeben von Informationen über die Moleküle. Einer der bekanntesten Signalwege ist der sogenannte mTOR-Signalweg. Aufgrund seiner Komplexität sei er an dieser Stelle jedoch nur kurz erwähnt. Der mTor-Signalweg bzw. das mTor-Enzym sollte ebenso durch die richtige Strategie mithilfe der eigenen Ernährung wieder und wieder über den Tag hinweg ausgelöst werden und wird somit ebenfalls zur Hypertrophie beitragen.

Dieser Signalweg sorgt letztendlich dafür, dass Phase drei in Gang gesetzt wird. Dies ist die Erhöhung der Muskelproteinsynthese. Die Erhöhung der Muskelproteinsynthese ist elementar für den Muskelaufbau, jedoch lässt eine Erhöhung nicht immer sofort auf mehr Muskulatur schließen. Wird beispielsweise die Muskulatur durch stark ungewohnte Reize oder schwere exzentrische Wiederholungen beschädigt, ist die Muskelproteinsynthese deshalb bereits erhöht, damit die durch die Belastung entstandenen Schädigungen (Muskelproteinbreakdown) repariert werden können.

Das heißt für uns: Um die Muskelproteinsynthese als reales Indiz für mehr Muskulatur nehmen zu können, muss sie am Ende des Tages höher gewesen sein als der sogenannte Muskelproteinbreakdown.

Es muss also mehr Muskelprotein aufgebaut werden, als für die Reparatur von Schäden gebraucht wird. Um das zu veranschaulichen, stellen wir uns ein Auto nach einem Unfall vor. Es wird viel Arbeit, Energie und Zeit für die Reparatur investiert, aber dieses Investment macht das Auto nicht unmittelbar leistungsfähiger oder besser, sondern bringt es lediglich auf das ursprüngliche Niveau zurück.

Die Muskelschäden sind deshalb kein verlässlicher Stimulus für den Muskelaufbau. So ergibt es auch keinen Sinn, sich auf den Muskelkater als Indiz der eigenen Hypertrophie zu stützen und oder gar die Übungen im Training jede einzelne Woche zu wechseln, in der Hoffnung, somit seine Muskulatur zu verwirren und sie in die Hypertrophie zu *täuschen*. [9]

Damit bleiben noch zwei weitere beschriebene Hypertrophietreiber, mit denen wir uns auseinandersetzen können. Dies sind der metabolische Stress und die hohe mechanische Last. Muskulatur kann man dabei sowohl mit schweren als auch leichten Gewichten gleichermaßen aufbauen. [10]

Lange Zeit war die Begründung dafür, dass sich Muskeln auch mit leichten Gewichten aufbauen lassen, der hohe metabolische Stress. Das ist jedoch so nicht ganz korrekt. Die richtige Begründung dafür ist eher die Ermüdung der Muskelfasern, auf welche ich später nochmal zu sprechen kommen werde.

Stoffwechselzwischenprodukte, welche bei hohem metabolischem Stress gebildet werden, haben jedoch keine primäre Auswirkung auf den Muskelaufbau und die eigene Hypertrophie. Deshalb fällt der metabolische Stress auch als anfänglicher Reiz weg. Es ist also nicht empfehlenswert, das eigene Training auf kurze Satzpausen und mit einem starken Fokus auf den Pump zu optimieren. Zwar spielen die Muskelschäden und der metabolische Stress ebenso eine Rolle beim Muskelaufbau, sie sind jedoch nicht hauptsächlich dafür verantwortlich. Sie sind also kein initialer Reiz, und das ist wichtig zu verstehen. [11]

Der Haupttreiber der Hypertrophie – Die mechanische Last

Da uns jetzt nur noch einer der anfänglichen Treiber bleibt, ist klar, was den Muskelaufbau am stärksten stimuliert: die höchstmögliche mechanische Spannung. [12]

Diese kann in zwei Formen auftreten. Zum einen aktiv und zum anderen passiv. Von aktiver mechanischer Spannung spricht man immer dann, wenn die Muskelfasern die Spannung selbst kreieren, indem sie kontrahieren. Demzufolge ist die aktive mechanische Spannung abhängig von den Aktin-Myosin-Querbrücken, die bei der Kontraktion gebildet werden. [13]

Passive mechanische Spannungen werden durch das Dehnen der Sehnen und des elastischen Elements (Titin) im Sarkomer kreiert. [14]

Die mechanische Spannung tritt also vorrangig in exzentrischen Bewegungen, bei viel Dehnspannung auf.

Wenn also die mechanische Spannung die primäre Ursache für die Hypertrophie ist, ist das bewegte Gewicht dann eher unwichtig? Hier schleicht sich schnell ein Denkfehler ein. Die mechanische Spannung ist nicht mit dem Gewicht auf der Hantel gleichzusetzen, sondern bezieht sich allein auf die mechanische Spannung, die jede einzelne Muskelfaser wahrnimmt. Dafür gibt es sogenannte Mechanorezeptoren am Rand der Fasern. Um das genauer zu verstehen, schauen wir uns einmal die Rekrutierung der Muskelfasern an. Dafür brauchen wir wieder ein wenig Basisphysiologiewissen.

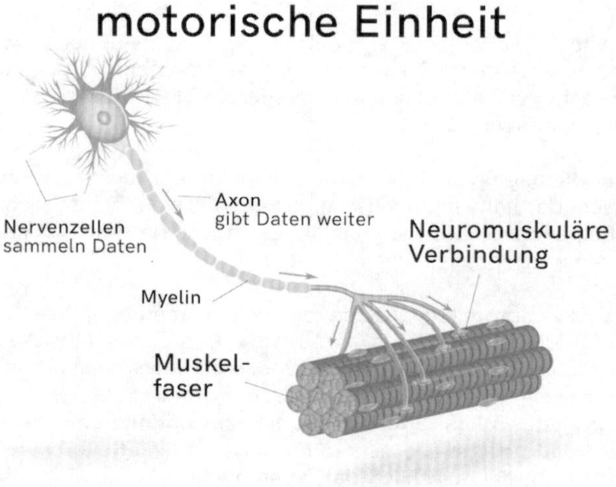

Um Kraft auszuüben, muss unser Nervensystem einen Impuls an die Muskulatur übertragen. Es müssen also Nervensystem und Muskulatur miteinander verknüpft sein. Diese Verknüpfung nennt man motorische Einheit. Eine motorische Einheit besteht immer aus einem Motoneuron (Nervenzelle) und den von diesem Neuron innervierten Muskelfasern. Ein Neuron steuert also immer mehrere Muskelfasern. Je weniger Muskelfasern angesteuert werden, desto schwächer, aber umso koordinierter ist die Bewegung.

Es gibt also „kleine" und „große" motorische Einheiten. Je nach spezifischer Anforderung bestimmt unser Nervensystem, wie viele motorische Einheiten rekrutiert werden müssen, um eben genau diese Anforderung bestmöglich zu bewerkstelligen. Es werden dabei immer zuerst die kleinen motorischen Einheiten angesteuert, und sobald ihre Kraft nicht mehr ausreicht, werden noch die großen motorischen Einheiten involviert.

Das nennt man das Hennemansche Prinzip.

Das Hennemansche Prinzip

Bei der Maximalkraft zum Beispiel und einem 1RM (Maximalkraft) werden also von Anfang an so gut wie alle motorischen Einheiten rekrutiert. Das ergibt an dieser Stelle auch einfach nur Sinn, damit die Last tatsächlich bewältigt werden kann. Das Ziel beim Muskelaufbau muss es dann weiterhin sein, diese großen motorischen Einheiten unter genau diese mechanische Spannung zu setzen, da:

- diese mehr auf diese Spannung reagieren. [15]
- sie somit ein deutlich höheres Wachstumspotenzial besitzen. [16]

Dieses Ziel können wir auf zwei Wegen erreichen. Entweder durch eine hohe Last auf der Hantel (hohe Rekrutierung) oder durch eine geringe Last mit einer hohen Ermüdung. Im besten Falle sollten wir in der Praxis sogar beide Wege umsetzen. Aufgrund des Hennemanschen Prinzips werden zwar immer zuerst die „kleinen" motorischen Einheiten rekrutiert, wenn diese jedoch innerhalb des Satzes ermüden (aufgrund von vielen Wiederholungen), werden bis zum Ende des Satzes immer mehr „große" motorische Einheiten hinzugezogen und somit stimuliert.

Eine hohe Ermüdung bedeutet folglich auch immer eine höhere Rekrutierung. [17]

Um diesen Vorgang zu veranschaulichen, möchte ich ein weiteres Beispiel heranziehen: das Tauziehen. Das Ziel des Krafttrainings ist es, die großen motorischen Einheiten unter eine hohe mechanische Spannung zu setzen. Dies würde in diesem Beispiel die hinteren Leute beim Tauziehen darstellen. Hier wären die Menschen am Seil also, der Stärke nach, von vorn nach hinten sortiert. Das Ziel ist es demnach, die hinteren und stärksten Leute maximal ziehen zu lassen.

Das geht entweder, indem alle Spieler von Anfang an mit voller Kraft am Seil ziehen (viel Gewicht auf der Hantel bzw. eine hohe Intensität im Training/schwere Gewichte), oder jeder Einzelne zieht individuell und der Nächste kommt immer erst dann dazu, wenn der Spieler vor ihm einfach nicht mehr kann. Dafür muss dann aber verhältnismäßig wirklich viel gezogen werden. So zieht der letzte Spieler am Ende auch mit voller Kraft, jedoch dann allein, weil alle vorher schon keine Puste mehr haben (wenig Gewicht und viele Wiederholungen).

Dies sind die Mechanismen der Hypertrophie und des Muskelaufbaus. Während das Training immer die notwendigen Reize auslöst, unterstützt die Ernährung diesen Prozess.

Wie sich die hier beschriebene Theorie in der Praxis am besten umsetzen lässt, das klären wir später im Praxisteil mithilfe der Trainingspläne.

Grundsätzlich lassen sich die Prinzipien der Hypertrophie aber wie folgt umsetzen:

- Mit leichten Gewichten sollten wir sehr nahe am Muskelversagen trainieren.
- Wir sollten ein gewisses Trainingsvolumen in der Woche absolvieren.
- Wir müssen von Zeit zu Zeit stärker werden und uns auf die progressive Überladung fokussieren (diesen Punkt besprechen wir als Nächstes).

Orientieren wir uns stark an diesen Grundprinzipien, können wir sogar durchaus einen Zuwachs von bis zu 10 Kilogramm reiner Muskelmasse im ersten guten bzw. optimierten Trainingsjahr erwarten.

Die folgende Tabelle kann dabei als Orientierung gelten:

Jahre des ordentlichen Trainings	Möglicher Zuwachs an Muskulatur
1	9 bis 11,5 Kg
2	4,5 bis 6 Kg
3	2,3 bis 2,7 Kg
4 und mehr	1 bis 1,4 Kg

Muskelaufbau-Potenzial nach Lyle McDonald
(Frauen immer circa die Hälfte)

Grundsätzlich kann man sagen, dass das eigene Hypertrophie- und Muskelaufbaupotenzial bei um die 20 Kilo liegt (bei Frauen liegt es wieder bei der Hälfte). Abhängig sind diese Werte aber stark von individuellen Faktoren, wie der eigenen Disziplin, dem persönlichen Einsatz, der Trainingsplanung, der Genetik und den eigenen Testosteronwerten. Aber auch Faktoren wie die Regeneration und besonders die eigene Schlafhygiene spielen hier ebenfalls eine große Rolle.

Zu alldem kommt selbstverständlich noch die eigene Ernährung, welche das Hypertrophietraining immer unterstützen muss, zumindest immer dann, wenn man optimale Resultate erzielen will.

Folgende Prinzipen werden dir sehr dabei helfen, schnell und optimal neue Muskelmasse aufbauen zu können:

- ein kleiner täglicher Kalorienüberschuss [18]
- ein hohe Proteinzufuhr [19][20]
- eine gleichmäßige Zufuhr des Proteins über den Tag verteilt [21]
- eine gute Pre-Workout-Mahlzeit [22][23]

Unter dem Muskelaufbau versteht man also die Volumenzunahme an Muskelfasern. Das ist es, was man Hypertrophie nennt. Die eigene Hypertrophie wird am besten durch die mechanische Spannung stimuliert, wobei der metabolische Stress ein weiterer Treiber der Hypertrophie ist. Die reinen Schädigungen an den Muskelfasern zählen nicht wirklich dazu, sie sind eher nur ein Nebeneffekt.

Jedoch beschreibt die mechanische Spannung nicht unmittelbar das Gewicht auf der Hantel, sondern die Belastung, die jede Muskelfaser durchlebt. Man kann Muskeln mit schweren und mit leichten Gewichten aufbauen, solange man mit den leichten Gewichten viel Ermüdung anhäuft, sprich bis zum Muskelversagen trainiert.

Je geringer das Gewicht ist, desto näher sollte man am Muskelversagen trainieren.

Dieses Wissen müssen wir nun mithilfe der sogenannten progressiven Überladung immer weiter umsetzen. Dazu reicht es nicht, nur regelmäßig im Training zu sein und genau diese notwendigen Reize zu setzen - wir müssen sie mit der Zeit gezielt erhöhen und die Lasten immer weiter und weiter steigern. Nur auf diesem Wege wird der Körper weiterhin neue Muskelmasse synthetisieren und weiterhin Muskulatur aufbauen. Was es genau damit auf sich hat, das schauen wir uns nun im Detail an.

Progressiver Overload - Der Schlüssel zum erfolgreichen Muskelaufbau

Der progressive Overload oder die progressive Überlastung ist der Haupttreiber des erfolgreichen Muskelaufbaus und doch zugleich eines der am häufigsten missverstandenen Konzepte im Krafttraining. Deshalb müssen wir nun etwas Licht ins Dunkel bringen, um dieses wunderbare Konzept vollends verstehen zu können.

„Als Natural-Athlet musst du stark und stärker werden."

Dies ist das Mantra, welches ich so, oder so ähnlich, immer wieder und wieder predige. Egal ob in meinen Büchern, Blog-Beiträgen oder in den Podcast-Episoden, und dies gilt ebenso für das Training mit dem eigenen Körpergewicht bzw. für das Training mit Widerstandsbändern. Am Ende des Trainings sollte es das Ziel sein, stärker geworden zu sein und den gesamten Workload leicht erhöht zu haben.

Darauf kommt es wirklich an - dass man „mehr" macht, und ohne eine progressive Überlastung kann es auch keinen stetigen Muskelaufbau geben. Dennoch wird dieses vermeintlich simple Prinzip (es ist tatsächlich alles andere als simpel), in der Praxis häufig katastrophal falsch interpretiert, weshalb dieses Kapitel dir zur Orientierung und zu einem erfolgreichen Training dienen wird.

Progressive Überladung und Milon von Kroton

Zur besseren Vorstellung der progressiven Überladung will ich dir kurz von einem realen Helden der Antike berichten: Milon von Kroton. Milon von Kroton war seinerzeit einer der berühmtesten Athleten der Antike. Er gewann nicht nur die Panhellenischen Spiele als sechs Male, er gewann sie auch in Folge und verlor dabei kein einziges Mal. (Die Panhellenischen Spiele waren griechische Wettkämpfe zu Ehren der griechischen Götter. Zu ihnen zählten auch die Olympischen Spiele der Antike.)

Ohne Übertreibung kann Milon somit als der erfolgreichste Schwerathlet aller Zeiten betrachtet werden, und er blieb immerhin dreißig Jahre am Stück unbesiegt an der Spitze des olympischen Ringkampfes. Es wird erzählt, dass Milon jedoch ein recht schwächliches Kind gewesen sei, welches oft von den anderen Buben aus der Nachbarschaft verprügelt wurde. Dessen überdrüssig, entschied er sich dann, diesem Elend ein Ende zu setzen. Milon wollte unbedingt stärker werden ...

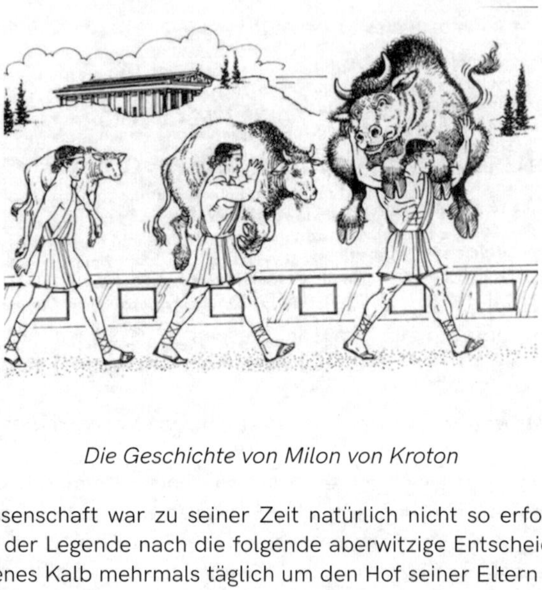

Die Geschichte von Milon von Kroton

Die Trainingswissenschaft war zu seiner Zeit natürlich nicht so erforscht wie heute, und so fasste er der Legende nach die folgende aberwitzige Entscheidung: Milon trug ein frisch geborenes Kalb mehrmals täglich um den Hof seiner Eltern und hörte damit einfach nicht mehr auf. [1]

Während das Kalb mit der Zeit wuchs und schwerer wurde, wuchs auch Milon und auch er wurde stärker, schwerer und muskulöser. Letztendlich wuchs das Kalb über die Jahre zu einem ausgewachsenen Bullen heran und Milon dementsprechend zu einem starken Mann, der aber immer noch mehrmals täglich selbst den bereits ausgewachsenen Stier um den Hof trug. Ein echter Kerl also ...

Somit trainierte Milon bereits in der Antike nach dem Prinzip der progressiven Überladung, ohne es zu wissen, und er wurde so zu dem stärksten Mann seiner Zeit. Die Frage nach dem Wahrheitsgehalt dieser Geschichte lasse ich mal offen im Raum stehen, dennoch gab es zweifelsohne den guten Milon wirklich, und auch seine sportlichen Leistungen sind keine Fiktion. Des Weiteren soll Milon von Kroton täglich 10 Liter Wein getrunken haben sowie 5 Kilogramm Brot und 8 Kilogramm Fleisch gegessen haben. Ein Kalorienüberschuss war also zweifelsohne auch gegeben, und so ist es kein Wunder, dass Milon groß und stark wurde und eine ordentliche Hypertrophie erfuhr.

Damit sind wir nun beim Thema der progressiven Überladung angelangt ...

Progressive Überladung - was es alles NICHT ist

Progressive Überladung bedeutet sehr simpel ausgedrückt, dass man mit der Zeit in seinem Krafttraining einfach mehr und mehr macht bzw. man immer stärker wird. Dieses vermeintlich simple Konzept wird jedoch in der Praxis häufig vollkommen fehlinterpretiert. So finden wir auf der einen Seite Menschen, die über Monate und Jahre wieder und wieder das exakt selbe Gewicht in derselben Intensität bewegen und vergebens auf den Muskelaufbau und die körperliche Adaption warten, während wir auf der anderen Seite ebenso vereinzelt Trainierende finden, die der Meinung sind, dass die progressive Überladung darin bestünde, sich um jeden Preis jedes einzelne Training steigern zu müssen, und sie so tatsächlich jede einzelne Einheit mehr Gewicht aufladen. Weder das eine noch das andere ist mit dem Konzept der progressiven Überladung gemeint.

Deshalb hier ein wenig Klartext, was die progressive Überlastung alles NICHT ist:

- Progressive Überladung bedeutet nicht, dass man zwangsläufig in jedem einzelnen Training (massiv) stärker wird.
- Progressive Überladung bedeutet nicht, dass man in jedem einzelnen Training 5 Kilogramm mehr in einer gegebenen Übung bewegen kann.
- Progressive Überladung bedeutet nicht, dass man sich in allen Übungen gleich schnell und gleich stark verbessern wird.

Nur weil man mal über einige Trainingseinheiten stagniert, bedeutet das ebenso nicht, dass man langfristig gesehen keine progressive Überladung erfährt und dass alles für die Katz ist. Die progressive Überladung sollte zwar immer angestrebt werden und man sollte ebenso immer einen Blick auf seine mittelfristigen Leistungen haben - dennoch sollte man sie nicht um jeden Preis erzwingen. Eine saubere Übungsausführung und eine volle Range of Motion sind immer wichtiger, als sich um zwei oder drei Wiederholungen in einer Übung zu steigern.

Sicher, in den ersten Monaten des Trainings wird man schnell große Sprünge erzielen können. Dies hängt zum großen Teil aber auch mit der besseren neuromuskulären Ansteuerung zusammen. [2][3]

Dennoch wird die eigene Progression niemals linear verlaufen, und es wird uns nur für sehr kurze Zeit gelingen, wirkliche Quantensprünge in unserem Training zu erzielen. Das ist allerdings auch überhaupt kein Problem und vollkommen normal. Nur sollten eben massive Steigerungen nicht die eigene Erwartungshaltung sein, was dann wiederum zu einem sehr unsauberen und unkontrollierten Training führen würde oder aber der eigenen Enttäuschung. Beides ist nicht zielführend.

Progressive Überladung und die verschiedenen Wege

Die Adaption des Körpers auf die Reize des Trainings bzw. die progressive Überladung wird immer wellenförmig sein - niemals aber linear. So kann sich eine progressive Überladung folglich nicht immer nur in einer reinen Kraftsteigerung äußern. Hier ist deshalb eine kleine Aufzählung der verschiedenen Möglichkeiten, wie sich die progressive Überladung im realen Leben äußern wird.

Progressive Überladung findet statt, wenn...:

- ... das Arbeitsgewicht langsamer und kontrollierter bewegt wird.
- ... eine höhere Range of Motion erreicht wird.
- ... mehr Gewicht mit der gleichen Wiederholungszahl bewegt werden kann.
- ... mehr Wiederholungen mit dem gleichen Gewicht absolviert werden können.
- ... mehr Übungen trainiert werden.
- ... das gleiche Gewicht mit der gleichen Wiederholungsanzahl absolviert wird, es einem aber subjektiv leichter vorkommt.
- ... man das exakt selbe Training in einer geringeren Zeit absolviert.
- ... man das exakt selbe Training und dieselben Leistungen mit einem geringeren Körperfettanteil erreicht.

All dies sind diverse Formen des reinen Stärkerwerdens. Bedenke das bitte in Zukunft. Nur weil man mal nicht mehr Gewicht auf die Stange packen konnte, bedeutet das noch längst nicht, dass man nicht insgesamt besser geworden ist. Es sei an der Stelle nochmals erwähnt, dass, je länger du trainierst, die progressive Überladung immer langsamer und langsamer gehen wird. Das liegt in der Natur der Sache. Während du vielleicht in deinen ersten Monaten noch mit neuen Gewichten nur so um dich schmeißt, sieht dies nach einigen Jahren schon anders aus, und dann ist es an der Zeit, genauer hinzuschauen und sein Training und sein Wissen auf das nächste Level zu bringen.

Aus diesem Grund ist es auch deine Pflicht, jede Trainingseinheit genauestens zu dokumentieren, denn nur so kannst du wissen und feststellen, ob du dich grob in die richtige Richtung bewegst oder eben nicht.

Nochmal: Du musst es wissen und nicht nur glauben - darauf kommt es in der Praxis an. Nutze dafür ein Notizheft, dein Smartphone oder eine App, ganz wie du magst.

Hierbei spielt es auch überhaupt keine Rolle, ob du schweres Bankdrücken im Fitnessstudio machst oder aber dir einen Rucksack aufladst und Liegestütze auf einem Bücherblock machst. Dokumentiere deine Workouts, versuche, dich um eine Wiederholung nach der nächsten zu steigern, und werde langsam, aber Stück für Stück besser. Darauf kommt es wirklich an.

Leichte Gewichte zum Muskelaufbau

Aus der Not eine Tugend zu machen - das ist der Sinn und Zweck dieses Buches, und so braucht es in meinen Augen einen triftigen Grund, warum man nicht ins Fitnessstudio geht und dort sein Krafttraining absolviert. Das Krafttraining im Fitnessstudio bietet diverse einzigartige Vorteile und sollte in meinen Augen immer die erste Anlaufstelle sein, wenn es darum geht, fit und stark zu werden. Davon bin ich zutiefst überzeugt, und somit steht dieses Buch in keiner Konkurrenz zu den Konzepten, wie ich sie in der Fitness Fibel 2.0 oder aber in der Female Fitness Fibel lehre. Im Fitnessstudio können wir sicherer und gezielt nahe an unserer Maximalkraft trainieren und somit eine deutlich höhere Trainingsintensität erzeugen, wir können in sauberen und kleinen Schritten in den jeweiligen Übungen gezielt progressieren und befinden uns im besten Falle in einem motivierenden Umfeld, welches dazu anregt, an die eigenen Grenzen zu gehen.

Was sind aber nun diese triftigen Gründe, die ein Training in Abwesenheit des Fitnessstudios rechtfertigen würden? Hier sind einige der wenigen:

- Man ist auf (Geschäfts-)Reise und kein Fitnessstudio ist in erreichbarer Nähe.
- Sämtliche Formen der sozialen Interaktion sind einem zuwider und das Training daheim führt zu einer größeren Ädhärenz und Konsistenz des eigenen Trainings.
- Alle Fitnessstudios haben geschlossen.
- Man hat große Verpflichtungen daheim und nur ein geringes mögliches Zeitfenster.

Für all diese Fälle brauchen wir Alternativen. Alternativen, die dafür sorgen, dass wir dennoch eine Form des Widerstandstrainings umsetzen können und somit weiterhin Muskulatur aufbauen bzw. eine Diät weiterhin erfolgreich umsetzen können. Diese Alternative hältst du nun in deinen Händen, und wir müssen nun noch die spannende Frage klären, ob man denn mit leichten Gewichten überhaupt Muskulatur aufbauen kann oder ob nicht dieses Vorhaben bereits im Vornherein zum Scheitern verurteilt ist.

Grundsätzlich lässt sich die aktuelle Trainingslehre zum erfolgreichen Muskelaufbau wie folgt zusammenfassen:

- Trainiere einen gewissen Teil des Trainingsvolumens schwer und nutze leichtere Gewichte für mehr Volumen. Werde so mit der Zeit stärker!
- Nutze viele Grund- und Verbundübungen.
- Steigere dich mit der Zeit im Volumen und versuche stets, den Workload zu erhöhen.
- Trainiere jeden Muskel mindestens zweimal die Woche.
- Streng dich an und gehe an deine Grenze, höre jedoch kurz vor dem Muskelversagen auf, um nicht zu viel Fatigue (Ermüdung) anzuhäufen.

Den natürlichen Umständen entsprechend fallen nun einige Dinge weg. Dies sind:

- schwere Gewichte um nahe der Maximalkraft trainieren zu können
- Langhanteln für Grund- und Verbundübungen

Aus diesen Gründen ist das Training mit dem eigenen Körpergewicht bzw. mit den Widerstandsbändern auch nur suboptimal, aber diesen Punkt haben wir ja bereits besprochen. Dennoch ist 1 immer drastisch mehr als 0, und so ist weder Hopfen noch Malz verloren, wenn du eine gewisse Zeit oder aber den Großteil der Workouts daheim trainieren musst, noch ist das Kind in den Brunnen der reinen Atrophie gefallen. Alles ist tatsächlich halb so wild, und auch, wenn wir Probleme mit dem maximal individuell möglichen Kraftaufbau bekommen werden, so wird die Hypertrophie (sprich der Muskelaufbau) zweifelsohne wunderbar möglich sein. Denn wir wissen aus der Literatur sehr wohl, dass unter bestimmten Bedingungen der Muskelaufbau mit leichten Gewichten gleichermaßen gut wie mit schweren Gewichten funktioniert. Mich, als großen Fan von schweren Gewichten und mit einer damit einhergehenden Voreingenommenheit hat dies tatsächlich überrascht, aber die Datenlage und Literatur sind sich in diesem Punkt in den letzten Jahren überraschend einig geworden.

So beweist, entgegen vieler Erwartungen, die Wissenschaft nämlich, dass es zunächst keine Rolle für die Hypertrophie spielt, wie schwer das Gewicht und wie hoch der Load ist, mit dem wir trainieren. Das gilt sowohl für Anfänger als auch für fortgeschrittene Athleten. [1][2]

Der Forscher Brad Schoenfeld führte diesbezüglich 2016 und 2017 ausführliche Meta-Analysen durch. Er kam zu dem Schluss: [3][4]

"Leichte Gewichte und schwere Gewichte führen gleichermaßen gut zu einem Muskelaufbau, wenn das Volumen identisch ist und die Sätze bis zum Muskelversagen trainiert werden."

Das ist so ziemlich die Kernaussage dieses Buches hinsichtlich des Trainings mit Widerstandsbändern und dem eigenen Körpergewicht. Zwar zeichnete sich ein kleiner Vorteil von schweren Gewichten in Bezug auf die Hypertrophie ab, dennoch lernen wir wieder und wieder, dass alle Wiederholungsbereiche gleichermaßen gut Muskulatur aufbauen. Ja, sogar Arbeitssätze mit 30 oder sogar 50 Wiederholungen. Einst dachte man hier, dass dies ausschließlich die Muskelausdauer steigern würde, nicht aber die Hypertrophie eines Muskels - doch dem ist nicht so.

Ich persönlich halte das für durchaus spannend, und es ist sicher überraschend für so manchen Leser - doch genau diesen Fakt können wir uns nun zunutzen machen. Doch um die Studien und Meta-Analysen korrekt einzuordnen und die richtigen Schlüsse für uns und unser Training ziehen zu können, müssen wir folgende Dinge ganz besonders daraus lernen:

- Es muss bis oder sehr nahe am Muskelversagen trainiert werden.
- Wir müssen uns ebenso progressiv steigern.

Egal was wir daheim tun, egal welche Übungen wir absolvieren - wir müssen auch hier besser werden, unsere eigenen Leistungen dokumentieren und stets versuchen, auf Progression zu trainieren, unabhängig vom jeweiligen Wiederholungsbereich.

Dennoch können wir zunächst festhalten, dass es für die kurz- und mittelfristige Hypertrophie nur eine sehr kleine Rolle spielt, ob wir im Training schwere oder leichte Gewichte verwenden, solange wir insgesamt genügend Volumen in unserem Training akkumulieren und anständig bis zum Muskelversagen trainieren.

Dies sind die ersten beiden großen Unterschiede zwischen einem Training mit dem eigenen Körpergewicht/Widerstandsbändern und dem traditionellen Krafttraining. Wir werden mit einer deutlich höheren Wiederholungszahl trainieren müssen (5 x 5 bei Liegestützen hinzubekommen, wird eher schwer oder witzlos), während wir gleichzeitig deutlich näher am Muskelversagen trainieren müssen und dies sogar aktiv suchen sollten.

Keine Sorge an der Stelle ... wir werden dennoch nicht so viel Ermüdung anhäufen und somit Gefahr laufen, frühzeitig ins Übertraining zu kommen. Für das zentrale Nervensystem macht es tatsächlich einen gewaltigen Unterschied, ob man mit 120 Kilogramm auf den Schultern bis zum absoluten Verrecken beugt, oder ob man Bulgarian Split Squats mit dem eigenen Körpergewicht macht, bis man nicht mehr hochkommt.

In diesem Sinne - geh drauf, streng dich ordentlich an und suche das Versagen, während du gleichzeitig natürlich weiterhin auf deine Progression achtest. Auf diese Weise wirst du ebenso wunderbar Muskulatur aufbauen und weiterhin sichtbare Fortschritte erzielen können.

Wie oft sollte man jeden Muskel pro Woche trainieren?

Die Frage ist und bleibt ein Dauerbrenner: Wie oft sollte man jeden Muskel pro Woche trainieren und wie oft sollte man ins Training gehen, um maximal Muskeln aufzubauen?

Dieses Kapitel ist primär für das Training im Fitnessstudio ausgelegt, dennoch möchte ich dir die nun folgenden wirklich sehr wichtigen Prinzipien nicht vorenthalten, einfach, weil sie natürlich ebenso für das Training daheim gültig sind. Der Grund, warum ich das schreibe, ist, dass wir besonders im Gym die wildesten Trainingssplits vorfinden und sehr viele Menschen sich an den falschen Idolen und Methoden orientieren, die eher für Steroid-Bodybuilding ausgelegt sind, nicht aber für Männer und Frauen, die auf natürlichem Wege ihre Traumfigur erreichen möchten.

Mehr über dieses großes Dilemma erfährst du in meinen beiden anderen kostenlosen Büchern: der Fitness Fibel 2.0 (für Männer) bzw. der Female Fitness Fibel (für Frauen).

Bei der Frage nach der idealen Trainingsfrequenz treffen zwei große Trainingsphilosophien und Lager aufeinander, wie sie unterschiedlicher nicht sein könnten. Auf der einen Seite kennen wir sicher alle die 4er- oder 5er-Splits, welche die Wahl vieler großer Bodybuilder zu sein scheinen, und so ist es in den meisten Fitnessstudios fast schon ein ungeschriebenes Gesetz, dass derjenige, der viel Muskulatur aufbauen will und das Training wirklich ernst nimmt, im 5er-Split trainieren muss! Hier wird jeder Muskel einmal pro Woche trainiert (dafür sehr intensiv und sehr ausgiebig).

Auf der anderen Seite finden wir aber Trainingspläne, die uns eher dazu raten, jeden Muskel mehr als nur einmal pro Woche zu trainieren, damit wir maximal neue Muskulatur aufbauen können.

Doch wer hat recht, und vor allem warum? Mit welcher Methodik baut man wirklich maximal Muskulatur auf, was sagt die Studienlage dazu und wie sollten wir in der Praxis trainieren? Das ist ein superspannendes Thema – und die ausführliche Antwort schauen wir uns nun genauer an.

Reicht es aus, eine Muskelgruppe einmal pro Woche zu trainieren?

Bei dieser Frage finden wir eines der größten Paradoxa des gesamten Krafttrainings bzw. Bodybuildings. Während all unsere Bodybuilding-Ikonen auf den allseits beliebten 5er-Split schwören und ich täglich unzählige Nachahmer davon im Fitnessstudio beobachte, beweist die Wissenschaft das komplette Gegenteil.

Die Trainingsvariable, die beschreibt, wie oft man eine Muskelgruppe pro Woche trainiert, nennt man die Frequenz bzw. die Trainingsfrequenz, weshalb im Folgenden hauptsächlich von der Trainingsfrequenz die Rede sein wird.

Beispiel:

- Trainieren wir eine Muskelgruppe einmal in der Woche, so liegt die Trainingsfrequenz bei 1.
- Trainieren wir einen Muskel zweimal die Woche, so liegt die Trainingsfrequenz bei 2 (und so weiter).

Ganz einfach sozusagen.

Nun gibt es jedoch noch andere Trainingsvariablen, wie z. B. das Trainingsvolumen oder die Trainingsintensität, und es ist wichtig zu verstehen, dass sich all diese Variablen zu jeder Zeit gegenseitig beeinflussen. Das kann zu einem Problem werden, um eine klare Aussage treffen zu können. Dennoch gibt es sehr gute Studien, die dieses Problem bereits aufgehoben haben und bei denen beispielsweise das Gesamtvolumen identisch ist. Diese Studien schauen wir uns nun genauer an ...

Welche Trainingsfrequenz ist optimal zum Muskelaufbau?

Die Studienlage ist sich hier dann sehr schnell sehr einig: Wer mehr Lean Body Mass, also fettfreie Muskelmasse, aufbauen und eine bessere Hypertrophie mit seinem Training erreichen will, der muss seine Muskulatur mehr als nur einmal in der Woche trainieren. [1]

Repräsentativ dafür sind die folgenden, sehr aussagekräftigen Studien. Die erste Studie stammt aus dem Jahr 2015 und wurde ebenfalls von dem bereits genannten Dr. Brad Schoenfeld durchgeführt. Schoenfeld untersuchte eine Gruppe männlicher und fortgeschrittener Athleten und unterzog sie einem Trainingsprogramm mit jeweils drei festen Trainingstagen in der Woche. [2]

Während das Volumen und die Intensität identisch waren, unterteilte er die Trainierenden in zwei Gruppen und splittete das Gesamtvolumen unterschiedlich auf.

Wichtig: Alle trainierten im Endeffekt dasselbe. Dieselben Übungen in derselben Intensität und mit demselben Volumen - keiner trainierte mehr oder schwerer oder Ähnliches. Die erste Gruppe trainierte Brust und Rücken am ersten Tag, die Beine am zweiten Trainingstag und Schultern und Arme am letzten Tag, während die zweite Gruppe im Ganzkörpertrainingsstil trainierte und Teile der einzelnen Übungen für jede Muskelpartie in jedem Workout absolvierte.

Nochmal, denn es ist extrem wichtig, dies für die eigene Praxis zu verstehen: Im Grunde hatten beide Gruppen den exakt selben Trainingsplan - er war lediglich unterschiedlich auf die Tage aufgeteilt.

Das Ergebnis: Die Athleten die ein Ganzkörpertraining absolvierten, erzielten eine wesentlich bessere Hypertrophie. Wir können daraus klar schließen, dass eine höhere Trainingsfrequenz einer niedrigeren überlegen ist.

Das Gleiche fand man auch bei der norwegischen Gewichthebermannschaft heraus. [3]

Hier wurde die Hälfte der Mannschaft in eine 3-Tage-Trainingswoche untergliedert und die andere Hälfte in eine 6-Tage-Trainingswoche, wobei die zweite Gruppe pro Training nur die Hälfte der Wiederholungen ausführte und das Volumen in beiden Gruppen somit wieder identisch war. Auch hier machten die Athleten, die öfter ins Training gingen und regelmäßiger eine Muskelpartie trainierten bzw. eine höhere Frequenz hatten, größere Fortschritte hinsichtlich ihrer Hypertrophie und des Kraftaufbaus.

Dr. Schoenfeld ging jedoch noch weiter und analysierte zehn sehr gute Studien zu dieser spannenden Frage und achtete dabei auch darauf, dass folgende Variablen identisch waren:

- gleiches Gesamtvolumen pro Woche
- gleiche Übungsauswahl
- gleiche Pausenzeit zwischen den einzelnen Sätzen

Der einzige Unterschied in den verschiedenen Studien und ihren Trainingsplänen sollte die Trainingsfrequenz sein. Diese lag auf der einen Seite bei 1 und auf der anderen Seite bei 2 bis 3. Das Resultat: Jede einzelne Studie dieser Meta-Analyse bewies, dass eine höhere Trainingsfrequenz zu einem besseren Muskelaufbau führt. [4]

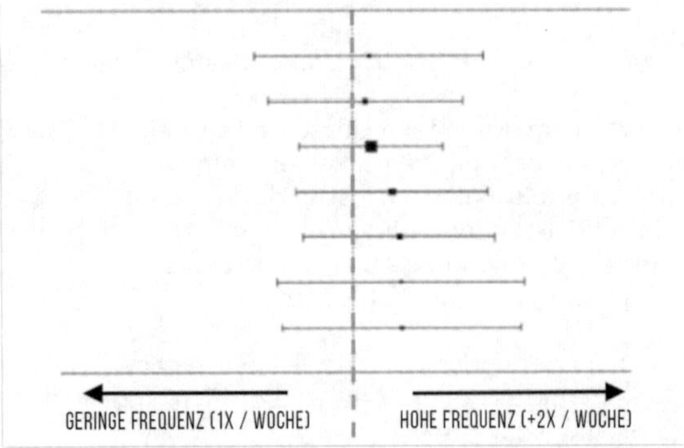

Das ist ein regelrechter Paukenschlag. Eine Trainingsfrequenz von 2 ist einer Trainingsfrequenz von 1 immer überlegen. Dies beweist die Wissenschaft Studie um Studie, und wer maximal Muskulatur aufbauen will, sollte auf keinen Fall den 5er-Split von irgendwelchen Profi-Bodybuildern nachtrainieren, auch wenn uns genau das die letzten 20 Jahre vorgelebt und eingetrichtert wurde. [5]

Wie oft sollte man ins Training gehen, um maximal Muskeln aufzubauen?

Wer sich mit dieser Frage auseinandersetzt, der kommt sehr schnell in Teufels Küche und wird feststellen, dass die Trainingslehre zum bestmöglichen Muskelaufbau in Wirklichkeit ein scheinbar endloser Kaninchenbau mit unzähligen Abzweigungen ist ... Doch es gibt Licht am Ende des Tunnels. Hier sind die vermutlich wichtigsten Indikatoren für einen bestmöglichen Muskelaufbau:

- Wir wissen, dass wir jeden Muskel mindestens zweimal in der Woche trainieren sollten.
- Auf der anderen Seite wissen wir durch diverse Studien und Meta-Analysen auch, dass mehr Trainingsvolumen zu einem besseren Muskelaufbau führt. [6]

Dies ist wichtig zu verstehen und wichtig, um die Frage beantworten zu können, wie oft wir ins Training gehen sollten. So führen beispielsweise zehn Arbeitssätze pro Woche fast zu einer doppelt so hohen Hypertrophie, wie es nur vier Arbeitssätze tun. [7]

An der Stelle muss jedoch dazugesagt sein, dass sich diese Studienergebnisse auf ein Gewichtstraining mit einer gewissen höheren Intensität beziehen. Mit dem Programm für das Eigengewichtstraining bzw. mit Widerstandsbändern können wir das Volumen ruhig noch ein wenig höher ansetzen und noch mehr trainieren.

Doch nicht nur das. Eine hohe Trainingsfrequenz von zwei bis drei Trainingseinheiten pro Woche pro Muskelgruppe bringt noch weitere Vorteile mit sich:

- bessere neuromuskuläre Anpassungen [8][9]
- bessere hormonelle Marker für die Regeneration [10][11]
- besserer Kraftaufbau [12][13][14][15]

Hauptgrund für all diese Vorteile scheint die erhöhte Muskelproteinsynthese zu sein, die nach jedem Krafttraining für um die 24 bis 48 Stunden deutlich ansteigt. [16]

Die Muskelproteinsynthese kann dabei stellvertretend als der Prozess des Muskelaufbaus betrachtet werden. Anstatt also, wie es bei einem klassischen 5er-Split der Fall wäre, nur 24 bis 48 Stunden pro Woche pro Muskelgruppe zu wachsen, baut der Körper mit einer höheren Frequenz die gesamte Woche über neue Muskulatur auf, weil die Muskelproteinsynthese wieder und wieder aktiviert wird und so über die gesamte Woche deutlich erhöht ist. Mit einer Frequenz von 1 werden wir zwar auch Muskulatur aufbauen können (ohne Frage, denn Training ist immer effektiver als gar kein Training), doch wir verschenken hier unglaublich viel Potenzial und verschwenden unnötig viel Zeit auf dem Weg zu unserem Traumkörper. Ein weiterer Grund für solche Ergebnisse ist meiner Meinung nach die Qualität jeder einzelnen Wiederholung bzw. die Qualität jedes einzelnen Arbeitssatzes.

Angenommen, wir absolvieren pro Woche zwölf Arbeitssätze für die Brustmuskulatur. Trainieren wir nun dieses Pensum am Stück und an einem einzigen Tag ab, dann ist es doch nur logisch, dass zum Ende hin die Qualität der letzten Arbeitssätze stark absinkt und wir weniger Gewichte bewegen und somit auch eine insgesamt geringere mechanische Last auf unsere Brustmuskulatur ausgeübt wird.

Das ist schlecht, denn wir wollen ja eine höchstmögliche mechanische Last ausüben. Hier biegen die meisten Menschen gedanklich leider falsch ab. Wir wollen unsere Muskulatur nicht kaputttrainieren und auch nicht möglichst ausbrennen - wir wollen stärker werden und progressieren. Das ist ein enormer Unterschied, denn die reinen Schäden an den Muskelfasern führen kaum bis gar nicht zum Muskelaufbau - es ist immer nur die höchstmögliche mechanische Last in Kombination mit einer stetigen progressiven Überladung. [17][18][19]

Doch das klärt noch nicht die finale Frage: Wie oft sollte man ins Training gehen, um maximal Muskeln aufzubauen?

Ist mehr Training gleichzusetzen mit mehr Muskelaufbau?

Ja und nein - so einfach ist es dann leider auch nicht ... (zumindest dann, wenn man einen fundierten Rat erteilen möchte). Zum einen haben wir hier den Faktor der Fatigue, also wie ermüdet unsere Muskulatur ist und wie gut wir vom Training erholt sind. Unsere Muskeln wachsen außerhalb des Trainings, wenn wir schlafen und uns ausruhen und sie mit Proteinen füttern. Geben wir ihnen nicht diese Zeit, werden wir sehr schnell stagnieren und keine Fortschritte mehr mit unserem Training erzielen, schlichtweg, weil der Grad der Ermüdung einfach so hoch ist, dass er unser mögliches Leistungspotenzial limitiert. Hinzu kommt der Fakt, dass ein stetiges erneutes Auslösen der Muskelproteinsynthese uns keine großen Vorteile mehr im Training bringen wird, sobald wir an einem bestimmten Punkt angelangt sind. So sollten zwischen gleichen muskulären Trainingsreizen ungefähr 24 bis 48 Stunden liegen. [20][21]

Hinzu kommen noch die wichtigen Lifestyle-Faktoren der Zeit und der eigenen Lust - welche ebenfalls limitierende Faktoren in der Praxis sein werden. Um genügend Trainingsvolumen akkumulieren und wirklich progressiv trainieren zu können, rate ich dir deshalb zu drei bis vier festen Trainingseinheiten pro Woche. Mehr halte ich nicht für notwendig, da hier die Kosten-Nutzen-Rechnung schlichtweg nicht mehr aufgeht und wir kaum messbar mehr Netto-Muskulatur gewinnen werden. Dies in Kombination mit einer Trainingsfrequenz von mindestens 2 lässt im Grunde nur zwei mögliche Trainingssplits übrig - auch für das Training daheim:

<u>das Ganzkörpertraining und den Oberkörper-/Unterkörper-Split</u>

Das Ganzkörpertraining war im Übrigen der ganz normale Trainingsstil zu echten Oldschool-Bodybuilding-Zeiten und hat Körper wie die von Steve Reeves oder Reg Park produziert. Du kannst diese Herren gerne einmal googeln und staunen ... da will noch jemand behaupten, das Ganzkörpertraining wäre nur etwas für Anfänger - ganz im Gegenteil. Die meisten Athleten täten sehr gut daran, im Ganzkörpertraining-Stil zu trainieren und sich die Macht der eigenen Muskelproteinsynthese sowie eines hohen und qualitativen Trainingsvolumens zunutze zu machen. Sicherlich, eine Frequenz von 2 bekommt man auch mit einem 3er-Split (Push/Pull/Beine) hin, wenn man an sechs Tagen die Woche ins Training geht, doch alles, was ich hierbei sehe, ist, dass diese Athleten in der Praxis eine schlechte Konsistenz an den Tag legen und so in den seltensten Fällen wirklich viel Muskelmasse aufbauen, einfach weil dieses Trainingspensum in der Realität auf Dauer kaum umsetzbar ist.

Ich rate dir deshalb zum Ganzkörpertraining an drei oder vier Tagen pro Woche. Dies ist auch mein eigener Trainingsstil und er ist verantwortlich für die unglaublichsten Transformationen.

Der Bro-Split ist tot. Lang lebe das Ganzkörpertraining.

Es ergibt buchstäblich keinen Sinn, in einem 5er-Split zu trainieren. Nicht nur ist diese Art von Training für die meisten Menschen im echten Leben kaum umsetzbar, es ist zudem auch noch absolut ineffizient und wir lassen viel mögliches Potenzial ungenutzt auf der Straße liegen ... Die Antwort auf die Frage, wie oft man jeden Muskel pro Woche trainieren sollte, lautet deshalb:

Trainiere jede Muskelgruppe zwei- bis dreimal pro Woche.

Dies schaffst du idealerweise durch einen guten Ganzkörpertrainingsplan oder einen OK-/UK-Split, wenn du viermal pro Woche ins Training gehen willst (wobei ich persönlich wohl auch hier tendenziell das GK-Training vorziehen würde). Durch eine höhere Trainingsfrequenz werden wir:

- mehr Muskeln aufbauen.
- einen besseren Kraftaufbau haben.
- bessere neuromuskuläre Anpassungen haben.
- unsere Muskelproteinsynthese effizienter nutzen.

Dies in Kombination mit dem idealen Trainingsvolumen, einer stetigen progressiven Überladung sowie einer zielführenden Übungsauswahl ist die vermutlich potenteste Kombination auf dem Weg zum maximalen Muskelaufbau und somit dem eigenen Traumkörper.

Das ist smartes Training. Egal wo, egal wann, egal wie.

Das optimale Training ohne schwere Lasten und Gewichte

Zu diesem Zeitpunkt haben wir nun die vermutlich wichtigsten Kernprinzipien hinsichtlich der Hypertrophie und des damit verbundenen Muskelaufbaus besprochen. Wir haben das wichtige Prinzip der progressiven Überladung erklärt, warum wir eine Muskelpartie mehr als nur einmal in der Woche trainieren sollten und auch, warum selbst leichte Gewichte erfolgreich zum Muskelaufbau führen werden. Nun gilt es langsam die beschriebene Theorie in die gelebte Praxis zu implementieren und das Gelernte tatsächlich auch umzusetzen. Diesbezüglich möchte ich noch ein weiteres Mal mit dir gemeinsam die wichtigen Rahmenbedingungen des Trainings mit leichten Gewichten durchgehen und dir mithilfe von einigen Visualisierungen verständlich machen, worauf es tatsächlich am Ende des Tages ankommt. Wir haben bereits gelernt, dass selbst Lasten mit nur 50 bis 60 Prozent unseres 1RM (Maximalkraft) erfolgreiche Hypertrophie-Reize auslösen werden, und das sogar bei fortgeschrittenen Athleten. Vorausgesetzt allerdings, wir trainieren bis zum Muskelversagen. Nun beißt sich das allerdings augenscheinlich mit den Prinzipien der Fitness Fibel 2.0 und dem optimalen Training, wie ich für das Fitnessstudio empfehle. Hier rate ich tendenziell zu einem Training mit einer höheren Intensität und auch, dass wir gewisse Grundübungen in unserem Training mit schweren Lasten und einer Intensität von um die 80 bis 85 Prozent unserer Maximalkraft absolvieren sollten. Eine von mir viel gepredigte Methode ist so das 5x5-Training, bei dem wir eine Übung mit nur 5 Wiederholungen über 5 Arbeitssätze ausüben. Damit dies auch wirklich fordernd ist, müssen wir hier natürlich primär schwere Lasten aufladen ... mit dem eigenen Körpergewicht wird dies in diesem Maße allerdings nur sehr schwer möglich sein. Stellt das also für die tatsächlich gelebte Praxis ein Problem dar?

Nun, tatsächlich nicht. Abgesehen von den bereits vorgestellten Studienergebnissen helfen uns folgende Visualisierungen weiter auf die Sprünge.

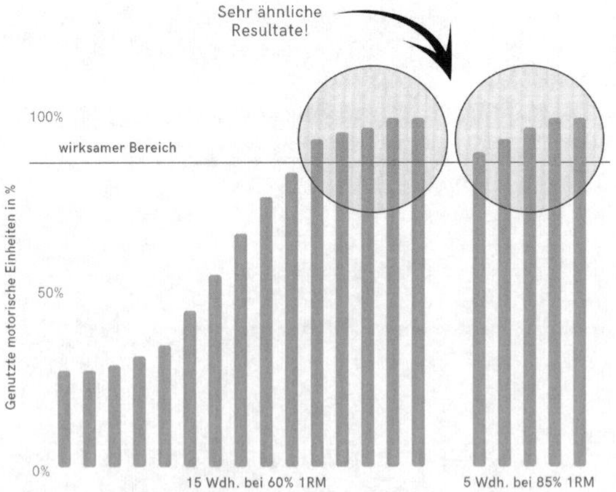

Wie wir unschwer erkennen können, gibt es im Training etwas, das man in der Wissenschaft als *"Effective Reps"* bezeichnet. Dies sind all jene Wiederholungen, bei denen tatsächlich am Ende des Tages eine anabole Adaption stattfindet, welche die Muskulatur zum Hypertrophieren anregen wird. Häufig spricht man hier von den *"LAST FIVE"*, also den letzten fünf Wiederholungen vor dem absoluten Versagen, die dann den realen Hypertrophie-Reiz darstellen. Diese wünschenswerte Adaption findet immer dann statt, wenn wir mit einem hohen Maß an Anstrengung in unserem Training agieren. Je näher wir uns dabei am tatsächlichen Muskelversagen befinden, umso mehr effektive Wiederholungen werden wir dabei akkumulieren und desto besser ist unser Training.

Dies gilt insbesondere für ein Training mit geringeren Lasten bzw. leichteren Gewichten, während dagegen das reine und absolute Versagen bei schweren Lasten (+85 % des 1RM) nicht immer förderlich sein wird. Vor allem aber bei leichten Gewichten und Arbeitssätzen mit vielen Wiederholungen ist dies quasi die Grundvoraussetzung für ein erfolgreiches und zielführendes Training. Besonders wichtig für uns ist dabei die sogenannte periphere Ermüdung, welche immer dann auftritt, je näher wir uns am absoluten Muskelversagen befinden. Mithilfe des zentralen Nervensystems werden bei dieser beschriebenen Ermüdung deutlich und immer mehr motorische Einheiten rekrutiert, um überhaupt ein Gewicht bzw. eine Last weiterhin bewegen zu können.

Dabei ist es für die Hypertrophie zunächst uninteressant, wie nahe das Gewicht an unserem Maximalgewicht liegt. Sicherlich, mit schweren Gewichten kommen wir in weniger Zeit und mit weniger Wiederholungen in diesen effektiven Bereich, er kann und wird dennoch auch mit leichteren Gewichten und mehr Wiederholungen erreicht.

Mit wirklich schweren Lasten ist die Menge an rekrutierten motorischen Einheiten direkt maximal und wir kommen quasi unmittelbar in den Bereich der wirklich effektiven Wiederholungen. Mit leichteren Gewichten ist die Rekrutierung selbstverständlich anfänglich noch nicht so hoch und nicht maximal, weshalb es hier umso wichtiger ist, in einem gegebenen Satz bis ans absolute Muskelversagen zu gehen.

Auf diese Weise erreichen wir einen sehr ähnlichen Grad der Rekrutierung der motorischen Einheiten und werden somit vergleichsweise identische Resultate hinsichtlich der möglichen Hypertrophie erreichen.

Und das ist es ja schließlich, was wir wollen und warum wir überhaupt ins Training gehen. Somit ist im Grunde alles Wichtige über das Muskelaufbau-Training daheim gesagt, und bevor wir uns jetzt den Trainingsplänen widmen, noch eine kurze Zusammenfassung der vorgestellen Prinzipien auf einen Blick.

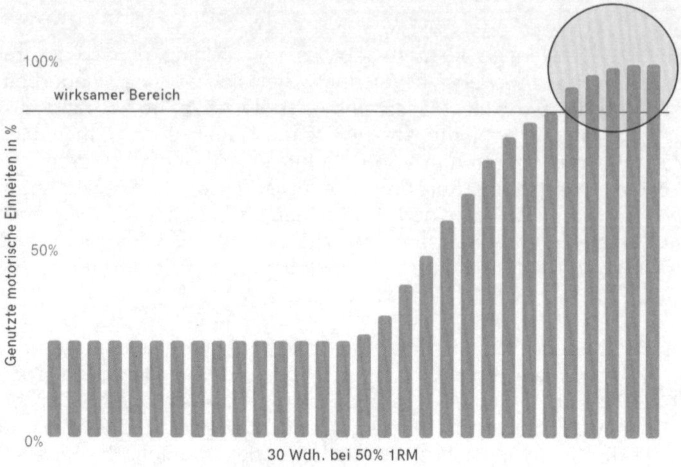

Je nach Intensität und Einsatz steigt die Anzahl der rekrutierten motorischen Einheiten an, je näher wir uns am absoluten Versagen befinden. Auch wenn wir mit 30 Wiederholungen den wirksamen Bereich erst *später* erreichen, so ist er dennoch ebenso wirksam für den Muskelaufbau. Die Voraussetzung hier ist jedoch, dass wir wirklich bis an unsere persönliche Grenze trainieren - da wir ansonsten weit vor dem tatsächlich wirksamen Bereich aufhören.

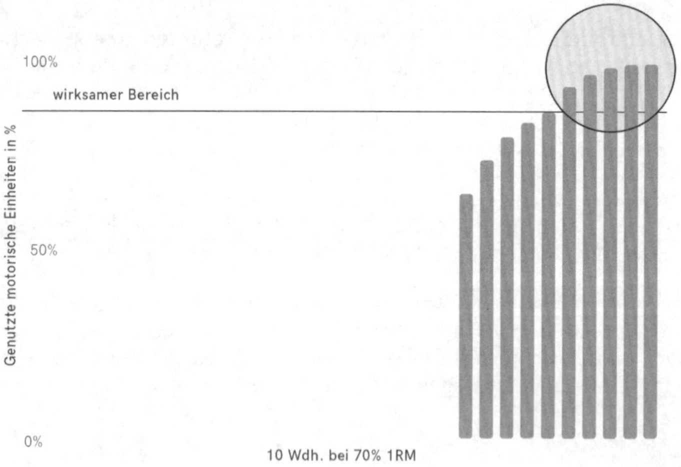

Zusammenfassung

Leichte oder schwere Gewichte:

- Leichte und schwere Gewichte führen gleichermaßen zum Muskelaufbau, insofern das Volumen identisch ist und bis zum Muskelversagen trainiert wird.
- Besonders in den hohen Wiederholungszahlen müssen wir uns ans absolute Versagen kämpfen, um dennoch ausreichend motorische Einheiten zu rekrutieren und einen erfolgreichen Hypertrophie-Reiz setzen zu können.

Progressive Überladung:

- Um auch in Zukunft weiterhin Muskulatur aufbauen zu können, müssen wir in der ein oder anderen Form stärker werden.
- Dies kann durch eine bessere Form geschehen, durch höhere Lasten, mehr Wiederholungen, eine höhere Trainingsfrequenz oder dem Erbringen der selben Trainingsleistungen bei einem geringeren Körperfettanteil.
- Jedes Workout sollte detailliert protokolliert und dokumentiert werden, um auch objektiv erkennen zu können, ob sich mit der Zeit eine Leistungssteigerung abzeichnet.
- Das Ziele sollte es sein, in jedem Workout nur ein kleines bisschen besser zu werden, und sei es nur eine Verbesserung um eine einzige Wiederholung oder einer besseren Übungsausführung.

Frequenz:

- Jede Muskelgruppe sollte für optimale Resultate mindestens 2-mal in der Woche trainiert werden. Dies schaffen wir am besten entweder durch das Ganzkörpertraining oder aber durch einen Oberkörper/Unterkörper-Split.
- Folglich solltest du an 2 bis 4 festen Tagen in der Woche trainieren.
- Mit leichten Gewichten können wir die Trainingsfrequenz gerne auch leicht erhöhen und eher eine Frequenz von 3 oder gar 4 anstreben.

Die Trainingspläne

Jedes Training ist wie ein Ziegelstein in einem Gebäude, und jedes Mal, wenn Du ins Training gehst und ein halbherziges Workout hast, legst Du heute keinen Ziegelstein. Jemand anderes tut es.
Dorian Yates

Bevor es mit dem Training so richtig losgehen kann, schaue dir kurz dieses Video an. Einfach mit der Handykamera abfilmen und die Seite wird sich öffnen.

(www.sjardfitness.de/homefit-training)

Rahmenbedingungen für das Training

Bevor wir nun zu den eigentlichen Plänen kommen, hier die Rahmenbedingungen:

Welcher Split sind die Pläne im Home Fit?

Je nach Fortschrittsgrad und persönlichen Präferenzen sind die folgenden Pläne entweder Ganzkörpereinheiten oder aber ein Oberkörper-/Unterkörpertraining. Starte am besten mit den jeweiligen Einsteiger-Plänen und finde dann im Laufe der Zeit heraus, welcher Plan und welches Training optimal für dich und deinen Alltag sind.

Wie oft soll ich trainieren?

Drei Einheiten sollten es mindestens sein, wobei meine Empfehlung bei einem Training an jedem zweiten Tag liegt. Somit kommen wir auf im Schnitt 3.5 Trainingseinheiten in der Woche, die zwischen 60 und 90 Minuten dauern werden. Du wirst im Folgenden jeweils einen Tag A und einen Tag B finden, und zwischen diesen Plänen solltest du stets wechseln. Ein Tag Pause zwischen den einzelnen Einheiten ist ebenso Pflicht, also bitte nicht auf die Idee kommen, die Einheiten einfach jeden einzelnen Tag abzutrainieren. Dies wird sich dann sehr schnell negativ auf die Regeneration auswirken und dem Muskelaufbau somit tatsächlich im Wege stehen.

Training bis zum Muskelversagen?

Ja! Das ist eine absolute Pflicht in diesem Programm. Eventuell nicht direkt im ersten Satz einer Übung, danach jedoch schon. Geh an deine Grenzen und häng dich ordentlich rein!

Wie viel Pausenzeit zwischen den einzelnen Sätzen?

90 bis 120 Sekunden. Wenn du eine längere Pausenzeit benötigst, dann nimm sie dir. Grundsätzlich sind längere Pausenzeiten kürzeren Pausenzeiten hinsichtlich der Hypertrophie immer überlegen, und mehr ist hier nicht weniger.

Ich habe die Obergrenze an empfohlenen Wiederholungen erreicht - Was nun?

Versuche die Intensität zu erhöhen und die Lasten schwerer zu gestalten.

Zum Beispiel durch eine höhere Range of Motion, ein langsameres Ausführen der Übung, eine Erhöhung des Schwierigkeitsgrads des Widerstandsbandes, einen engeren Griff am Widerstandsband, wodurch der Widerstand erhöht wird, ein Zusatzgewicht in Form von Wasserträgern oder beladenen Rucksäcken.

TRAININGSPLAN EINSTEIGER

TRAININGSART	**GANZKÖRPER**
TRAININGSLEVEL	**EINSTEIGER**
TAGE PRO WOCHE	**3 BIS 4**
AUSGELEGT FÜR	**MANN**

Dies ist der Einsteiger-Plan für das Training mit dem eigenen Körpergewicht und mit Widerstandsbändern. Hier fokussieren wir uns sehr stark auf einen hohen Wiederholungsbereich und können diesen Plan noch mit leichten Bändern umsetzen. Somit ist diese Routine ideal, um sich selbst in Kombination mit solch einem Training kennenzulernen und die ersten Workouts zu absolvieren. Ich empfehle diesen Plan an drei festen Tagen in der Woche und für all jene, die noch nie in dieser Form trainiert haben oder aber erst gerade mit dem Kraftsport beginnen.

Willst du jedoch mehr trainieren und nicht direkt zu einem der fortgeschrittenen Pläne wechseln, so trainiere diesen Plan einfach jeden zweiten Tag ab. Auf diese Weise ist das Volumen bereits um ein Vielfaches erhöht und du setzt deutlich mehr Reize. Übertreibe es hier mit dem Erhöhen der Trainingsfrequenz jedoch nicht, sondern taste dich langsam und Stück für Stück an mehr Volumen heran.

Tag A	Sätze	Wdh.	Erbrachte Leistung
Banded Squat	3	8-25	
Bulgarian Split Squats	2	8-25	
Liegestütze	4	8-25	
Banded Rudern im Sitzen	4	8-25	
Diamond Push-ups	3	8-25	
Banded Facepulls	3	8-25	

Tag B	Sätze	Wdh.	Erbrachte Leistung
Banded Trap-Bar-Kreuzheben	3	8-25	
Banded Hamstring Curls	2	8-25	
Banded Schulterdrücken	4	8-25	
Banded Rudern im Untergriff	4	8-25	
Banded Butterflies	4	8-20	
Banded liegend Bizeps Curls	3	8-25	
Banded Trizepsdrücken	3	8-25	

TRAININGSPLAN FORTGESCHRITTEN I

TRAININGSART	GANZKÖRPER
TRAININGSLEVEL	FORTGESCHRITTEN
TAGE PRO WOCHE	3 BIS 4
AUSGELEGT FÜR	MANN

Der fortgeschrittene Plan richtet sich an alle Athleten, die schon deutlich länger trainieren und in der Vergangenheit bereits gute Fortschritte mit ihrem Training erzielt haben - und besonders auch an die, die schon erfahrener bei einem Training mit Widerstandsbändern sind. Denn wir erhöhen nicht nur in den folgenden Plänen das Volumen und die Frequenz, sondern auch die Trainingsintensität. Dies bedeutet, dass wir bei bestimmten Übungen in einem deutlich niedrigeren Wiederholungsbereich trainieren werden, und um dies auch fordernd zu bewerkstelligen, müssen wir folglich immer widerstandsfähigere Bänder nehmen oder aber uns mit mehr Hilfsutensilien beladen.

Dies benötigt eine gewisse Erfahrung, viel Körperspannung und eine saubere Übungsausführung - weshalb du in der Regel nicht sofort mit diesem oder aber einem der alternativen Pläne für die Fortgeschrittenen starten solltest.

Dennoch wirst du mit diesen Plänen mit einem deutlich intensiveren Training belohnt, und dies wird sich dementsprechend auch in sichtbaren Erfolgen äußern.

Viel Spaß dir!

Tag A	Sätze	Wdh.	Erbrachte Leistung
Banded Squat	5	6-8	
Banded Bulgarian Split Squats	2	8-25	
Banded Liegestütze/ mit Rucksack - Füße auf Erhöhung	4	8-12	
Banded Rudern im Sitzen	4	8-12	
Banded Brustpresse	3	12-15	
Banded Überzüge	3	12-15	
Diamond Pushups	2	12-20	
Banded Curls stehend	2	12-20	
Banded Facepulls	3	12-15	

Tag B	Sätze	Wdh.	Erbrachte Leistung
Banded Trap-Bar-Kreuzheben	4	6-8	
Banded Hamstring Curls	3	8-12	
Banded Schulterdrücken	4	8-12	
Banded Butterflies	5	12-15	
Banded Rudern im Untergriff	5	12-15	
Banded Bizeps Curls liegend	3	12-15	
Banded Trizepsdrücken	2	12-15	

TRAININGSPLAN FORTGESCHRITTEN II

TRAININGSART	OBERKÖRPER/ UNTERKÖRPER
TRAININGSLEVEL	FORTGESCHRITTEN
TAGE PRO WOCHE	3 BIS 4
AUSGELEGT FÜR	MANN

Die Alternative zum GK-Plan ist dieser OK/UK-Plan ... in meinem Augen die echte reale Alternative zum Ganzkörpertraining. Selbstverständlich hat es auch dieser Plan ordentlich in sich, denn wir akkumulieren eine ganze Menge an Volumen und erfüllen die Mindesttrainingsfrequenz von 2. Alles in allem also ein wirklich guter Plan. Bedenke auch hier, dass wir mit einer deutlich höheren Intensität trainieren und folglich schwere Bänder verwenden werden. Der Rhythmus sollte so sein, dass immer zwei Trainingseinheiten aufeinanderfolgen und du dann einen Tag Pause hast. Dann wieder zwei Einheiten gefolgt von nun zwei Tagen Trainingspause. Somit kommst du auf ingesamt 4 Trainingstage in der Woche und drei trainingsfreie Tage. Wie genau du dir diese Tage legst, das ist dir überlassen. Wähle einfach frei aus den folgenden Möglichkeiten aus, so wie es am besten in dein Leben und deinen Alltag passt:

MO / DI / DO / FR
DI / MI / FR / SA
MI / DO / SA / SO
...

Außerdem findest du im Folgenden immer jeweils zwei verschiedene Pläne für den Oberkörper bzw. den Unterkörper. Trainiere diese Pläne immer vollständig ab und fange erst dann wieder mit dem eigentlich ersten Tag an. Sprich OK 1, UK 1, Pause, OK 2, UK 2, Pause, Pause, OK 1, UK 1, ...

Tag A OK I	Sätze	Wdh.	Erbrachte Leistung
Handstand Push-Ups	5	5-8	
Türklimmzüge/ Latziehen mit Band	5	6-10	
Diamond Push-Ups	4	10-12	
Banded Rudern im Sitzen	4	12-15	
Tiger Dips	4	8-12	
Banded Facepulls	4	12-15	
Banded Curls stehend	4	10-12	

Tag B UK I	Sätze	Wdh.	Erbrachte Leistung
Bulgarian Split Squads	4	8-12	
Ausfallschritte (Vorderfuß erhöht)	3	10-12	
Banded Leg Curls	3	12-15	
Banded Leg Extension	3	12-15	
Klappmesser	4	10-20	

Tag C OK II	Sätze	Wdh.	Erbrachte Leistung
Banded Rudern stehend Untergriff	5	8-12	
Liegestütze mit erhöhten Händen und Füßen	5	8-12	
Banded Pullover	4	12-15	
Banded Schulterdrücken im Stehen	4	10-12	
Diamond Push-Ups	4	10-12	
Seitheben mit Band	4	8-10	
Banded Trizepsdrücken überkopf	3	10-12	
Hammer-Curls	4	10-12	

Tag D UK II	Sätze	Wdh.	Erbrachte Leistung
Banded Trap-Bar-Kreuzheben	5	8-15	
Pistol Squats (notfalls mit Abstützen)	4	8-10	
Banded Good Mornings	3	12-15	
Banded Leg Curls	3	12-15	
Planks mit Zusatzgewicht	3	30 Sek.	

TRAININGSPLAN EINSTEIGER

TRAININGSART	GANZKÖRPER
TRAININGSLEVEL	EINSTEIGER
TAGE PRO WOCHE	3 BIS 4
AUSGELEGT FÜR	FRAU

Dies ist der Einsteiger-Plan in der weiblichen Version für das Training mit dem eigenen Körpergewicht und mit Widerstandsbändern. Hier fokussieren wir uns sehr stark auf einen hohen Wiederholungsbereich und können diesen Plan noch mit leichten Bändern umsetzen. Somit ist diese Routine ideal, um sich selbst in Kombination mit solch einem Training kennenzulernen und die ersten Workouts zu absolvieren. Ich empfehle diesen Plan an drei festen Tagen in der Woche und für alle, die noch nie in dieser Form trainiert haben oder aber erst gerade mit dem Kraftsport beginnen.

Willst du jedoch mehr trainieren und nicht direkt zu einem der fortgeschrittenen Pläne wechseln, so trainiere diesen Plan einfach jeden zweiten Tag ab. Auf diese Weise ist das Volumen bereits um ein Vielfaches erhöht und du setzt deutlich mehr Reize. Übertreibe es hier mit dem Erhöhen der Trainingsfrequenz jedoch nicht, sondern taste dich langsam und Stück für Stück an mehr Volumen heran.

Tag A	Sätze	Wdh.	Erbrachte Leistung
Hip Thrusts mit Eigengewicht (eventuell mit Zusatzgewicht)	3	8-25	
Einbeinige Glute Bridges	2	8-25	
Banded Trap-Bar-Kreuzheben	3	8-25	
Banded Brustpresse	4	8-25	
Banded Rudern im Sitzen	4	8-25	
Banded Facepulls	3	8-25	
Banded Trizepsdrücken	3	8-25	

Tag B	Sätze	Wdh.	Erbrachte Leistung
Banded Squat	4	8-25	
Banded Kickbacks	3	8-25	
Bulgarian Split Squads	2	8-25	
Schulterdrücken	4	8-25	
Banded Rudern im Untergriff	4	8-25	
Banded Facepulls	3	8-25	
Banded Bizeps Curls liegend	3	8-25	

TRAININGSPLAN FORTGESCHRITTEN I

TRAININGSART	GANZKÖRPER
TRAININGSLEVEL	FORTGESCHRITTEN
TAGE PRO WOCHE	3 BIS 4
AUSGELEGT FÜR	FRAU

Der fortgeschrittene Plan richtet sich an alle Athletinnen, die schon deutlich länger trainieren und in der Vergangenheit bereits gute Fortschritte mit ihrem Training erzielt haben - aber besonders auch an die, die schon erfahrener bei einem Training mit Widerstandsbändern sind. Denn wir erhöhen in den folgenden Plänen nicht nur das Volumen und die Frequenz, sondern auch die Trainingsintensität. Dies bedeutet, dass wir bei bestimmten Übungen in einem deutlich niedrigeren Wiederholungsbereich trainieren werden. Um dies auch fordernd zu bewerkstelligen, müssen wir folglich immer widerstandsfähigere Bänder nehmen oder aber uns mit mehr Hilfsutensilien beladen.

Dies benötigt eine gewisse Erfahrung, viel Körperspannung und eine saubere Übungsausführung. Deshalb solltest du in der Regel nicht sofort mit diesem oder aber einem der alternativen Pläne für die Fortgeschrittenen starten.

Dennoch wirst du mit diesen Plänen mit einem deutlich schwereren Training belohnt und dies wird sich dementsprechend in sichtbaren Erfolgen äußern.

Viel Spaß damit!

Tag A	Sätze	Wdh.	Erbrachte Leistung
Hip Thrusts mit Eigengewicht (eventuell mit Zusatzgewicht)	5	8-12	
Einbeinige Glute Bridges (mit Zusatzgewicht)	3	8-12	
Banded Trap-Bar-Kreuzheben	4	8-12	
Banded Brustpresse	5	12-15	
Banded Rudern im Sitzen	5	12-15	
Banded Überzüge	3	12-15	
Banded Facepulls	3	12-15	

Tag 1	Sätze	Wdh.	Erbrachte Leistung
Banded Squats	5	6-8	
Banded Kickbacks	4	10-12	
Banded Bulgarian Split Squads	3	10-12	
Schulterdrücken	5	8-12	
Banded Rudern im Untergriff	5	8-12	
Banded Facepulls	3	12-15	
Banded Bizeps Curls liegend	3	12-15	

TRAININGSPLAN FORTGESCHRITTEN

TRAININGSART	PUSH/PULL
TRAININGSLEVEL	FORTGESCHRITTEN
TAGE PRO WOCHE	4
AUSGELEGT FÜR	FRAU

Die Alternative zum fortgeschrittenen GK-Plan für die Frau ist dieser Push/Pull-Plan. Du wirst feststellen, dass dieser Plan im Grunde auch eine Art des GK-Trainings ist, nur fokussieren wir uns hier zum einen auf drückende und dann auch auf ziehende Bewegungen. Dies sorgt für viel Abwechslung und Spaß im Training, während wir gleichzeitig viel Volumen akkumulieren und uns voll auf die Übungen fokussieren können. Ein rundum toller Plan!

Der Rhythmus sollte so sein, dass immer zwei Trainingseinheiten aufeinanderfolgen und du dann einen Tag Pause hast. Dann wieder zwei Einheiten gefolgt von nun zwei Tagen Trainingspause. Somit kommst du auf ingesamt 4 Trainingstage pro Woche und drei trainingsfreie Tage. Wie genau du dir diese Tage legst, das ist dir überlassen. Wähle einfach frei aus den folgenden Möglichkeiten, so wie es am besten in dein Leben und deinen Alltag passt:

MO / DI / DO / FR
DI / MI / FR / SA
MI / DO / SA / SO
...

Außerdem findest du im Folgenden immer jeweils zwei verschiedene Pläne für die Push- bzw. die Pull-Tage. Trainiere diese Pläne immer vollständig ab und fange erst dann wieder mit dem eigentlich ersten Tag an. Sprich Push 1, Pull 1, Pause, Push 2, Pull 2, Pause, Pause, Push 1, Pull 1, ...

Tag A Push I	Sätze	Wdh.	Erbrachte Leistung
Bulgarian Split Squads	5	10-15	
Ausfallschritte (Vorderfuß erhöht)	3	10-12	
Liegestütze	4	6-10	
Banded Schulterdrücken im Stehen	3	10-15	
Tiger Dips	3	8-12	
Banded Seitheben	3	12-15	
Planks mit Zusatzgewicht	3	30 sec.	

Tag B Pull I	Sätze	Wdh.	Erbrachte Leistung
Hip Thrusts mit Zusatzgewicht	4	6-12	
Banded rumänisches Kreuzheben einbeinig	4	10-12	
Banded Kickbacks	3	12-15	
Banded Leg Extension	3	12-15	
Banded Rudern im Stehen Untergriff	4	8-10	
Banded Latzug zur Brust	3	12-15	
Überzüge mit Band	3	12-15	
Banded Hammer-Curls	3	8-15	

Tag C Push II	Sätze	Wdh.	Erbrachte Leistung
Banded Trap-Bar-Kreuzheben	5	8-12	
Bulgarian Split Squads	2	10-12	
Banded Schulterdrücken im Stehen	4	6-12	
Banded Brustpresse	4	10-12	
Banded Trizepsdrücken	3	10-15	
Klappmesser	3	AMRAP	

Tag 1	Sätze	Wdh.	Erbrachte Leistung
Hip Thrusts mit Zusatzgewicht	4	8-10	
Einbeinige Glute Bridges	3	10-15	
Banded Leg Curls	2	12-15	
Banded Rudern im Sitzen	5	10-12	
Banded Facepulls	5	12-15	
Banded Bizeps Curls liegend	3	10-15	

Damit sind wir zunächst am Ende des Theorieteiles zum Training an sich angelangt. Wir haben nun alles Wichtige besprochen und es ist an der Zeit, dass du das Gelesene die nächsten Wochen, Monate und sogar Jahre in dieser oder einer sehr ähnlichen Struktur umsetzt. Trainiere dabei stets sauber und kontrolliert, halte stets die progressive Überladung im Blick, führe immer Tagebuch über deine erbrachten Leistungen und kämpfe dich an neue Grenzen deines Körpers heran. Die Erfolge werden sicher nicht heute und auch nicht morgen kommen - doch sie werden kommen, das kann ich dir versprechen. Du kennst nun die optimale Wissenschaft zum zielgerichteten Training mit dem eigenen Körpergewicht bzw. mit Widerstandsbändern ... jetzt musst du dieses Wissen nur noch mit deiner gelebten Realität in Einklang bringen.

Falls du dich darüber hinaus für mehr Theorie und weitere wissenschaftliche Erkenntnisse interessierst, besonders im Hinblick auf das optimale Training mit Gewichten und der Langhantel, dann solltest du auch bei einer der weiteren Auflagen der Fitness Fibel vorbeischauen. Hier erläutere ich die durchaus komplexere Wissenschaft hinter dem idealen Training mit schweren Gewichten, zeige dir weitere tolle Trainingspläne für das Gym und Vieles mehr. Diese Bücher kannst du dir ebenfalls kostenlos bestellen, genau so, wie du auch zu diesem Buch gelangt bist. Mehr Informationen findest du hier:

- **www.FitnessFibel.de (für Männer)**
- **www.FemaleFitnessFibel.de (für Frauen)**

Somit sind wir nun beim zweiten großen Bereich des Fitnessuniversums angelangt - der Ernährung. Über die Ernährung werden wir unser Gewicht zielführend steuern, das Fett von unseren Hüften verbrennen, unsere Gesundheit auf das nächste Niveau bringen und vieles mehr. Ein weiteres Mal werden wir Mythen zerschmettern, Klarheit in dein Denken bringen und viel über die spannende Wissenschaft hinter der Ernährungslehre erfahren. Die Ernährung ist dabei zweifelsohne mein liebster Bereich in der gesamten Fitnesswelt - viel Spaß und viele Erkenntnisse dir deshalb mit diesem tollen Thema. Lass mich vorher noch ein persönliches Wort an dich richten, und dann geht es auch schon los:

Die Ernährung

Die härtesten Dinge im Leben werden am wenigsten getan, bieten aber das meiste.
Greg Plitt

Nach dem Training ist die richtige Ernährung das A und O auf dem Weg zu seinem Wunschkörper. Man muss beides zu 80 bis 100 Prozent im Griff haben, um optimale Resultate erzielen zu können und um das Maximum aus sich, seinem Körper und seinem Einsatz herauszuholen. Die Ernährung im Griff zu haben, ist zum einen Teil ein Akt der Selbstdisziplin und zum anderen Teil eine große Frage des Wissens. Jeden zweiten Tag ins Training zu gehen und sich voll reinzuhängen ist tatsächlich verhältnismäßig einfach. Schwer ist es allerdings, seinem Körper jeden Tag das zu geben, was er braucht, und nicht, was die eigenen Triebe vordergründig verlangen.

Wenn man es nicht schafft, seine Ernährung zu optimieren und ganz auf sich abzustimmen, wird man im Training relativ schnell an seine Grenzen stoßen und keine Fortschritte mehr erzielen können – sowohl leistungstechnisch als auch optisch. Dies führt zum unmittelbaren Motivationsverlust, und letzten Endes geben so die meisten einfach auf - das Problem Nummer 1 mit der Ernährung.

Das zweite Problem sehe ich darin, dass viele Leute einfach zu ungeduldig sind. Es erfordert viel Zeit, bis sich der eigene Körper verändert. Dabei ist die Transformation der mit Abstand schwierigste Part, während es verhältnismäßig einfach ist, beispielsweise einen Sixpack zu halten, insofern man ihn erst einmal hat. Geduld und Ausdauer sind die wahren Schlüssel zum Erfolg, und nirgendwo lernt man das „schneller" als beim Fitnesstraining. Sobald man das erstmal verinnerlicht hat, kennt man ein sehr mächtiges Modell, das sich auf das ganze Leben anwenden lässt.

Irrtümlicherweise denken viele Leute, die Ernährung sei ein Mysterium. Um das Abnehmen ranken sich so viele Mythen und Geschichten, es gibt die verschiedensten Diäten und überall findet man verwirrende Ratgeber. Die einen erzählen, man solle nach 18:00 Uhr keine Kohlenhydrate mehr essen, während die nächste Methode schwört, mit einem besonderen Fitness-Tee das Fett schmelzen zu lassen oder dass Butter im Kaffee die Geheimformel sei ... All das ist großer Unfug!

Das Beste wäre es tatsächlich, wenn du alles, was du bis hierhin über die Ernährung gehört hast vergisst und beginnst, das Thema nun von Grund auf neu zu lernen. Das Verständnis des Zusammenhangs zwischen Ernährung und der eigenen Optik ist sehr simpel, und ich möchte nicht länger um den heißen Brei herumreden. Eine erfolgreiche Ernährung basiert stets auf fünf Säulen, die allesamt in ihrer Priorität aufeinander aufbauen. Diese Punkte werden wir nun ausführlich im Detail besprechen:

1.) Energiebilanz
2.) Makronährstoffverteilung
3.) Mikronährstoffverteilung
4.) Mahlzeitentiming und Frequenz
5.) Supplemente bzw. Nahrungsergänzungsmittel

1. Die Energiebilanz

Der mit Abstand wichtigste Faktor in Bezug auf die Ernährung ist die Energiebilanz. Sobald man dieses folgende Prinzip wahrlich verstanden hat, sollten jegliche Fragen in Bezug auf Diäten, Ab- und Zunehmen oder Ähnliches im Grunde nie wieder aufkommen. [1]

Damit unser Körper funktioniert, benötigt er Energie. Energie für das Gehirn, für die Muskulatur und alle überlebenswichtigen Aufgaben der Organe. Des Weiteren verbraucht der Körper Energie beim Arbeiten, beim Sport oder beim Spazierengehen. Der gesamte Energieverbrauch ergibt sich aus dem sogenannten Grundumsatz und dem Leistungsumsatz. Der Grundumsatz ist in der Regel relativ konstant und beschreibt die Energie, die benötigt wird, um uns am Leben zu erhalten. Man denke hier an die Verdauung, die benötigte Energie für das Gehirn und sämtliche Organe und einiges mehr. Wohingegen der Leistungsumsatz von Mensch zu Mensch und Tag zu Tag stark variieren kann, da dieser sich aus mehreren Faktoren zusammensetzt, je nachdem, wie stark man körperlich aktiv war. Diese Energie wird dabei in Kalorien gemessen. Damit wir genügend Energie haben, müssen wir stets essen, denn in unserer Nahrung befinden sich die benötigten Kalorien. So weit, so simpel. Nun gibt es im Grunde nur drei mögliche Szenarien, die in Bezug auf die Energiebilanz möglich sind.

1. Szenario: Der Kalorienüberschuss

Man nimmt mehr Energie zu sich, als man verbraucht hat.

Da unser Körper leider noch nicht weiß, dass Essen schon lange keine Mangelware mehr ist, ist er stets bemüht, diese überschüssige Energie dann auch zu speichern. Das erfolgt in den meisten Fällen leider in Form von Körperfett. Dabei spielt es überhaupt keine Rolle, mithilfe welcher Lebensmittel dieser Kalorienüberschuss erreicht wurde. Ob man nun den ganzen Tag Gemüse, Obst und mageres Fleisch oder aber Pizza und Pasta isst, spielt überhaupt keine Rolle. Ein Energieüberschuss ist ein Energieüberschuss (ist wirklich immer ein Energieüberschuss), und dieser führt immer zur Gewichtszunahme. Ein Energieüberschuss hat aber auch seine guten Seiten. Wer beispielsweise Muskulatur aufbauen möchte, sollte sich idealerweise in einem Kalorienüberschuss befinden, damit die überschüssige Energie ebenso in Muskeln angelegt werden kann. Dennoch lässt sich hier ein gewisser Fettaufbau leider nicht vermeiden, so funktioniert der Körper nun mal. Des Weiteren wird aber deutlich mehr Kraft für die harten Workouts vorhanden sein und man wird dank der überschüssigen Energie deutlich bessere Leistungsfortschritte in seinem Training verbuchen können.

Für den Muskelaufbau ist ein Kalorienüberschuss immer von Vorteil. Ohne die zusätzlichen Kalorien kann der Körper nur langsam und schwerer Energie für neue Muskelzellen bereitstellen und die beschädigten Zellen effektiv regenerieren. Es geht auch, die Resultate werden nur deutlich langsamer kommen.

2. Szenario: Verbrauch und Zufuhr im Gleichgewicht (Erhalt)

Man nimmt so viel Energie zu sich, wie man verbraucht.

Hierbei bleibt alles gleich und man nimmt weder Gewicht zu noch ab. Das *Einzige*, was sich auf lange Sicht verändern kann und wird, ist die prozentuale Verteilung von Fett- bzw. Muskelmasse. Das ist im Grunde schon gar nicht mal so verkehrt. Diese Methode versteht man klassischerweise als Body Recomposition bzw. Neuverteilung. Wenn man seinen Bedarf immer ungefähr deckt und dabei noch viel progressiv trainiert, wird sich langsam neue Muskulatur bilden und man nimmt gleichzeitig an Fett ab. Dies ist ein wunderbarer Weg zum Starten. Für viele Athleten sollte dies die erste Anlaufstelle sein, zumindest dann, wenn man nicht direkt ins Kaloriendefizit gehen und schnell Fett verlieren will. Wenn wir unsere Ernährung auf Erhalt schrauben, dann werden wir weiterhin viel Kraft für unsere Workouts haben. Nicht selten bauen viele Athleten in derselben Geschwindigkeit neue Muskulatur auf, in der sie ihr Fett verlieren. Sei also nicht enttäuscht, wenn sich die Zahl auf der Waage nicht unmittelbar drastisch verändert. Nochmal: Die Ernährung auf Erhalt stellen funktioniert so, dass wir exakt so viele Kalorien zuführen, wie wir am Ende des Tages verbraucht haben. Wenn du am Tag also 2.500 kcal verbrauchst, dann solltest du auch genau 2.500 kcal durch deine Ernährung zuführen. Dies in Kombination mit dem Krafttraining und einer ausreichenden Proteinzufuhr wird ebenfalls tolle Ergebnisse produzieren und ist eine hervorragende erste Anlaufstelle, wenn du mit deiner Fitnesslaufbahn nun so richtig beginnen willst.

3. Szenario: Das Kaloriendefizit

Man führt seinem Körper weniger Energie zu, als er verbraucht.

Ein Kaloriendefizit ist immer vonnöten, damit man Fett verlieren kann. Egal was man isst, egal wann man isst. Das Ganze ist eine simple Wissenschaft und ein unbestreitbarer wissenschaftlicher Fakt. [2][3]

Doch besonders aus diesem simplen Fakt scheint die gesamte Diät-Industrie ein riesengroßes Geheimnis zu machen, und teilweise kann ich dies auch gut nachvollziehen. Während die Theorie hinter der Fettreduktion sehr simpel ist, schaut die Praxis in den meisten Fällen dann leider häufig doch nicht mehr so einfach aus. Mit den richtigen Strategien und der korrekten Herangehensweise ist es jedoch häufig einfacher, als man es üblicherweise annimmt. Für die reine Optik des Körpers kommt es auch nicht darauf an, was man isst, sondern lediglich darauf, wie viele Kalorien man zu sich genommen hat. In einem guten Defizit baut man vergleichsweise schnell Fett ab und legt somit seine Muskulatur frei. Sicherlich baut der Körper auch einen gewissen Teil Muskulatur ab, doch mit den richtigen wissenschaftlichen Strategien in der Praxis lässt sich ein möglicher Muskelschwund minimieren und viele Athleten können mit den später beschriebenen Methoden selbst in einem Kaloriendefizit stets weiter Kraft und Stärke aufbauen, während sie gleichzeitig das Fett auf ihren Hüften zum Schmelzen bringen. Wer seinen Körper nach seinen Wünschen formen will, sollte stets bewusst eines dieser drei Szenarien wählen und somit nichts dem Zufall überlassen. Damit man dies sicherstellen kann, ist es wichtig, im ersten Schritt den eigenen Kalorienverbrauch überhaupt erst einmal zu kennen. Hierfür empfehle ich die nun folgende Vorgehensweise. Was zunächst sehr kompliziert und unübersichtlich erscheinen mag, ist in der Praxis eigentlich ganz einfach. Die folgenden Schritte sind jedoch absolut notwendig. Deshalb fokussiere dich noch einmal stark, und dann arbeiten wir jetzt gemeinsam die folgenden Formeln durch.

Die Formel: **Grundumsatz x PAL-Wert = Gesamtenergiebedarf**

Grundumsatz berechnen:

Männer: 1,0 kcal x kg Körpergewicht x Stunde
Frauen: 0,9 kcal x kg Körpergewicht x Stunde

PAL-Wert bestimmen:
PAL-Gesamt = PAL-Arbeit + PAL-Freizeit + PAL-Schlaf + PAL-Sport

Belastung	PAL-Wert
Schlaf	0,95
Ausschließlich sitzende/liegende Lebensweise (Schreibtischarbeit, Alter)	1,2
Ausschließlich sitzende Tätigkeit & wenig körperliche Aktivität	1,4 - 1,5
sitzende Tätigkeit, zusätzlicher Energieaufwand für kurze stehende Tätigkeiten (kraftfahrer, Fließbandarbeiter)	1,6 - 1,7
überwiegend stehende/gehende Tätigkeiten (Hausarbeit, Verkäufer, Handwerker)	1,8 - 1,9
Körperlich anstrengende berufliche arbeit (Bauarbeiter, Leistungssport, Landwirtschaft)	2,0 - 2,4

PAL-Arbeit = PAL-Wert x Stundenzahl
PAL-Freizeit = PAL-Wert x Stundenzahl
PAL-Schlaf = PAL-Wert x Stundenzahl
PAL-Sport = PAL-Wert x Stundenzahl

Dies sind also die PAL-Werte (Physical Activity Level = körperliches Aktvitätsniveau), mit denen wir nun den Kalorienbedarf so genau wie möglich bestimmen können. Ich möchte dir nun zwei Beispiele aus meinem eigenen Leben auflisten, anhand derer du erkennen kannst, wie gravierend der eigene tägliche Umsatz sein kann, sobald man unterschiedliche Tätigkeiten und Aufgaben hat. Damit will ich verdeutlichen, dass man keine generelle Aussage über den Kalorienbedarf treffen kann, sondern dass man diese kleine Extrameile im Köpfchen für optimale Resultate wirklich gehen muss.

Beispiel 1:

Arbeitstag in meinem Home-Office. An diesen Tagen habe ich einen sehr geringen Verbrauch. Ich laufe nicht viel, verbringe den Großteil des Tages am Rechner und trainiere circa 2 Stunden. Dazu kommt ein 30-minütiger Spaziergang. Wirklich nicht viel also. Schauen wir uns nun meine PAL-Werte für den Tag an.

Grundumsatz:

1,0 kcal x 80 kg x 24 Stunden
80 kcal x 24 = 1.920 kcal

PAL-Wert:

10 Stunden Arbeit	x 1,4 (sitzende Tätigkeit)	= **14,0**
4 Stunden Freizeit	x 1,2 (liegende Tätigkeit)	= **4,8**
8 Stunden Schlaf	x 0,95	= **7,6**
2 Stunden Sport	x 2,0	= **4,0**

(Arbeit + Freizeit + Schlaf + Sport) : 24 = PAL (gesamt)
(14 + 4,8 + 7,6 + 4) : 24 = PAL (gesamt)
30,4 : 24 = 1,266

-> Grundumsatz x PAL-Wert:

1.920 kcal x 1,2666 = 2.431 kcal

Beispiel 2:

Im zweiten Beispiel nehmen wir einen Tag, an dem ich für einen Onlineshop Bilder aufnehme. Das ist ein ganz normaler 8-Stunden-Arbeitstag inklusive Hinfahrt etc. und einem zweistündigen Workout am Abend.

Dieses Beispiel ähnelt dem Tagesablauf eines Verkäufers, da ich viel stehend und gehend arbeite. Hinzu kommt die Fahrt mit den öffentlichen Verkehrsmitteln und dass ich generell mehr gehe.

Grundumsatz:

1,0 kcal x 80 kg x 24 Stunden
80 kcal x 24 = 1.920 kcal

PAL-Wert:

8 Stunden Arbeit	x 1,9 (stehende Tätigkeit)	= **15,2**
6 Stunden Freizeit	x 1,6 (gehende Tätigkeit)	= **9,6**
8 Stunden Schlaf	x 0,95	= **7,6**
2 Stunden Sport	x 2,0	= **4**

(Arbeit + Freizeit + Schlaf + Sport) : 24 = PAL (gesamt)
(15,2 + 9,6 + 7,6 + 4) : 24 = PAL (gesamt)
36,4 : 24 = 1,5166

-> Grundumsatz x PAL-Wert:

1.920 kcal x 1,5166 = 2.911 kcal

Dies sind nun zwei Beispiele aus meinem persönlichen Leben. Jeder Alltag eines Menschen ist individuell - und deshalb gibt es auch solch schöne Formeln. Gern kannst du auch den Kalorienrechner auf meiner Seite nutzen:

>>> **sjardfitness.de/kalorienrechner**

Aber: Keine Formel der Welt wird zu 100 Prozent genau sein, doch diese kommt sehr nah an den tatsächlichen Verbrauch heran. Am Ende der Formel befindet sich eine Variable. Diese ist von Person zu Person unterschiedlich und hängt von verschiedenen Lifestyle Faktoren, wie zum Beispiel der Alltagsaktivität, ab. Der tatsächliche Verbrauch wird außerdem noch von der eigenen Muskelmasse beeinflusst, vom individuellen Stoffwechsel und Hormonhaushalt, von der Resorptionsfähigkeit des Darms sowie von der körpereigenen Thermogenese. Ein Mensch mit geringem Fettanteil und mehr Muskulatur verbraucht zum Beispiel wesentlich mehr Energie als jemand, der auf dem Papier dieselben Werte hat, aber wesentlich weniger Muskeln besitzt.

Dennoch gilt: Auch wenn keine Formel der Welt zu 100 Prozent genau sein wird, sollte dich dieser Fakt nicht entmutigen. Ich, und viele meiner Leser erzielen Top-Resultate mit der Formel, und genauso wird es dir auch gehen. Im Laufe der Zeit entwickelst du außerdem ein gewisses Gefühl für die Kalorienmenge und wie viel Energie dein Körper wirklich verbraucht. Du wirst dann von dort aus bessere und gezieltere Anpassungen in deiner Ernährung vornehmen können - aber irgendwo muss man beginnen und so erste qualifizierte Erfahrungen sammeln.

Mögliche Probleme mit der Energiebilanz

Auf der Grundlage der Zielkalorienmenge werde ich dir gleich zeigen, wie deine Makronährstoffverteilung auszusehen hat und wie du dir deinen ganz eigenen Ernährungsplan erstellst. Die nachfolgenden Berechnungen beruhen allerdings auf der Korrektheit des vorher ausgerechneten Umsatzes. Sollte hier in der Praxis etwas falsch sein, kann auch der Rest nicht funktionieren. Ich sehe leider zu oft, dass viele Leser an genau dieser Stelle scheitern und aufgeben, noch bevor sie eigentlich angefangen haben. Deshalb hier einige Ratschläge von mir zur korrekten Umsetzung:

<u>Du wirst mehr essen müssen, als du vielleicht denkst.</u>

Bei einer Umstellung der Ernährung kommt es sehr häufig vor, dass man plötzlich gefühlt wesentlich mehr isst als vorher. Lass dich davon nicht abschrecken und dies hängt häufig primär mit der deutlich besseren Lebensmittelauswahl zusammen. Solange du alle Formeln korrekt berücksichtigst, brauchst du eine ungewollte Fettzunahme nicht zu fürchten. Dein Körper bekommt lediglich endlich das, was er braucht, und wird die neuen Lebensmittel in mehr Kraft, Muskelmasse, Produktivität und eine höhere Gesundheit investieren.

<u>Problem 1: Du willst abnehmen und nimmst aber zu.</u>

In einigen wenigen Fällen kann es trotzdem passieren, dass du anstatt abzunehmen plötzlich zunimmst. Hierfür gibt es zwei goldene Regeln. Zuerst ist es unbedingt vonnöten, deinen Ernährungsplan mindestens 10 bis 20 Tage am Stück durchzuziehen und erst dann das erste kleine Fazit zu ziehen. Gehe dabei jeden Tag auf die Waage und beobachte, was mit deinem Gewicht geschieht.

Die erste Regel lautet also: 10 bis 20 Tage lang am Ball bleiben - egal was passiert!

Arbeite dabei mit deinem Körpergefühl, mit der Waage und dem Spiegel und ziehe erst dann ein erstes kleines Fazit. Außerdem kann es sein, dass sich die Glykogenspeicher deiner Muskulatur füllen, du mehr Wasser einlagerst und deshalb einfach schwerer wirst. Eine kleine kurzfristige Gewichtszunahme ist nicht sofort eine Fettzunahme - wieder ein kleiner, aber wichtiger Unterschied. Dazu sei noch angemerkt, dass dein Gewicht die ersten Wochen und Monate nach deiner allerersten Ernährungsumstellung sehr stark schwanken wird. Ich rede hier von 2 Kilogramm Unterschied von Tag zu Tag. Mal wirst du leichter sein, mal deutlich schwerer. Das ist vollkommen normal und bei ausnahmslos jedem Menschen der Fall. Stress dich also deswegen nicht unnötig. Versuche dich emotional von der Waage unabhängig zu machen, habe immer auch einen Blick für den Spiegel und mache deine Erfolge nicht von täglichen Zwischenergebnissen abhängig. Denke langfristig und habe die Tendenzen im Auge. Das ist deutlich wichtiger und zielführender.

Die zweite goldene Regel liegt in deiner Flexibilität. Solltest du tatsächlich stagnieren oder sogar zunehmen, stimmt etwas nicht mit der von dir zugeführten Kalorienmenge. Sei deshalb nicht wütend oder traurig, sondern passe einfach deine Kalorienmenge an. Senke sie einfach um 200 kcal und bleibe dann wieder 10 bis 20 weitere Tage deiner Ernährung treu. Mach das so lange, bis du glaubst, deinen tatsächlichen Umsatz zu kennen, und es schaffst, jede Woche Gewicht zu verlieren. Das Gleiche gilt natürlich auch in die andere Richtung. Wenn du beispielsweise zunehmen willst und immer leichter und leichter wirst, dann isst du schlichtweg einfach zu wenig Kalorien. In diesem Fall erhöhe deine Kalorienzufuhr um 300 kcal am Tag und schaue dann, ob alles in die richtige Richtung geht.

Problem 2: Hurra, ich habe in den ersten beiden Wochen schon 5 Kilo abgenommen!

Ein zu schnelles Abnehmen ist auch nicht gut, selbst wenn es im ersten Moment den Anschein hat. Wenn du nämlich zu schnell abnimmst, läufst du große Gefahr, dass dein Körper zu wenig Energie bekommt und du frühzeitig und unnötig ausbrennst. Isst du zu wenig, dann bleiben die Leistungen im Training aus, du wirst dich zunehmend träger und träger fühlen und dies ist kein langfristiger Weg. Du isst zu wenig von allem. Zu wenig Kalorien, zu wenig Kohlenhydrate, zu wenig Fett und, ganz besonders schlimm, zu wenig Protein. Dies wird sich negativ auf deine Gesundheit auswirken, und keine Kalorien zu essen, das ist keine Lösung.

Dies ist nicht der Weg zum Traumkörper und du sabotierst dich mehr selbst als alles andere.

Viele Crash-Diäten basieren auf dieser Logik und sind deshalb allesamt zum Scheitern verurteilt.

ALLE.

Es kann durchaus sein, dass du in der ersten Woche wesentlich mehr Gewicht verlierst, doch sollte dieser Trend anhalten, dann erhöhe deine Kalorienmenge wieder leicht, bis du nur noch maximal ein Kilogramm je Woche verlierst. Aber auch hierzu gleich mehr.

Muskelaufbau oder lieber Fettverlust?

Jetzt stellst du dir sicherlich die Frage, was du denn nun zuerst tun solltest: Kalorienüberschuss oder doch lieber Kaloriendefizit? Oder um es im Bodybuilding-Jargon auszudrücken: Massephase oder lieber ein Cut? Vorweg muss ich erklären, was diese zwei Begriffe überhaupt bedeuten. Als Massephase versteht man klassischerweise eine Zeit, in der man einen hohen Kalorienüberschuss hat und viel an Gewicht zunimmt. Viele glauben, so optimal Muskeln aufbauen zu können, und nehmen so das viele Fett ebenso in Kauf. Manche Sportler übertreiben es regelrecht und fressen sich so von bereits sehr athletischen 12 % bis zu 20 % oder 25 % Körperfettanteil oder noch mehr hoch - was zur Folge hat, dass sie alles andere als sportlich, geschweige denn ästhetisch aussehen. Für viele Athleten und Bodybuilder ist dies der wahre Weg zum Traumkörper und all das überschüssige Fett wird in Kauf genommen, um dann eines Tages in Zukunft mal so richtig brutal aussehen zu können. Dieser Gedankengang mag zwar nicht ganz verkehrt sein, jedoch ist er auch nicht so einfach. Doch weiter der Reihe nach.

Das Gegenstück dazu ist natürlich der sogenannte Cut. Dies ist die Zeit, in der das Fett dann wieder herunter soll und man sich auf den Sommer oder irgendein besonderes Event vorbereitet. Für beide Phasen hat die Industrie natürlich die perfekten Supplemente: Für die Massephase sind es die Weightgainer und für den Cut sind es die Fatburner. Beide Sorten von Supplementen sind (mit kleinen Ausnahmen) völliger Unfug und werden meiner Meinung nach von keinem Menschen ernsthaft gebraucht. Ich gehe sogar so weit und behaupte, dass diese Phasen - zumindest in dem Ausmaß, wie es propagiert wird - nur Instrumente der Industrie sind, um mehr Geld zu machen. Den armen Anfängern wird dann erzählt, dass diese beiden Phasen essenziell sind für den optimalen Muskelaufbau, und viele öffnen nun freiwillig ihre Geldbörse ... Ist denn nun überhaupt etwas dran an diesen Phasen? Ja, ist es! Doch die Thematik wird oft missverstanden, weshalb viele Leute immer noch nach nichts aussehen. Die Logik dabei für viele von uns: *Mein Bodybuilding-Idol macht das auch, also mach ich das einfach nach.* Doch der Teufel steckt im Detail und anscheinend will keiner die folgenden Fakten wissen ...

Je höher der Körperfettanteil wird, desto schlechter und schlechter funktioniert der Muskelaufbau.

Das hat zwei Gründe:

1. Je höher der Körperfettanteil ist, umso mehr Östrogen produziert der Körper. Das führt direkt zu einer verminderten Testosteronproduktion, und das ist selbstverständlich schlecht. Testosteron ist das primäre Hormon des Muskelaufbaus und ein hoher Östrogenspiegel fördert außerdem weiterhin die Fettspeicherung, sodass man sich hier in einen regelrechten Teufelskreis begibt. Außerdem mindert ein höherer Körperfettanteil die Produktion der ebenso wichtigen Wachstumshormone. [1][2][3][4]

2. Je höher der Körperfettanteil ist, desto schlechter ist die eigene Insulinsensibilität. [5]

Insulin ist zwar kein so mächtiges anaboles Hormon wie Testosteron, dennoch spielt es ebenfalls eine wichtige Rolle beim Muskelaufbau. Insulin transportiert die Nährstoffe in die Zellen, und je besser und stärker der Körper auf die Signale vom Insulin reagieren kann, desto besser kann er all die metabolischen Stoffwechselprozesse meistern. Stoffwechselprozesse wie eben den besagten Muskelaufbau und das Verhindern einer zu starken Fetteinlagerung. Wenn das Insulin nicht mehr so effizient im Körper arbeiten kann, dann nimmt auch das Potenzial der Energiegewinnung durch die vorhandenen Fettzellen ab, die Wahrscheinlichkeit der weiteren Gewichtszunahme steigt und es verschlechtert sich sogar die eigene Muskelproteinsynthese. [6][7][8]

Diese beiden Ursachen führen zu folgendem Resultat:

- Der Muskelaufbau wird erschwert und erfolgt immer langsamer.
- Die Fetteinlagerung wird verstärkt und vereinfacht.
- Man verliert seinen athletischen Look, ohne dabei echte Vorteile zu haben.
- Die anschließende Diät nach der ausgearteten Massephase wird erschwert.

Am schlimmsten ist es jedoch, zumindest für den Muskelaufbau, dass die eigenen Testosteronwerte stark unterdrückt werden. Testosteron ist das primäre Hormon für den Muskelaufbau. Je mehr verfügbares Testosteron vorhanden ist, umso besser. Höhere Testosteronwerte führen im Kalorienüberschuss außerdem zu mehr Muskelmasse und einer geringeren Fetteinlagerung. Der ideale Körperfettanteil für sehr hohe Werte liegt hier bei um die 10 bis 12 %. [9][10]

Dazu kommt häufig der unterbewusste Glaube, man müsse nun mehr und mehr essen, da sonst kein Masseaufbau stattfinden könne. Hier begibt man sich schnell in eine fettaufbauende und unnötige Abwärtsspirale:

"Denn Gott bewahre uns vor dem katabolen Teufel – deshalb muss ich jetzt noch unbedingt was essen!"

Ich kenne dieses Gefühl nur zu gut und es ist schon fast krankhaft ... Plötzlich greift man zu Junk Food, stürmt das große goldene M, Pizza und Schokolade müssen notfalls herhalten. Wenn nichts mehr hilft, dann kommt halt um 23 Uhr nachts noch der Maltodextrin-Shake rein ... alles im Namen der vermeintlich neuen Muskelmasse und der Gewichtszunahme. Jede Woche kommen so zwischen ein und zwei Kilogramm Gewicht mehr auf die Waage, und während man zunächst voller Stolz auf seine neue Masse blickt, kommt später die Reue. Viele stellen so eines Tages verbittert fest, dass sie einfach nur fett geworden sind und all das schon lange nichts mehr mit Fitness zu tun hat.

Aber wieso funktioniert das bei Bodybuilder XYZ?

Gute Frage – harte Antwort: Steroide.

Solange du nicht zu harten anabolen Steroiden greifen willst, ergeben die so häufig propagierten Massephasen in meinen Augen keinen Sinn (zumindest nicht in dem Ausmaß, wie es uns so häufig vorgelebt wird).

Schau, in dem Moment, in dem wir uns all die wichtigen anabolen Hormone von außerhalb zuführen, wird der Muskelaufbau trotz einer hohen Fettzunahme weiterhin wunderbar funktionieren und dem Körper wird es niemals an Testosteron mangeln – ganz im Gegenteil. Steroide verändern die Muskelproteinsynthese sogar so stark, dass der Körper plötzlich in der Lage ist, den Großteil der überschüssigen Energie zu synthetisieren und daraus Muskelmasse aufzubauen. An dieser Stelle ergibt es sogar Sinn, solche harten Massephasen einzulegen.

Doch was kommt nach der harten Massephase? Richtig, eine superharte Diät, die häufig sogar so hart und mit so niedrigen Kalorien einhergeht, dass sie die natürliche Testosteronproduktion ebenfalls stark beeinträchtigt – aber hey, dafür gibt es dann ja wieder Steroide und Testosteron, die dem Körper von außen zugeführt werden ... Klassische Massephasen ergeben einfach keinen Sinn. Du merkst schon, ich spreche hier wieder Dinge an, die untypisch sind – doch dieses Hintergrundwissen wird dir viel Leid und auch viel Zeit ersparen, einfach weil du deshalb verstehst, warum eine extreme Massephase überhaupt keinen Sinn ergibt und absolute Zeit- und Ressourcenverschwendung ist. Der Muskelaufbau wird nur immer schwerer, die anschließende Diät wird unnötig härter, wir werden uns träger und träger fühlen und ganz sicher nicht den athletischen und definierten Körper bekommen, den wir im Grunde ja haben wollen. Es ist also für einen Natural-Athleten absolut sinnfrei, sich immer fetter und fetter zu fressen, nur um mehr Muskeln aufzubauen.

Nochmal: Es ergibt einfach keinen Sinn!

Für einen optimalen Muskelaufbau sollten Männer zwischen 10 und 12 Prozent Körperfett haben. Solltest du nun Stand heute über diesem Wert liegen, sollte es zunächst dein Bestreben sein, auf diesen Körperfettanteil zu kommen. Das schaffst du mit einem klassischem Kaloriendefizit oder einer längeren Body-Recomposition. Sobald man nun 10 bis 12 Prozent erreicht hat, muss man sich entscheiden.

Entweder man bleibt eine Weile auf diesem Level und erfreut sich seines sehr sportlichen Körpers, oder aber man will schneller mehr Muskeln und mehr Kraft aufbauen. Dann begibt man sich in einen leichten Kalorienüberschuss, so lange, bis man circa bei einem Körperfettanteil von 13 bis 15 Prozent ist. Dann geht das Spiel von vorne los. Ein Körperfettanteil von 15 Prozent oder mehr ist also alles andere als vorteilhaft. Auch wenn dir erzählt wird, dass jemand innerhalb kürzester Zeit 5 Kilogramm zugenommen hat, muss das nicht auch für dich etwas Gutes bedeuten. Solche starken Gewichtszunahmen kommen nur mit sehr viel Fett zustande. Optisch ist so eine erste Fettzunahme in der Regel meist kaum zu sehen, später dafür jedoch umso mehr, leider. Je nach Genetik und Verteilung auf deinen Körper kann das bei dir anders aussehen als bei einem anderen, und du magst schnell glauben, dass es sich bei der Zunahme um reine Muskelmasse handelt. Dem ist aber meist nicht so und der Aufbau neuer und fettfreier Masse dauert einfach seine gewisse Zeit – weshalb man sich diese Zeit auch unbeirrt nehmen sollte und so besser mit einem kleinen Kalorienüberschuss arbeiten und zunehmen sollte als mit einem großen und einer sehr schnellen Gewichtszunahme. Auch hat sich das Gerücht verbreitet, dass man tatsächlich durch die Gewichtszunahme mehr Kraft haben soll und dass auf dieser Basis noch mehr Kraft aufgebaut werden kann. Das ist ein absolutes Märchen und sollte in deinem Kopf keinen Platz finden. Denn wie wir wissen, unterliegt die Kraft einer Formel: **Kraft = Masse x Beschleunigung**

Die Kraft, die dir beim Fitnesstraining zur Verfügung stehen sollte, ist pure Muskelkraft. Mit anderen Worten: Du brauchst kein Fett, um Kraft aufzubauen und deine Gewichte zu heben. Sicherlich, überschüssige Kalorien füttern unsere Muskulatur und geben ihr Kraft, aber ganz sicher nicht kiloweise Fett auf den Hüften. Das mit der Massephase ist also nur ein Gerücht, und wenn du nicht zu diesen Profi-Bodybuildern zählst, solltest du es gar nicht erst versuchen.

Merke: Massephasen und Cuts sind schon relevant, aber in einem viel geringeren Ausmaß, als viele denken. Dein Bestreben sollte stets eine athletische Figur sein und lass dir nicht erzählen, dass du im Winter irgendwelche Weightgainer kaufen sollst.

Wir brauchen einen Überschuss zum optimalen Muskelaufbau, jedoch hat es keinerlei Vorteile, wenn dieser über schätzungsweise 300 kcal pro Tag hinausgeht. Der Muskelaufbau wird nicht beschleunigt, nur weil wir mehr essen. Dies wurde oft wissenschaftlich nachgewiesen. Der Körper kann auf natürliche Art und Weise kaum mehr als 300 bis 500 Kalorien am Tag zu neuer Muskelmasse synthetisieren. Alles andere darüber wird primär nur eine reine Fettzunahme sein. [11]

Nochmal: Mehr als 300 bis 500 Kalorien im Überschuss ergeben keinen Sinn und werden langfristig vermutlich den Muskelaufbau immer weiter erschweren, während sie gleichzeitig deine Form von Woche zu Woche immer schlechter werden lassen. Sicher, diese 300 bis 500 kcal brauchen wir am Ende des Tages dann aber schon, und wir benötigen auch nach wie vor einen Überschuss an Kalorien, damit der Körper wirklich effektiv neue Masse aufbauen kann - aber das Ziel sollte es sein, ihm gerade nur genug zu geben, damit er auch wirklich möglichst fettfrei Masse aufbauen kann - und das ist ja schließlich genau das, was wir wollen.

Nach sechs Jahren Praxiserfahrung und als hauptberufliches Fitnessmodel möchte ich aber noch anmerken, dass es keinesfalls schlimm und das Ende der Welt ist, wenn man mal über oder auch unter diesem Wert liegen sollte. Wir werden nicht sofort fett werden und mindern unser Muskelaufbaupotenzial ebenfalls nicht unmittelbar, nur wenn wir mal deutlich mehr als 300 kcal im Überschuss sind. Wir werden auch nicht gleich vom Fleisch fallen und jedes unserer Workouts war dann nicht vollkommen sinnfrei, nur weil wir an manchen Tagen in einem Kaloriendefizit waren.

Hier können und sollten wir uns ein wenig entspannen.

Dennoch spricht der simple Fakt der möglichen Synthetisierung von täglich im Schnitt 300 kcal Bände und sollte dich auf jeden Fall dazu bewegen, einen Lean-Bulk bzw. Clean-Bulk immer einem Dirty-Bulk und einem unkontrollierten Aufbau mit regelrechten Fressorgien vorzuziehen - zumindest immer dann, wenn du definiert und möglichst trockene Muskelmasse aufbauen möchtest.

So viel dazu ... Jetzt gucken wir uns aber mal genau an, wie das Ganze in der Praxis funktioniert.

Fettfreier Muskelaufbau

Der fettfreie Muskelaufbau gleicht dem Heiligen Gral der Ernährung. Wir alle wollen möglichst fettfreie Muskelmasse aufbauen und niemand will, bloß um Muskeln aufzubauen, zu einer aufgeschwollenen Qualle mutieren (hoffe ich zumindest). Der Weg dazu liegt in dem richtigen Überschuss. Wie bereits geschrieben, spielt für einen erfolgreichen Muskelaufbau hinsichtlich der Ernährung hauptsächlich die beschriebene Energiebilanz die entscheidende Rolle. Erst wenn wir unserem Körper ausreichend und sogar zu viel Energie zur Verfügung stellen, wird er in der Lage sein, optimale neues Muskelgewebe aufzubauen. Es gibt zwar Ausnahmen, und so werden sehr viele Menschen beispielsweise auch Muskulatur im Kaloriendefizit aufbauen können, jedoch besteht der schnellste und effektivste und somit optimalste Weg zum Muskelaufbau in einem kontrollierten Kalorienüberschuss.

Doch leider nicht nur das. Der sogenannte Kalorienüberschuss bringt auch leider immer einen Fettaufbau mit sich. Muskel- und Fettaufbau gehen Hand in Hand - so sind leider die Spielregeln. Dennoch sollte es unser Bestreben sein, die Fettzunahme so gering wie möglich zu halten, während wir gleichzeitig den Muskelaufbau maximieren. Dies schauen wir uns nun im Detail an. Beim fettfreien Muskelaufbau unterscheide ich in vier Kategorien: Muskelaufbau für Frauen und Männer und für Anfänger beziehungsweise fortgeschrittene Athleten.

Muskelaufbau für Männer

Ich hoffe, du hast deinen bisherigen Kalorienverbrauch bereits ausgerechnet, denn diesen wirst du nun benötigen. Ich rechne in allen weiteren Beispielen immer mit einem meiner errechneten Werte, sprich mit meinem täglichen Kalorienbedarf von circa 2.900 Kalorien. Dieser Wert ist die Rechengrundlage für alles andere, was in diesem Buch folgt. Bitte setze stets deinen eigenen Wert ein und passe die Ergebnisse für deinen Umsatz an.

Als Trainingsanfänger kannst bzw. solltest du eine Gewichtszunahme von ungefähr 1 bis 1,5 kg pro Monat anstreben.

Auf diese Weise wirst du langsam, dafür aber sauber, neue Muskelmasse aufbauen und dich sehr gut im Training steigern können. Auch wirst du so nur sehr wenig Fett aufbauen, sprich, deine Form wird sich zwar langsam, dafür aber stetig verbessern. Sicherlich kannst du auch mehr essen und somit schneller zunehmen, doch alles, was über 1,5 kg Masse pro Monat dazukommt, wird in der Regel einfach nur Fett sein. Damit du solch eine saubere Masse aufbauen kannst, empfehle ich dir einen Kalorienüberschuss von 300 kcal am Tag. In meinem Beispiel müsste ich also jeden Tag ca. 3.200 Kalorien (Gesamtenergiebedarf + Überschuss = 2.900 kcal + 300 kcal = 3.200 kcal) zu mir nehmen und würde so stetig sauber und kontrolliert neue Muskelmasse aufbauen. Trainingsanfänger sind dabei all jene, die entweder nicht länger als ein bis zwei Jahre regelmäßig im Training sind, oder aber in meinen Augen all jene, die noch nie ihre Ernährung ernsthaft optimiert haben und bisher eher frei nach Schnauze und nach herkömmlichen Bodybuilding-Weisheiten gegessen und trainiert haben, denn hier liegen wahrhaft Welten dazwischen!

Fortgeschrittene Athleten sollten dann nur noch eine Gewichtszunahme von 500 g bis maximal 1 kg pro Monat anstreben. Das Potenzial des Muskelaufbaus nimmt mit der Zeit leider ab, einfach weil bereits schon viel Muskulatur aufgebaut wurde, und die Gewichtszunahme sollte mit der Zeit immer langsamer gehen. Diese kleine Zunahme schafft man mit einem Kalorienüberschuss von lediglich 100 bis 200 kcal pro Tag. Wie schon geschrieben, ist es leider so, dass der Muskelaufbau immer länger dauert und schwieriger wird, je länger man im Training ist, und man ihn leider nicht mit noch mehr Kalorien erzwingen kann. Deshalb ist auch nur ein kleiner Überschuss vonnöten, da man ansonsten wieder zu viel lästiges Fett aufbaut und sich gleichzeitig die bereits tolle Form verbaut.

Wäre ich also ein fortgeschrittener Athlet, der mindestens seit zwei Jahren im Training ist, schon viel Erfahrung hat und einiges an Kraft und Muskulatur aufgebaut hat, so sollte ich persönlich jeden Tag genau 3.000 kcal zu mir nehmen.

Muskelaufbau für Frauen

Bei Frauen ist das Spiel exakt dasselbe, bloß dass die Zahlen etwas anders sind. Eine Trainingsanfängerin sollte eine Gewichtszunahme von ungefähr 500 g bis 1 kg pro Monat anstreben. Frauen bauen in der Regel wesentlich langsamer Muskulatur auf (haben relativ gesehen aber das exakt selbe Potenzial zum Muskelaufbau), weshalb es auch nicht zielfördernd ist, eine ebenso schnelle Gewichtszunahme anzustreben.

Ansonsten wird die überschüssige Energie auch hier ebenfalls in lästigem Fett angelegt. Somit solltest du als Frau täglich einen Kalorienüberschuss von circa 200 Kalorien anvisieren.

Addiere auch hier einfach 200 kcal auf den von dir bereits errechneten Wert. Fortgeschrittene Athletinnen sollten eine Gewichtszunahme von lediglich maximal 500 g pro Monat anstreben. Dies schaffst du mit einem Kalorienüberschuss von nur noch circa 100 bis 150 kcal pro Tag. Ordne dich nun in eines dieser beschriebenen Szenarien ein und errechne dir deine benötigte Kalorienmenge am Tag. Falls der fettfreie Muskelaufbau derzeit nicht dein Ziel sein sollte, ermitteln wir jetzt deine ideale Kalorienmenge für den optimalen und langfristigen Fettabbau.

PS: Hinweis an die Damenwelt hinsichtlich des Muskelaufbaus:

Progressives Krafttraining ist der Schlüssel zur eigenen Traumfigur. Wenn du deine Haut straffen, deinen Po knackiger formen und einfach rundum besser aussehen willst, dann ist dies der mit Abstand beste Weg. Intensives Krafttraining macht einen nicht männlich - ganz im Gegenteil! Intensives Krafttraining macht Männer maskuliner und Frauen femininer. Was Frauen jedoch wirklich maskuliner macht, sind übernatürlich viele männliche Sexualhormone wie Testosteron im eigenen Körper, die sich ebenfalls sehr viele weibliche Bodybuilder injizieren, und Steroid-Missbrauch ist auch in der Damenwelt alles andere als eine Seltenheit. Auf natürlichem Wege brauchst du aber keine Angst davor zu haben, zu schnell oder zu viel Muskeln aufzubauen (und falls doch, sag mir doch bitte kurz Bescheid, denn dieses Problemchen will ich auch haben). In diesem Sinne: keine Angst vor neuer Muskelmasse.

Fettabbau ohne Muskelverlust

Während der Muskelaufbau ein echtes Ausdauerspiel ist, sieht man beim Fettabbau fast von einer Woche auf die Nächste die ersten kleinen Resultate - vorausgesetzt, man macht das Richtige. Der Fettabbau funktioniert dabei genauso wie der Muskelaufbau, bloß in die vermeintlich *"andere Richtung"*. Anstelle eines Energieüberschusses ist nun ein sogenanntes Kaloriendefizit notwendig. Dies bedeutet nichts anderes, als dass wir unserem Körper weniger Energie zuführen, als er tatsächlich benötigt. Auf diese Weise hat der Körper keine andere Wahl, als die eigenen Fettreserven aufzulösen und so dieses Defizit an Energie mit seinen Energiereserven zu füllen. So legen wir Stück für Stück die Muskulatur frei und ebnen den Weg zu einem schönen und definierten Körper. Das Ziel beim Fettabbau sollte darin bestehen, möglichst viel Fett zu verlieren, ohne einen großen Verlust von Muskulatur einzubüßen. Der Erhalt der Muskulatur wird hierbei allerdings hauptsächlich über die richtige Kalorienmenge und die gute Verteilung der einzelnen Makronährstoffe erreicht - dazu dann auf der nächsten Ebene mehr.

Ein zu großes Defizit wird leider nicht alleinig nur zum Fettverlust führen, sondern ebenso die hart erarbeitete Muskulatur abbauen, das eigene Wohlbefinden stark mindern, den Stoffwechsel verlangsamen und extremen Hunger auslösen. [1][2][3]

Aus diesen Gründen ist ein moderater und somit langfristiger Fettabbau deutlich besser. Wenn wir langsamer Fett verlieren, indem das Kaloriendefizit nicht zu hoch ist, werden wir besser Muskelmasse erhalten und sogar vermutlich noch leicht aufbauen können, wir fühlen uns deutlich besser und werden weiterhin rundum bessere Leistungen erbringen - innerhalb und außerhalb des Trainings. [4][5][6]

Um das eigene Fett effizient zu verbrennen, sollte es dein Bestreben sein, jede Woche circa 500 g bis 1 kg Gewicht zu verlieren. Dies entspricht dem Verlust von einem halben bis einem Prozent Körperfett pro Woche. Dies schaffst du mit einem Kaloriendefizit von circa 300 bis maximal 1.000 kcal am Tag. Wie hoch dein jeweiliges Defizit sein sollte, hängt dabei stark von deinem aktuellen Körperfettanteil ab. Je mehr Fett du noch hast, desto höher kann auch das Defizit sein. Grundsätzlich empfehle ich jedoch jedem Leser an dieser Stelle, zunächst mit einem kleineren Defizit zu starten. Der Grund dafür ist simpel. Ein waschechtes Kaloriendefizit ist alles andere als ein metaphorisches Zuckerschlecken, und besonders beim ersten Mal weiß man gar nicht so recht, worauf man sich da überhaupt einlässt und was einen so alles erwartet. Deshalb starte lieber mit einem kleinen Defizit von nur 300 bis 500 kcal und schaue dann, was sich alles tut und wie du wirklich zurechtkommst - dann kannst du ja immer noch Anpassungen vornehmen und die tägliche Kalorienzufuhr herunterschrauben.

Um ein Kilo Fett abzubauen, müssen wir über unsere Ernährung und mithilfe des Sportes ein Kaloriendefizit von 7.000 kcal erzeugen. Um also beispielsweise zehn Kilo reines Fett zu verlieren, muss man folglich ganze 70.000 kcal einsparen.

70.000 Kalorien sind ein ganz schönes Brett, und dieses schwere Brett werden wir nur mit einem weiteren wahren Hebel zum Kippen bringen - der Konsistenz.

Nun könnte man voreilige Schlüsse ziehen und annehmen, dass ein höheres Kaloriendefizit zu einer schnelleren Zielerreichung führt und man doch viel eher und zeitiger sein Ziel erreicht hat, wenn man einfach kurzfristig extreme Maßnahmen umsetzt. Ja und nein. Sicherlich, auf dem Blatt Papier erreichen wir unser Ziel deutlich schneller mit einem sehr hohen Kaloriendefizit - doch in der Praxis und dem echten Leben werden die meisten Menschen dieses Ziel aus exakt diesem Grund leider niemals erreichen. Der Grund liegt in der fehlenden Konsistenz und dass die meisten Menschen schlichtweg einfach aufgeben werden. Anders sieht es jedoch mit einem eher kleineren Kaloriendefizit aus, welches, richtig umgesetzt, in der Praxis kaum spürbar ist und bei dem der Fettverlust eher wie nebenbei verläuft, was dann wiederum die Konsistenz der eigenen Diät und der eigenen neuen Ernährung immens steigert. Dieser Punkt ist viel wichtiger als jeder mögliche Fettverlust in der Theorie oder auf einem Blatt Papier. Zu glauben, man könnte ein sehr hohes Defizit über einen langen Zeitraum aufrechterhalten, gleicht den Gedanken eines jungen Peter Pan, der das Niemandsland für das echte Leben hält - dies ist aber nicht der Fall und häufig der reale Grund, warum so viele Menschen scheitern.

Dennoch gilt: Je mehr Fett man aktuell besitzt, desto höher kann das Defizit sein.

Um wirklich sichtbare Resultate zu erzielen, solltest du mit einem Kaloriendefizit von mindestens 300 kcal starten und dieses Defizit dann auch erstmal eine ganze Weile so beibehalten. Sollte sich nach zwei bis vier Wochen nichts mehr tun und der Fettabbau stagniert, dann kannst du die Zufuhr um weitere 200 Kalorien senken - doch sei hiermit bitte vorsichtig. Irgendwann als Mann nur noch 1.500 kcal (Frau 1.300 kcal) am Tag zu essen, kann nicht das Ziel sein, und aus meiner jahrelangen Erfahrung als Coach kann ich dir sagen, dass es nur in den seltensten Fällen notwendig ist, weniger als 1.800 kcal am Tag zu essen.

Achte allerdings auch darauf, dass du nicht höher als 1.500 kcal im Defizit bist. Dies sind einfach zu wenig Kalorien für den Körper, und das führt letzten Endes nur zum Abbruch der eigenen Diät. Das ist genau das, was wir nicht wollen.

Ein wirklich sehr guter Start sind also 300 kcal im Defizit.

Um effizient und langfristig abzunehmen, dürfte meine eigene tägliche Kalorienzufuhr also nicht höher als 2.600 kcal (= 2.900 kcal - 300 kcal) betragen. Dies ist ein sehr guter Start, um seinen Fettabbau zu beginnen. Sollte sich innerhalb dieses Defizits 14 bis 20 Tage am Stück wirklich rein gar nichts mehr tun, dann verringere ich meine Kalorienzufuhr um weitere 50 Kalorien und beobachte dann wieder die nächsten 14 bis 20 Tage - und so weiter ...

Wenn du nun Fett abbauen möchtest, setze wieder deine eigenen Werte ein und subtrahiere diese Zahl um 300 bis maximal 1.000. Dies ist dann dein persönlicher Wert, den du jeden Tag essen solltest, um echte Resultate zu erzielen.

Nochmal: In der Regel sind aber 300 kcal Defizit am Tag ideal!

Der Fettabbau funktioniert bei beiden Geschlechtern gleich und es spielt keine Rolle, wie lang du schon im Training bist oder Ähnliches. Auch sollte sich durch das Kaloriendefizit nichts an deinem Training ändern oder an der Trainingsphilosophie, wie ich sie in der vorherigen Hälfte des Buches beschrieben habe. Wir müssen weiterhin intensiv und progressiv trainieren, sollten uns weiterhin auf die großen Verbundübungen fokussieren und weiterhin stets versuchen, stärker zu werden. Wir können lediglich leicht die Menge an Cardiotraining erhöhen, um so den gesamten Kalorienverbrauch in die Höhe zu treiben. Jedoch sollte auch hier Vorsicht geboten sein. Dies ist das Thema der nächsten Seiten ...

Warum Cardio schlecht zum Fettabbau ist

Je nachdem, wie viel Zeit du in deinem Leben bereits auf dem Laufband verbracht hast, wirst du nun erfreut oder schockiert sein über diese Neuigkeiten - doch das Cardiotraining ist tatsächlich die schlechteste Wahl, wenn es darum geht, das eigene Fett von den Hüften zu meißeln. Und zwar rede ich hier nur vom Fettabbau - die Vorteile für das Herz-Kreislauf-System sind ein komplett anderes Thema. Dort hat das Cardiotraining durchaus seine notwendige Berechtigung. [1]

Doch wenn es darum geht, sich fit für den Strand zu machen oder einfach die überflüssigen Kilos loszuwerden, wählt man besser andere Strategien ... Bevor ich mit meiner Argumentation beginne, müssen wir verstehen, dass stets ein Kaloriendefizit vonnöten ist, um überhaupt erst abnehmen zu können. Dies ist ein wissenschaftlicher Fakt, den du hoffentlich bis hierher verstanden und akzeptiert hast. Ohne dieses Defizit wird der Körper das eigene Fett nicht abbauen und du wirst kein Gewicht verlieren. [2]

Hier gibt es auch keine zwei Meinungen. Nun ist die viel bessere Frage, wie man dieses Kaloriendefizit denn überhaupt erreichen kann. Im Grunde stehen einem hier nur zwei Strategien zur Auswahl:

- Die Kalorienzufuhr mithilfe der Ernährung verringern und so ein Kaloriendefizit erzeugen.
- Mehr Bewegung und Sport in den Alltag integrieren, wodurch der Kalorienverbrauch stark ansteigt und somit hoffentlich ebenfalls ein Kaloriendefizit erzeugt wird.

Das Problem ist bloß, dass die meisten Menschen denken, es wäre unsexy und mit extrem viel Mehraufwand verbunden, seine Ernährung anzupassen, anstatt einfach jeden zweiten Tag eine Runde joggen zu gehen - und ja, der Effekt kann unterm Strich derselbe sein.

Durch das Ausdauertraining erhöht man den eigenen Energieverbrauch und viele hoffen, so das notwendige Kaloriendefizit zu erzeugen, welches dann zum Abnehmen führt. Doch: Weder in der Theorie noch in der Praxis ist das reine Cardiotraining effektiv und führt zum gewünschten Resultat. Das Problem ist, dass die meisten Menschen den Energieverbrauch des Ausdauertrainings vollkommen überschätzen und sie in Wirklichkeit gar nicht so viel Energie verbrennen, wie sie annehmen.

Doch bleiben wir beim Kaloriendefizit und wie wir dieses bestmöglich erreichen können. Ich empfehle für einen sauberen und nachhaltigen Fettabbau stets ein generelles, tägliches Kaloriendefizit von 300 kcal. Das ist der beste Start für die meisten Männer und Frauen, um sofort Resultate zu spüren, aber nicht zu radikal, sodass die Gefahr des Aufgebens sehr gering ist. Mit einem täglichen Kaloriendefizit von 300 kcal kommen wir auf ein Wochendefizit von 2.100 kcal und somit auf ein Jahresdefizit von theoretischen 109.200 kcal. Da es ein Defizit von 7.000 kcal benötigt, um ein Kilogramm Fett abzubauen, entsprechen 109.200 kcal einem reinen Fettabbau von insgesamt 15,6 kg. Was ist aber nun noch mit dem Cardiotraining möglich?

Wer wirklich ambitioniert ist, der läuft schon zwei- bis dreimal die Woche, und so gehen wir für einen Vergleich weiterhin davon aus, dass ein Cardiotraining wirklich dreimal in der Woche eingelegt wird. Was wirklich viel ist ... Für das Beispiel setze ich eine Strecke von 6 km an, die in 33 min gelaufen wird. Das entspricht einem Trainingstempo von 5,5 min/km und ist somit absolut realistisch. Hier ist eine kleine Übersicht über den vermutlich tatsächlichen Energieverbrauch: [3]

Männer:

- 75 kg, 30 Jahre - 437 kcal
- 80 kg, 30 Jahre - 466 kcal
- 85 kg, 30 Jahre - 495 kcal

Frauen:

- 54 kg, 30 Jahre - 314 kcal
- 61 kg, 30 Jahre - 355 kcal
- 66 kg, 30 Jahre - 384 kcal

Nehmen wir weiter an, dass die Ernährung exakt gleich bleibt und so mithilfe des Lauftrainings tatsächlich ein Kaloriendefizit entsteht durch die zusätzliche Bewegung. Rechnen wir die Zahlen hoch, kann man folgende Ergebnisse auf das ganze Jahr erwarten:

Männer - 62.928 bis 71.280 zusätzlich verbrauchte Kalorien entsprechen einem Fettabbau von **8,9 kg bis 10,2 kg pro Jahr.**

Frauen - 45.216 bis 55.296 zusätzlich verbrauchte Kalorien entsprechen einem Fettabbau von **6,4 kg bis 7,9 kg pro Jahr.**

Das erste Fazit: Ein kleines tägliches Kaloriendefizit ist wesentlich effektiver für den Fettabbau als drei Ausdauertrainingseinheiten pro Woche und man verbrennt auf das Jahr im Schnitt 5 bis 6 Kilogramm Fett mehr. Doch nicht nur das. Mein Hauptproblem mit dem vielen Ausdauertraining sehe ich in der schlichtweg falschen Erwartungshaltung und dem Irrglauben daran, was ein Cardiotraining wirklich bewirken kann. Viele Leute glauben, dass der eigene Kalorienverbrauch durch mehr Sport linear ansteigt und folglich der Fettverlust zum Kinderspiel wird ... dass das in der Praxis nicht so ist, kann man wie folgt sehr schön sehen:

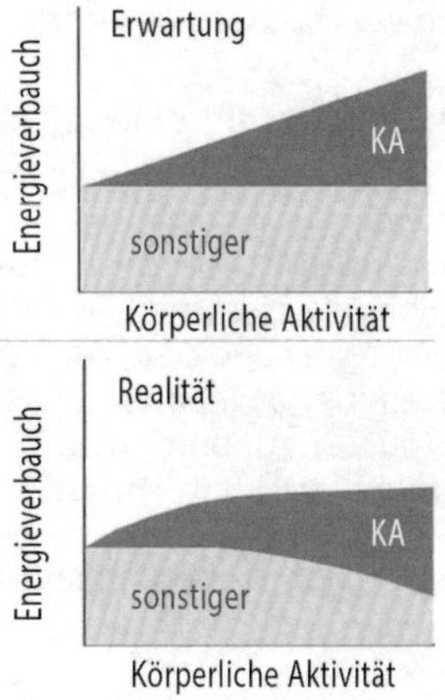

Der Kalorienverbrauch wird nicht einfach linear ansteigen und man wird nicht 1:1 mehr Energie am Tagesende verbraucht haben. Nach dem intensiven Joggen o.ä. ist man träger und die normalen kleinen alltäglichen Bewegungen werden weniger, was dann den Kalorienverbrauch wieder verringert. [4]

Der reine Fettabbau funktioniert mit beiden Methoden, dies ist überhaupt nicht die Frage. Die eine Methode eignet sich allerdings mehr, die andere eher weniger, doch in der Theorie kommt man mit beiden Varianten voran. Wäre da nicht die lästige Praxis ... Aus meiner eigenen Erfahrung und vielen Coachings weiß ich, dass drei Cardioeinheiten die Woche das ganze Jahr über äußerst unrealistisch sind und extrem viel Disziplin und Willenskraft erfordern. Für nennenswerte Resultate muss man hier viel Zeit und Schweiß investieren und jedes Mal seinen inneren Schweinehund überwinden. Sonderlich Erfolg versprechend ist das auf lange Sicht nicht, denn dann regnet es mal, es liegt Schnee, man war lange auf der Arbeit und so weiter ... Plötzlich werden aus drei Einheiten nur noch zwei und der Fettabbau wird immer langsamer. Das demotiviert enorm.

Eine weitere Sache haben wir bisher aber komplett außer Acht gelassen: Das ganze Rechenbeispiel funktioniert nur, wenn die eigene Ernährung sich wirklich nicht verändert und alles bleibt, wie es ist. Doch was hat man bekanntermaßen nach einem fordernden Lauf?

Richtig – *Hunger!* Das viele Laufen macht richtig hungrig. So wird in den meisten Fällen also unterbewusst deutlich mehr gegessen und das Kaloriendefizit wird kleiner und kleiner oder ist in der Realität häufig gar nicht mehr gegeben. Im schlimmsten Fall isst man sogar noch mehr und erreicht anstelle eines Kaloriendefizits plötzlich einen Kalorienüberschuss und nimmt sogar noch zu … Zwar steigt so die eigene Kondition – aber das Hüftfett wird ganz sicher nicht schrumpfen. Das ist auch der Grund, weshalb so viele Menschen meinen, Abnehmen sei schwierig und sie würden es einfach nicht schaffen. Ich kann dir eines versprechen: Abnehmen ist viel einfacher, als du es selbst für möglich halten würdest. Vorausgesetzt, du machst das Richtige … Warum das Cardiotraining zur Fettverbrennung eine schlechte und vor allem langweilige Alternative ist, sollte nun klar sein. Doch was solltest du dann tun?

Um Fett zu verlieren, achte lediglich auf eine leicht kalorienreduzierte Diät bzw. Ernährungsweise.

Um auch, besonders nackt, gut auszusehen, solltest du mit dem Krafttraining beginnen und deinen sportlichen Fokus voll auf das Widerstandstraining legen. Krafttraining hat diverse Vorteile und ist wesentlich besser zum Fettabbau geeignet als jedes Cardiotraining. Zunächst wäre hier natürlich der optische Faktor zu nennen. Einfach nur abzunehmen und dann nur "dünn" zu werden, macht es nämlich auch nicht wirklich besser. Denn wenn einem jegliche Muskulatur fehlt, sieht man nämlich nicht fit, sondern nur abgemagert aus, dabei ist doch das, was wir im Grunde alle wollen: gesund und fit aussehen und es auch tatsächlich sein.

Doch auch für die Fettverbrennung ist Krafttraining wesentlich besser geeignet. Während das Ausdauertraining primär während des eigentlichen Trainings Kalorien verbraucht und der Körper nur kurzzeitig mehr Kalorien verbrennt, erhöhen wir mit Krafttraining den gesamten Kalorienumsatz dauerhaft. Nach einem intensiven und schweren Krafttraining müssen die Muskelfasern repariert werden, die Regeneration setzt ein und der Körper hat einen erhöhten Stoffwechsel für 48 bis 72 Stunden. Außerdem erhöht man mit jedem Gramm neuer Muskulatur seinen Grundumsatz und verbrennt automatisch mehr Energie. Zwar ist dieser Effekt nicht so stark, wie es oft propagiert wird – aber er ist vorhanden. Jede zusätzlichen zehn Kilogramm reine Muskelmasse verbrennen im Schnitt zusätzliche 100 kcal am Tag. [5]

Die Gesellschaft für Übergewichtige hat in einer Langzeitstudie ebenfalls festgestellt, dass Krafttraining deutlich wirkungsvoller zur Reduzierung des Hüftumfanges ist als jedes mittlere bis kraftvolle aerobe Training. (!) [6]

Je mehr Krafttraining man also macht, desto besser ist dies für die eigene Figur.

Wenn dann die Energiebilanz noch im Check ist, ist ein Abnehmen so gut wie garantiert. Anstatt also wie wild um die Wette zu rennen, um das eigene Fett schmelzen zu lassen, solltest du viel eher deine Ernährung in den Griff bekommen und ein leichtes tägliches Kaloriendefizit von 300 kcal einhalten.

Ich möchte aber nochmals auf die Einleitung dieses Themas verweisen: Cardiotraining an sich ist nichts Schlechtes und jegliche Form von Bewegung ist besser als keine. Nur weiß ich zu gut aus eigener Erfahrung und aus meinen Beobachtungen, dass viele Menschen verzweifelt versuchen, abzunehmen, und es trotz aller Mühen einfach nicht packen. Die Ursache liegt dabei selten an mangelnder Disziplin oder fehlendem Tatendrang - oft scheitert es einfach daran, dass die Leute schlichtweg immer wieder das Falsche tun und deshalb niemals wünschenswerte Resultate erzielen können und genau deshalb frühzeitig das Handtuch werfen. Einfach nur mehr von den Dingen zu tun, die nicht funktionieren, macht es eben auch nicht besser ...

Wenn es um die reine Gewichtsreduktion und um den Fettabbau geht, ist ein reines Cardiotraining allein und isoliert betrachtet, ungeeignet. Ein kleines Kaloriendefizit ist der Schlüssel zum Erfolg. Wenn man wirklich Cardio-Training zum Fettabbau betreiben möchte, dann nur leicht unterstützend zum Krafttraining und der gezielten Ernährung oder aber, weil man Spaß an der Freude hat ...

Doch wie gesagt, im echten Leben ist es deutlich einfacher, eine mittelmäßige Diät durchzuführen mit einem kleinen, aber stetigen Kaloriendefizit, statt jede einzelne Woche Unmengen an Kilometern ablaufen zu wollen.

Nochmal.

Wenn du dich fragst, wie viel Cardiotraining du machen musst, um Fett zu verlieren, lautet meine Antwort: Du musst gar keines machen.

Null.

Mit der richtigen Ernährungsweise und wirklich nur einem minimalen Kaloriendefizit kannst du jede Woche 300 bis 500 g reines Fett verlieren. All das, ohne dich drei- bis viermal pro Woche zum Ausdauertraining aufraffen zu müssen. Dies in Kombination mit dem richtigen Trainingsplan und der stetigen Progression im Training bewirkt buchstäblich Wunder. Das kann ich dir versprechen ...

Merke:

1. Für den Fettabbau kombiniere ein Kaloriendefizit mit einer vollwertigen Ernährung.

2. Für eine höhere Gesundheit kombiniere Cardiotraining mit einer vollwertigen Ernährung und einem moderaten Gewichtsverlust.

3. Um besser auszusehen und gesünder zu leben, kombiniere Krafttraining und Fettabbau mit einer vollwertigen Ernährung mit einem hohen Proteinanteil.

2. Die Makronährstoffe

Nach der Energiebilanz ist der nächstwichtigste Punkt in der Ernährung die Makronährstoffverteilung. Makronährstoffe sind die großen Bausteine, aus denen unsere Ernährung besteht. Egal, welches Lebensmittel du dir aussuchst, es setzt sich immer aus diesen drei großen Bauteilen zusammen: **Fett, Eiweiß und Kohlenhydrate.** Lediglich die Aufteilung ist von Lebensmittel zu Lebensmittel eine andere. Jeder dieser drei Nährstoffe erfüllt seinen ganz eigenen Zweck in unserem Körper. Bevor wir zur detaillierten Berechnung der jeweiligen Verteilung kommen, möchte ich dir noch kurz das ein oder andere Wort zu jedem Makronährstoff mit auf den Weg geben.

Kohlenhydrate:

Brennwert: 1 Gramm = 4 kcal

Kohlenhydrate sind und bleiben die Hauptenergiequelle für unseren Körper und sorgen dafür, dass wir genug Kraft für unseren Alltag haben, unser Gehirn vernünftig denken kann und wir genug Power für das Training besitzen. Kohlenhydrate werden hauptsächlich im Muskel und in der Leber als Glykogen gespeichert, von wo aus der Körper auf sie zugreifen kann, um aus ihnen Energie zu gewinnen. Dabei sind sowohl das Gehirn als auch die Nerven und die roten Blutkörperchen abhängig von der Glukose. Typische Mangelerscheinungen sind hier oft Lethargie und Trägheit, bei gleichzeitigem Heißhunger auf Zucker.

Diesen Zustand nennt man auch Hypoglykämie oder aber auch einen niedrigen Blutzucker. Kohlenhydrate sorgen auch im Körper, abhängig von der Quelle, für einen mehr oder weniger starken Insulinausstoß. Insulin ist ein wichtiges Hormon, welches auch eines der anabolsten Hormone in unserem Körper ist (anabol = aufbauender Prozess). Insulin drückt Nährstoffe wie Zucker und andere wichtige Stoffe, wie zum Beispiel die Aminosäuren aus dem Eiweiß, in die Zellen und gewährleistet somit deren Versorgung - das ist sehr gut. Richtig eingesetzt unterstützt Insulin auch indirekt den Muskelaufbau, weshalb die kohlenhydratstärkste Mahlzeit stets nach dem Workout stattfinden sollte. Dies hilft dem Körper, die Glykogenspeicher wieder zu füllen und sich zu regenerieren, während es gleichzeitig die durch das Training entstandene Proteolyse (Abbau von Proteinen) beendet.

Gute Lebensmittel wären hier Reis, Kartoffeln und Nudeln oder Obst wie Bananen, Datteln oder Rosinen. Den Rest des Tages kann man auf komplexe Kohlenhydratquellen zugreifen, wie beispielsweise Süßkartoffeln und Gemüse. Diese geben dem Körper den ganzen Tag über viel Kraft und sorgen für einen weniger starken Insulinausstoß, was sich wiederum in einem stabileren Blutzuckerspiegel äußert. Dieser sorgt für eine bessere Konzentration und für mehr Fokus im Alltag.

Wenn aber ein Makronährstoff die Meinungen dieser Welt teilt, dann sind es mit Abstand die armen Kohlenhydrate. Sie geben uns Kraft, sind in großen Mengen vorhanden und günstig zu konsumieren. Jedoch stehen sie auch stark im Verdacht, diverse Krankheiten auszulösen, wie zum Beispiel Diabetes Typ 2 oder das gefürchtete Alzheimersyndrom. Kohlenhydrate gibt es in den unterschiedlichsten Formen und Zusammensetzungen. Wir finden sie in Nudeln, Reis und im Brot, aber auch in jedem Obst und jedem Gemüse und in so gut wie allen Süßigkeiten. Doch egal, um welche Kohlenhydratquelle es sich handelt, am Ende wird alles zu Glukose aufgebrochen. Das ist der erste interessante Fakt, den du dir schon vorab merken kannst. Spannend für uns Menschen ist aber auch, dass wir Kohlenhydrate nicht für unser eigentliches Überleben brauchen. Auch wenn bei den meisten Menschen der Neuzeit Zucker als Hauptenergieträger genutzt wird, hat der Körper vor vielen Tausenden Jahren gelernt, ohne ihn auszukommen. Grund dafür ist die essenzielle Rolle des Zuckers für den Menschen. Unser Gehirn und viele andere Organe sind stark abhängig von einer gewissen Menge an Zucker in unserem Körper, und würden sich zu irgendeinem Zeitpunkt 0 g Zucker in unserem Organismus befinden, dann wären wir ziemlich schnell ziemlich tot.

Das muss jedoch nicht sein. Mithilfe der Glukoneogenese kann der Körper zum Beispiel den nötigen Zucker auch aus Aminosäuren gewinnen, notfalls sogar aus den eigenen Reserven innerhalb unserer Muskulatur. Hier schleicht sich jedoch häufig schon der erste Fehler im Denken ein. Zunächst ja, Kohlenhydrate sind nicht essenziell für unser (Über-)Leben - das bedeutet jedoch noch lange nicht, dass sie unser Leben nicht besser machen und wir als Spezies Mensch nicht deutlich bessere Leistungen mit einer adäquaten Menge an Kohlenhydraten erbringen. Schuhe braucht auch kein Mensch, sie machen das Leben aber einfach besser ... so ähnlich verhält es sich auch hiermit. Kohlenhydrate sind essenziell für so gut wie alle heraus-ragenden körperlichen Leistungen, besonders in Ausdauersportarten, aber auch in Sportarten, die einen kurzen und schnellen Anstieg von Geschwindigkeit und Kraft benötigen - so wie eben im Krafttraining. Fangen wir doch aber erstmal ganz von vorn an.

Zucker bzw. Kohlenhydrate lassen sich in kurz- und langkettige Kohlenhydrate untergliedern. Zu den kurzkettigen gehören dabei der Einfachzucker (Monosaccharide) wie Glukose und Fruktose und der Zweifachzucker (Disaccharide) wie Rohrzucker bzw. Tafelzucker. Kurzkettig bedeutet, dass diese Quellen besonders schnell und einfach vom Insulin gespalten werden können und sie uns deshalb sehr schnell Energie zur Verfügung stellen. Das beste Beispiel ist hierbei wohl der Traubenzucker. Kaum haben wir ihn gegessen, schon ist er im Blut. Zwar versorgen uns diese Quellen sehr schnell mit Energie, jedoch auch nur sehr kurz, und danach lassen sie uns in eine Art Loch fallen, in dem wir meist noch mehr Hunger bekommen.

Etwas anders ist dies bei den langkettigen Kohlenhydraten. Diese sind entweder Mehrfachzucker (Oligosaccharide) oder Vielfachzucker (Polysaccharide). Man erkennt sie vor allem daran, dass sie nicht besonders süß schmecken und generell vermeintlich wenig Zucker enthalten. Diese Kohlenhydratquellen sind voll mit Stärke und Ballaststoffen. Ein gutes Beispiel wäre hier Hafer. Haferflocken, im Gegensatz zu beispielsweise Traubenzucker, können vom Körper wesentlich schwieriger aufgespalten werden und gehen deshalb auch langsamer ins Blut über.

Sie versorgen uns zwar langsamer, aber kontinuierlicher mit Energie. Dies sättigt uns mehr und wir werden vermutlich nicht allzu schnell vor Hunger wieder in die Küche oder zum nächsten Supermarkt rennen müssen. Du siehst also schon zu Beginn:

Kohlenhydrat ist nicht gleich Kohlenhydrat - am Ende aber dann doch, da alle Quellen schlussendlich zu Glukose aufgespalten werden.

Nun sind aber generell Kohlenhydrate ziemlich in die Mangel geraten und genießen, zumindest zurzeit, keinen wirklich guten Ruf. Dick und krank sollen sie machen, und wer abnehmen will, der muss doch einfach nur auf die Kohlenhydrate verzichten und sich Low Carb ernähren, oder? Ich meine, das weiß doch jedes Kind?! Die typische Ernährung der Bürger im Westen besteht in der Regel zu 50 Prozent aus Kohlenhydraten, doch die Menschen, die gemeinhin als übergewichtig und dick gelten, essen in der Regel nicht mehr Kohlenhydrate, als andere Menschen. Aufgepasst, das ist ein wichtiger Punkt. Logisch, die dicksten Menschen essen mit Abstand am meisten, doch was essen sie am meisten?

Kohlenhydrate alleine sind es zumindest schon mal nicht. Was macht uns also wirklich dick? Ist es die falsche Wahl der Kohlenhydrate, sind es der Zucker und der darauffolgende Insulinausstoß? Das wird uns oft versucht weiszumachen, und deshalb schauen wir an dieser Stelle einfach mal genauer hin ...

Macht Insulin dick? Das ist die Wahrheit:

Low-Carb-Diäten sind seit vielen Jahren auf dem Vormarsch und viele Gurus sind sich einig: Zucker macht dick, fett, krank, löst Diabetes Typ 2 aus und ist überhaupt das Übel der modernen Ernährung - zumindest könnte man diesen Eindruck gewinnen, wenn man sich fünf Minuten mit einem Low-Carbler unterhält oder das ein oder andere angsteinflößende Video im Netz sieht. Schuld an all dem Dilemma ist unser Hormon Insulin (einer muss ja schuld sein, und so ist es dieser Tage die Kombination aus Kohlenhydraten und Insulin, die uns fetter und fetter werden lassen soll). Doch was ist wirklich dran an der Sache? Ist das Vermeiden der Insulinausschüttung die Abkürzung zu einem schlanken und definierten Körper und müssen wir einfach nur die bösen (und leider leckeren) Kohlenhydrate aus unserem Leben verbannen, um gesünder, fitter und energiegeladener zu sein? Um die Frage zu beantworten, müssen wir uns zunächst anschauen, was Insulin denn genau ist.

Insulin ist ein überlebenswichtiges Hormon, welches von der Bauchspeicheldrüse hergestellt und daraufhin an das Blut abgegeben wird. Es spielt dabei eine wichtige Rolle für den Zuckerstoffwechsel und wird immer dann ausgeschüttet, wenn wir unserem Körper Nahrung zuführen.

Sobald wir etwas essen, spaltet das Insulin die zugeführte Nahrung in ihre Grundnährstoffe auf und hilft dem Körper beim Absorbieren der einzelnen Bestandteile. So bricht das Insulin Proteine in Aminosäuren auf, Fette in die einzelnen Fettsäuren und Kohlenhydrate zur bereits genannten Glukose.

Insulin hilft weiter, diese Nährstoffe aus dem Blut in die Muskel- und Fettzellen zur Nutzung oder Speicherung zu transportieren. Sobald wir etwas essen, schüttet unsere Bauchspeicheldrüse Insulin ins Blut aus. Wenn die einzelnen Nährstoffe dann langsam absorbiert sind, sinkt das Insulin-Level wieder auf seinen Ausgangswert ab. Insulin erfüllt demnach einen extrem wichtigen Job und ist sogar überlebensnotwendig. Insulin an sich ist also nicht das große Problem. Darüber hinaus hilft das Insulin auch indirekt beim Muskelaufbau und ist nach Testosteron eines der anabolsten Hormone in unserem Körper überhaupt. [1]

Das klingt also eigentlich gar nicht mal so übel und dennoch ist das Insulin ins Visier vieler Low-Carbler geraten und wird als das böse Hormon dargestellt, welches die Menschheit fett und krank werden lässt. Warum ist das so? Keto- und Low-Carb-Anhänger lieben dabei folgende Grafik:

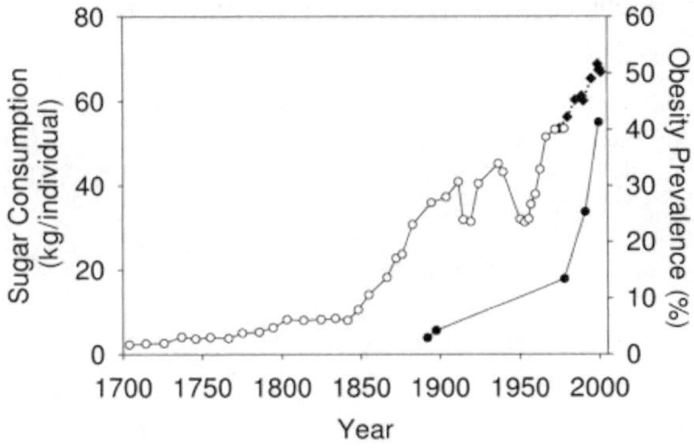

Aus Johnson et al., 2007

Kohlenhydrate (Zucker) müssen doch offensichtlich das Übel all der Fettleibigkeit sein, und wie man hier unschwer erkennen kann, stehen sie im direkten Zusammenhang mit der stetigen prozentualen Zunahme der übergewichtigen Bevölkerung. Kohlenhydrate haben nämlich einen hohen Ausstoß an Insulin zur Folge, und je mehr Zucker wir essen, umso mehr Insulin wird ausgeschüttet. Diese Aussage ist noch nicht ganz vollständig, aber wichtig für das Verständnis.

Wenn doch aber Insulin eigentlich so wichtig ist, warum besteht dieser „Verdacht" bzw. Zusammenhang, dass Insulin dick macht? Dieser Verdacht ergibt sich aus einer weiteren wichtigen Aufgabe des Insulins: der Fetteinlagerung.

Insulin hemmt nämlich den Abbau von Fettzellen und fördert gleichzeitig die Bildung von Körperfett. Insulin sagt vereinfacht also dem Körper, dass er gefälligst aufhören soll, seine Fettspeicher zu verbrennen, und stattdessen einige der Fettsäuren und Glukose, die im Blut nach einer Mahlzeit vorhanden sind, absorbieren und sie doch bitte vermehrt in mehr Körperfett verwandeln soll. [2]

Hier leitet sich dann der Gedanke ab, dass die Vermeidung von Kohlenhydraten und des damit verbundenen Insulinsausstoßes, die Fettverbrennung fördern würde, einfach weil sie ja nicht durch die Kohlenhydrate gehemmt ist. Der Feind ist gefunden und die Lösung liegt doch klar auf der Hand. Gleichzeitig scheint sie komplett konträr zur allgemeinen Annahme und dem zu sein, was wir und unsere ebenfalls übergewichtigen Mitmenschen in der Vergangenheit getan haben, und viele Leute lieben einfach *Verschwörungstheorien*. Kein Wunder, dass sich in Titeln vieler internationaler Bestseller Synonyme für die Wörter Zucker und Tod finden lassen ...

Aber hey, die Erklärung scheint plausibel, und auch ich habe in meinem Leben bereits sämtliche Low-Carb-Diäten ausprobiert.

Doch was ist dran? Ist es ein Mythos oder die Realität?

Die Wahrheit lautet: Insulin lagert Fett ein - macht aber nicht dick.

Was mich aber besonders bei dieser ganzen Low-Carb- und Insulin-Thematik stört, sind die Halbwahrheiten dieser Gurus und das bewusste Auslassen essenzieller Informationen. In der Grafik oben würde mir sicher jeder im ersten Moment zustimmen, dass Zucker dick macht und das größte Problem der modernen Ernährung das Insulin sei.

Doch schauen wir uns mal folgende aktuelleren Grafiken an:

(Bitte wieder einmal genauer hinschauen - das ist wichtig jetzt.)

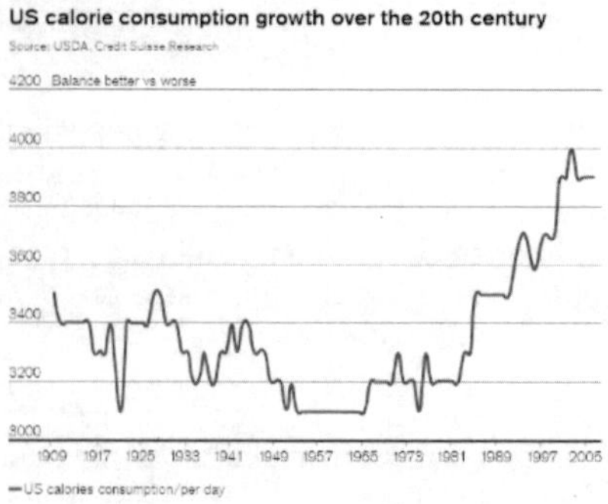

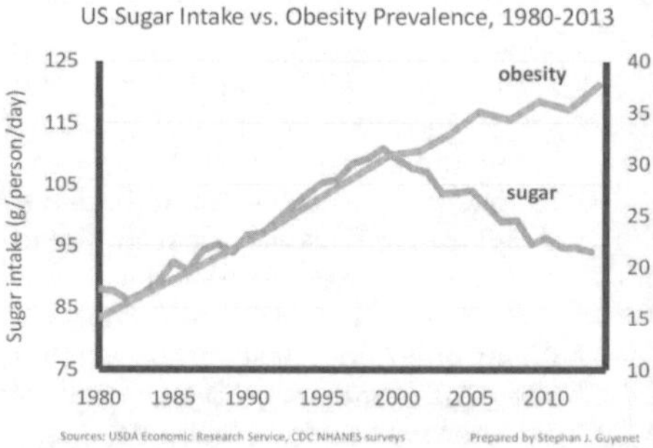

Hier kann man klar erkennen, dass seit der Jahrtausendwende der Zuckerkonsum stark abnimmt, während die insgesamte Kalorienzufuhr aber immer weiter ansteigt. Komisch - wie geht das denn? Ist das ein Fehler in der Matrix? Ist Zucker doch gar nicht so böse, wie es scheint?

Nein, es ist kein Fehler der Matrix, und tatsächlich steht ein erhöhter Zuckerkonsum statistisch gesehen mit einem niedrigeren Körperfettanteil in Verbindung, und nicht, wie man ja annehmen könnte, mit einem höheren Körperfettanteil. [3]

Am Ende des Tages ist einzig und allein eine zu starke und stetig andauernde Kalorienzufuhr die Ursache für eine Gewichtszunahme. Sprich, ein Überschuss an allem: Fett, Zucker, Proteinen, Obst, Gemüse, was auch immer. Zu viel ist zu viel, egal aus welcher Quelle. Die Energiebilanz ist am Ende des Tages einzig und allein darüber entscheidend, ob man zu- oder abnimmt, und zwar ohne Ausnahme. Immer. Unser Körper und unser Stoffwechsel sind ein ganz normales Energiesystem. Es verbraucht Energie und wir geben ihm Energie. Geben wir dem Körper zu viel Energie, speichert er die überschüssige Energie ab (als Fett). Geben wir dem Körper weniger Energie, als er im Alltag verbraucht, dann nutzt er die eigenen Energiereserven, um dieses Energiedefizit auszugleichen, und wir bauen Fett ab. So wechselt der Körper den ganzen Tag stets zwischen einer durch das Insulin ausgelösten Fetteinlagerung und einem Fettabbau, da wenig Insulin im Blut vorhanden ist. Das macht der Körper, damit stets genügend Zucker für unter anderem unsere Organe vorhanden ist, wie beispielsweise für das Gehirn. Am Ende des Tages entscheidet einzig und allein die Nettobilanz darüber, ob man zunehmen oder abnehmen wird.

Das ist aber noch nicht ganz das Ende vom Lied und Leid des Insulins.

Doch zunächst nochmal zurück zur Energiebilanz. Für die Energiebilanz spielt es keine Rolle (Null. Nichts. Nada. Niente.), ob die Kalorien (Energie) aus Fetten, Kohlenhydraten oder Proteinen stammen, und es spielt auch keine Rolle, wie hoch der individuelle Insulinausstoß einer spezifischen Mahlzeit ist. Beim Fettaufbau greift nämlich das erste Gesetz der Thermodynamik in seiner vollen Konsequenz, und ohne einen Überschuss an Energie (Kalorien) kann der Körper auch kein Fett aufbauen. Umgekehrt kann der Körper kein Fett (Energie) verlieren, wenn zuvor kein Defizit an Energie entstanden ist.

Für die Fettabnahme macht es dabei auch keinerlei Unterschied, ob man während der Diät viele oder wenige Kohlenhydrate isst. [4]

Eine der besten Studien zu dieser Frage überhaupt ist die von den Forschern Gardner et al., welche im Journal of the American Medical Association im Jahre 2018 publiziert wurde. [5]

Über einen Zeitraum von einem Jahr wollte man die Frage klären, welche Diätform besser zum langfristigen Fettverlust geeignet ist: Low Carb oder High Carb? Diese untypisch lange Studie kam schlussendlich zu dem Resultat, dass beide Diätformen gleichermaßen zum Erfolg führen, vorausgesetzt, man befindet sich in einem Kaloriendefizit und ist in der Lage, seine Diätform langfristig umzusetzen. Diese Punkte sind wichtig zu verstehen. Auf der einen Seite sind Low-Carb-Diäten eben nicht überlegen und das reine Vermeiden von Kohlenhydraten führt nicht auf magische Weise zum Fettverlust, weshalb es auch nicht nötig ist, dies zu tun. Auf der anderen Seite spielt die Adhärenz eine viel größere Rolle bei der eigenen Diät als das Verhältnis von Kohlenhydraten zu Fetten, und im echten Leben schneiden hier Low-Carb-Diäten häufig einfach deutlich schlechter ab.

Interessant ist aber auch, dass Insulin nicht das einzige fetteinlagernde Hormon ist (oder auf gut Deutsch: Der Körper ist ja nicht blöde!). Die sogenannte hormonsensitive Lipase (HLS) sorgt nämlich ebenfalls dafür, dass Fette (bzw. Lipide) und Proteine als Körperfett eingelagert werden können und dass die überschüssige Energie nicht ungenutzt verloren geht. Wenn es um Leben und Tod geht, ist unser Körper ganz gewiss nicht dumm, und es gibt keine einfachen Abkürzungen und keinen Hack, mit dem man den Körper austricksen und bestimmte Grundprinzipien einfach ignorieren könnte. Der endgültige Genickbruch für alle Low-Carb-Anhänger und Insulin-Gegner ist aber der Fakt, dass selbst Low-Carb-High-Protein-Gerichte mehr Insulin ausschütten können, als es eine High-Carb-Mahlzeit bei gleicher Kalorienmenge kann. Ein Beispiel wäre hier das gute Steak, das von Low-Carblern und ketogenen Anhängern so gerne lobgepriesen wird, welches aber den gleichen Insulinausstoß zur Folge hat wie brauner Reis. Zu nennen wäre hier auch Whey Protein, welches die Bauchspeicheldrüse mehr Insulin ausstoßen lässt, als es beispielsweise Weißbrot tut. [6][7][8]

Doch das ist überhaupt nichts Schlechtes und hilft wie bereits beschrieben, zum richtigen Zeitpunkt, massiv beim Muskelaufbau. Insulin ist also nicht nur überlebensnotwendig, nicht nur kein Feind, es unterstützt sogar mit dem richtigen Timing und in den richtigen Mengen den Muskelaufbau. Insulin löst zwar nicht direkt die Muskelproteinsynthese aus, dennoch hat es sehr gute antikatabole Effekte. [9][10]

Besonders nach dem Training und in einem stressigen Alltag setzt der Abbau von Muskelproteinen (Proteolyse) ein. Wenn nun vermehrt Insulin im Blut vorhanden ist, wird dieser negative Effekt weitgehend minimiert und wir ermöglichen eine bessere anabolere Umgebung für den Muskelaufbau in unserem Körper. [11]

Dieser Effekt ist besonders um das Training (vor und nach dem Training) sehr stark zu bemerken, da Studien auch hier belegen, dass vor allem eine Ernährung mit schnell verwertbaren Kohlenhydraten und Proteinen zu einem besseren Muskel- und Kraftaufbau führt. [12]
Dazu kommen noch diverse weitere Studien, die immer wieder belegen, dass mehr Kohlenhydrate zu besseren Kraftsteigerungen und einem besseren Muskelaufbau führen, einfach, weil mehr Leistung erbracht werden kann und mehr intensivere muskelaufbauende Reize gesetzt werden können. In einer Studie aus dem Jahr 2010 verglich man eine Low-Carb-Ernährung mit einer High-Carb-Ernährung, während die Probanden ein tägliches Beintraining absolvierten. Am Ende fand man heraus, dass die Probanden mit der Low-Carb-Ernährung einen höheren Abbau von Muskelproteinen und eine geringere Proteinsynthese hatten und somit insgesamt schlechter und weniger Muskeln aufbauten als die Vergleichsgruppe, die viele Kohlenhydrate aß. [13]

Eine weitere Studie aus dem Jahr 2010 fand zudem heraus, dass ein tägliches Training in Kombination mit einer Low-Carb-Ernährung zu höheren Cortisolwerten führt, welche sich wiederum negativ auf die Testosteronproduktion und somit den Muskelaufbau auswirken. Dies geht so weiter und weiter, und für uns Kraftsportler sind Kohlenhydrate und Insulin, in der richtigen Dosierung, ein Segen und eine absolute Bereicherung, weshalb du bei jeder Diät stets darauf achten solltest, die Kohlenhydrate so lang wie möglich so hoch wie möglich zu halten. [14]

Jetzt aber aufgepasst, lieber Athlet:

Das wirkliche Problem der Neuzeit sind nicht die Kohlenhydrate und all das Insulin - es ist vielmehr ein gefährlicher Mix aus einem andauernden Bewegungsmangel, einer stark überkalorischen sowie kaum nährstoffreichen Ernährung und einem zu hohen Körperfettanteil. Das ist der wahre Teufelskreis, welcher zu diversen modernen Volkskrankheiten führen wird. Ist man bereits stark übergewichtig und besteht die alleinige Bewegung im Alltag im Gang zum Kühlschrank oder zum eigenen Auto vor der Tür, dann wird es für den Körper auch immer schwerer und schwerer, mit dem vielen Insulin umzugehen, was mit der Zeit das Risiko, an Diabetes Typ 2 zu erkranken oder einen Herzinfarkt zu erleiden, drastisch erhöht. [15][16]

Wenn du dagegen regelmäßig Sport treibst, progressiv trainierst und einen relativ niedrigen Körperfettanteil erreichst, dann brauchst du dir überhaupt keine Sorgen machen und solltest definitiv nicht die Kohlenhydrate aus deinem Leben verbannen. Mit einem niedrigen Körperfettanteil steigt die Insulinsensibilität, wir produzieren mehr Testosteron und leben insgesamt gesünder - und das selbst mit sehr vielen und auch simplen Kohlenhydraten jeden einzelnen Tag. Also genieße deine Kohlenhydrate und somit deine Ernährung - und tue damit auch deinem Muskelaufbau etwas Gutes. Achte jedoch auf eine gute Makronährstoffverteilung und auch darauf, dass deine Energiebilanz im Check ist - dann ist alles wunderbar.

Was ist denn aber das Schlimmste, was ein Lebensmittel uns antun kann? Das Schlimmste, was ein Lebensmittel uns Menschen antun kann und damit die Betitelung *schlecht* verdient hätte, ist, dass es uns einfach nur Kalorien ohne Mikronährstoffe liefert. Denken wir an Gummibärchen. Gummibärchen gelten gemeinhin als schlechtes oder ungesundes Lebensmittel, welches dick macht. Gummibärchen alleine machen aber nicht dick und sie besitzen keine magischen fetteinlagernden Fähigkeiten - sie tragen aber auch nicht gerade zu unserer allgemeinen Gesundheit bei. Woran liegt das? Der Grund hierfür ist der Mangel an Mikronährstoffen, und nur, weil man auch mit Gummibärchen und Pizza abnehmen KANN, sollte man es NICHT gleich TUN. Unser Körper braucht mehr als nur Kalorien aus den Kohlenhydraten, Proteinen und Fetten. Er braucht außerdem Vitamine, Ballaststoffe, Spurenelemente und diverse Mineralien. Verpassen wir die Chance, dem Körper diese essenziellen Dinge zu geben, dann werden wir in der einen oder anderen Form krank werden.

Das kannst du dir ein wenig wie ein mögliches Budget vorstellen, welches du jeden Tag aufbrauchen kannst. Man kann durchaus seine gesamte Kalorienmenge in Gummibärchen investieren, solange man sich an die Gesetzmäßigkeiten der Energiebilanz hält, wird man nicht zunehmen. Jedoch läuft man dann hier akute Gefahr, dass es auf anderen Ebenen zu Defiziten kommt, und das macht einen dann zum Beispiel krank.

Dies ist im Grunde das Schlimmste, was uns ein Lebensmittel antun kann: uns nur Energie geben. Somit machen nicht bestimmte einzelne Lebensmittel krank und sind ungesund, sondern in Wirklichkeit die Abwesenheit wichtiger Mikronährstoffe - und das sind zwei verschiedene Paar Schuhe. Dieser Unterschied ist wichtig zu verstehen, denn aus diesem Aspekt ist kein Lebensmittel per se *gut* oder *schlecht*. Ich würde viel eher in *mikronährstoffreich* und *neutral* denken.

Wirklich ungesund sind im Grunde nur Transfette. Je mehr Transfette wir essen, desto höher ist die Gefahr, einen Herzinfarkt zu erleiden sowie Diabetiker oder unfruchtbar zu werden. Insbesondere stark verarbeitete Lebensmittel sind voll mit Transfetten, weshalb es nur Sinn ergibt, diese weitgehend zu meiden. [17]

Das ist also das Schlimmste, was wir uns selbst antun können: mikronährstoffreiche Lebensmittel komplett vermeiden, deutlich zu viele Kalorien zu uns nehmen und viele Transfette essen. Wenn wir uns nun nur noch von Fast Food ernähren, tritt exakt dieses Szenario ein und wir werden mit hoher Wahrscheinlichkeit krank und eventuell auch dick. Wenn wir dagegen jeden Tag Lebensmittel essen, die reich an Mikronährstoffen sind und unsere täglichen Bedarfe abdecken, dann spielt es darüber hinaus keine Rolle, ob wir noch ungesunde Lebensmittel dazuessen (vorausgesetzt, es passt in die Energiebilanz).

Macht Zucker wirklich fett?

Nach den vorherigen Seiten sollte eigentlich klar sein, dass Kohlenhydrate nicht das große Übel sind und sie absolut zu unrecht verteufelt werden. Doch wie steht es um die Wahl der Lebensmittel? Kommt es nur auf die richtige (oder falsche) Wahl der Kohlenhydrate an und - viel wichtiger - wie schlimm ist Zucker? Nein, auch die Wahl bestimmter Lebensmittel spielt zum Glück ebenso wenig eine tragende Rolle (jedoch mit Einschränkungen). Dies wurde eindrucksvoll in diversen Experimenten dargelegt, deren Umsetzung ich zwar so in dieser Form niemandem empfehlen würde, welche jedoch wie echte Anomalien im Hinblick auf das Thema Zucker und Abnehmen scheinen und herkömmliche Konventionen über die Ernährung komplett auf den Kopf stellen.

Als Erstes wäre da Anthony Howard-Crow zu nennen, welcher über einen Zeitraum von 100 Tagen über 14 kg abnahm - und das ausschließlich mit Eis sowie kleinen Protein-Shakes und gelegentlich Alkohol. Insgesamt nahm er täglich circa 2.000 kcal durch Ben & Jerry's zu sich und weitere 500 kcal aus Protein-Shakes. [1]

Ein weiteres Extrem finden wir in John Cisna, der sich 2015 über ein halbes Jahr lang nur von McDonald's ernährte. Jeden Tag über unglaubliche sechs Monate gab es für ihn ausschließlich Burger, Cola, Pommes und was man sonst noch so alles im goldenen M findet. Neben dieser durchaus einseitigen Ernährung achtete er dennoch darauf, dass er am Ende des Tages nicht mehr als 2.000 Kalorien konsumierte, mit dem Resultat, dass er über 25 kg Fett verlor. [2]

Wie gesund war aber all das?

Nun, sämtliche Gesundheitsmarker verbesserten sich: sowohl die Cholesterinwerte als auch die Triglyceridwerte im Blut. Kurzum verloren sie erfolgreich Fett, wurden fitter und verbesserten ihre Gesundheit - und das mit dem vermeintlich größten Mist, den man sich nur vorstellen kann! Wie zum Henker ist das möglich? Zunächst will ich festhalten, dass diese Resultate definitiv kein Zufall sind, dass diese Leute nicht einfach nur den besten Stoffwechsel der Welt haben oder was auch immer.

Diese Leute hielten sich simpel ausgesprochen einfach an die Gesetzmäßigkeiten der Energiebilanz, befanden sich über eine längere Zeitperiode in einem Kaloriendefizit und nahmen deshalb erfolgreich ab.

Warum wurden sie aber bitte denn auch noch gesünder? Simpel ausgesprochen einfach durch den Fakt, dass sie abnahmen ...

Wir wissen ganz genau, dass allein schon die Reduzierung des Körperfettanteils zu drastisch besseren Gesundheitsmarkern führt. Die Vorteile eines niedrigen Körperfettanteils sind zum Beispiel ein vermindertes Risiko für Herz-Kreislauf-Erkrankungen, eine erhöhte Lebenserwartung, ein vermindertes Risiko für Typ-2-Diabetes, ein vermindertes Krebsrisiko und eine rundum bessere Lebensqualität in allen nur erdenkbaren Lebensbereichen. Allein der Faktor eines geringeren Körperfettanteils wird die eigene Gesundheit drastisch verbessern. [3][4][5][6]

An der Stelle sei nochmals erwähnt, dass dies langfristig der eigenen Gesundheit dennoch mit hoher Wahrscheinlichkeit schaden wird. Hier ergeben sich einfach zu große Defizite in den Mikronährstoffen, was über die Monate und Jahre definitiv zu einem Problem werden kann. Dennoch kann man hier festhalten, dass es keinen kausalen Zusammenhang zwischen dem Zuckerkonsum und dem eventuellen Unvermögen gibt, Fett zu verlieren. Am Ende des Tages ist die Energiebilanz der entscheidende Faktor - nicht primär, was wir essen oder wie zuckerhaltig zum Beispiel ein gegebenes Lebensmittel ist.

Dasselbe kann man auch die letzten 60 Jahre in Australien beobachten, und die folgenden beiden Charts werden einem nochmals weiter die Augen öffnen. Das vermeintliche australische Paradox beschreibt dabei das Phänomen, dass der Zuckerkonsum in Australien in den letzten 60 Jahren kontinuierlich abnimmt und die Leute trotzdem dicker und dicker werden. In dem folgenden Chart sehen wir schön, wie seit den 1960er-Jahren der Konsum und auch das Vorhandensein von Zucker und Süßungsmitteln in den Lebensmitteln Australiens stets abnehmen. [7]

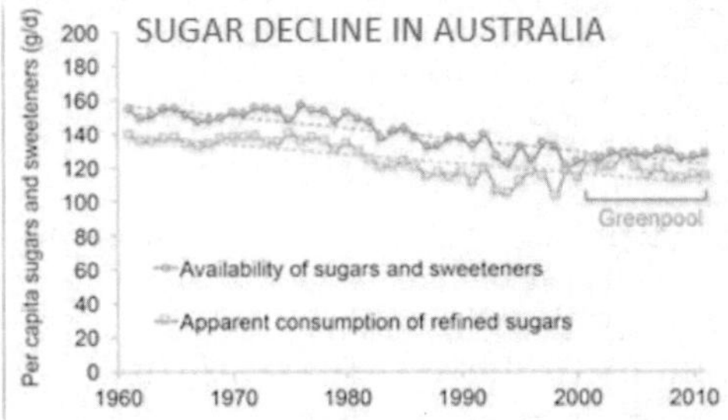

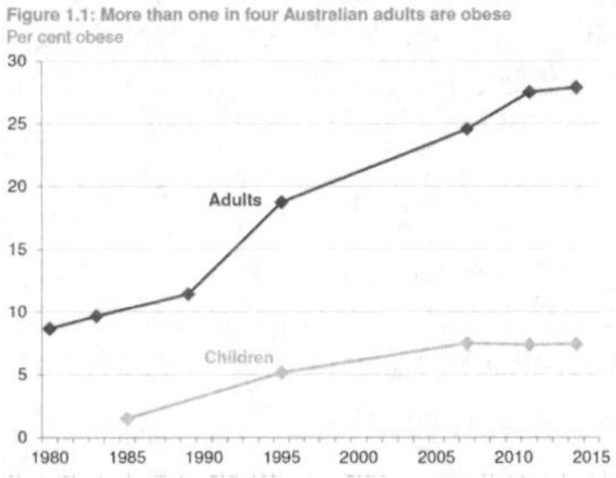

In diesem zweiten Chart können wir aber leider auch unschwer erkennen, dass die Zahl an übergewichtigen Menschen dennoch weiter stark ansteigt - und das, obwohl der Zuckerkonsum nachweislich immer weiter zurückgeht.

Dies gilt wohlgemerkt sowohl für die Kinder als auch für die erwachsenen Bewohner Australiens (und in der restlichen westlichen Welt verhält es sich sehr ähnlich). [8]

Die Frage, ob Zucker dick macht oder sich negativ auf eine Diät auswirkt, wollte ebenfalls folgende Studie des American Journal of Clinical Nutrition herausfinden. Hier unterteilte man die Probanden in zwei Gruppen und gab ihnen über sechs Wochen komplett fertig zubereitete Mahlzeiten mit dem Ziel des Fettverlustes. [9]

Die Kalorien und die Makronährstoffverteilung waren identisch - einzig mit dem Unterschied, dass in der einen Gruppe der Zuckeranteil bei den Kohlenhydraten deutlich höher war. Bei dem ersten Teil bestanden nur 4 % der zugeführten Kalorien aus Saccharose (Haushaltszucker bzw. Kristallzucker), während bei der anderen Probandengruppe ganze 43 Prozent der Kalorien aus Saccharose bestanden. Die Vermutung, dass die zweite Gruppe deutlich schlechter bis überhaupt nicht abnehmen kann, da der Zucker ja so schlecht und schädlich ist, liegt nahe ...

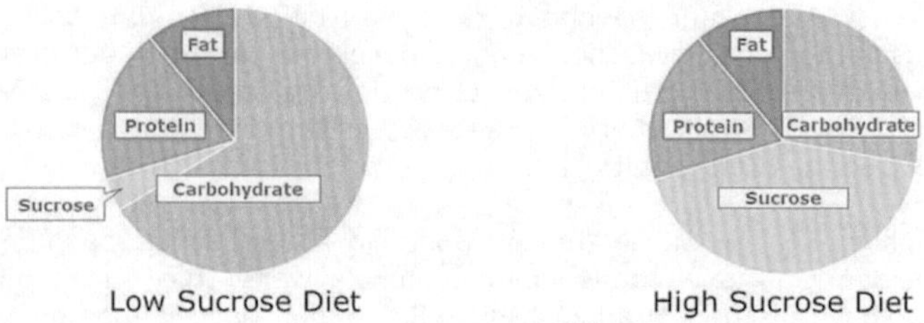

Das Resultat:

- Es wurden keine signifikanten Unterschiede in der körperlichen Zusammensetzung festgestellt und beide Gruppen nahmen gleichermaßen gut ab.
- Die Studie hat keine metabolischen oder verhaltensbedingten Auswirkungen einer stark zuckerhaltigen Ernährung in Bezug auf den Gewichtsverlust festgestellt.
- Fazit: Die insgesamte Kalorienzufuhr und Makronährstoffverteilung ist deutlich entscheidender als die Menge an Zucker innerhalb der eigenen Ernährung.

Diese Studie ist sicherlich eher ein extremes Beispiel, und ich würde niemandem ernsthaft raten, sich in Zukunft nur noch von Süßigkeiten und extrem zuckerhaltigen Lebensmitteln zu ernähren - doch das eher aus einem anderen Grund.

Dennoch ist dies der ultimative Beweis dafür, dass es keine guten oder schlechten Lebensmittel zum Abnehmen gibt, und auch, dass Zucker oder Insulin an sich nicht dick machen. Was ist aber mit der Fruktose? Diese muss doch jetzt aber dick machen, oder? Nein, auch nicht! Eine systematische Auswertung von über 49 relevanten Studien aus dem Jahr 2019 kam so zu dem Schluss, dass ein stetiger Konsum von Obst (und viel Fruktose) nicht im Zusammenhang mit einem möglichen Übergewicht steht und sogar entgegen vieler Erwartungen mit einem geringen Gewicht einhergeht. [10]

Teil dieser Auswertungen war zum Beispiel auch die Studie von Madera et al. aus dem Jahr 2011, welche die genauen Auswirkungen einer Diät mit viel Fruktose vs. einer Diät mit wenig Fruktose feststellen wollte. [11]

Die Probandengruppen erhielten eine kalorienreduzierte Ernährung mit derselben Makronährstoffverteilung. Der Unterschied bestand lediglich in der Zusammensetzung der Art der Kohlenhydrate. So konsumierte eine Gruppe den Großteil der Kohlenhydrate aus Obst, während die andere Gruppe weitestgehend auf Obst verzichtete.

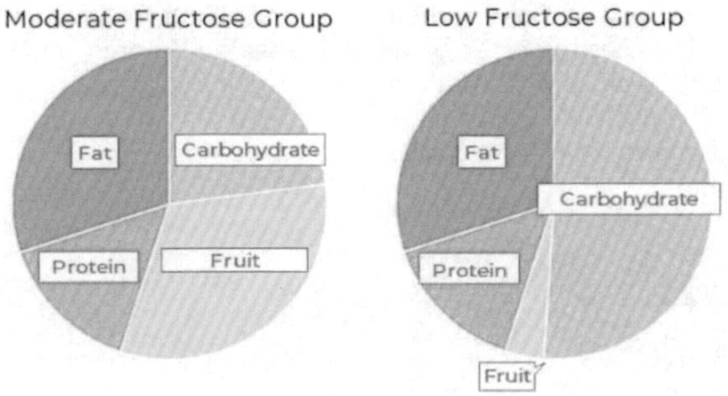

Das Resultat:

- Die entscheidenden Gesundheitsmarker haben sich gleichermaßen in beiden Gruppen verbessert (Insulinsensibilität, Blutdruck).
- Beide Gruppen nahmen gleichermaßen erfolgreich ab.

Ich hoffe, dass ich bis zu dieser Stelle meinen Standpunkt klarmachen konnte. Kohlenhydrate, Zucker oder Obst alleine haben nicht die Macht, einen dick werden zu lassen. Dies können nur der stetige Überkonsum und die Aufnahme von zu vielen Kalorien. Dabei spielt es keine Rolle, woher oder aus welcher Quelle diese Kalorien stammen, und auch nicht, ob man bewusst Kohlenhydrate vermeidet. Dieses Hintergrundwissen ist wichtig, und dennoch gibt es gleichzeitig bestimmte Dinge und Lebensmittel, die besser als andere geeignet sind und die eine zielgerichtete Ernährung durchaus erleichtern werden. Es wäre also durchaus eine smarte Idee, diese in den eigenen Ernährungsplan zu integrieren.

Nur weil Zucker nicht dick macht, heißt das dennoch nicht, dass wir unsere Kalorienzufuhr mit ihm decken sollten. Der Grund, warum manche Lebensmittel anderen vorgezogen werden sollten, liegt an der begrenzten Menge an Kalorien, die wir jeden Tag zur Verfügung haben und die besser in der Lage sind, unseren Bedarf an Mikronährstoffen abzudecken, damit es nicht zu den gefährlichen Mangelerscheinungen kommt. Es lohnt sich durchaus, genauer hinzuschauen und nicht einfach nur generellen Mainstream-Ratschlägen zu folgen. Hier mal einige Beispiele:

Beispiel: Viele Menschen glauben, dass vor allem Orangen das beste Lebensmittel sind, um seinen Vitamin-C-Bedarf zu decken (täglicher Bedarf circa 110 mg). Folgende Nährwerte haben 100 g Orange:

Vitamin C: **45 mg**
Vitamin A: 0,01 mg
Vitamin D: 0 mg
Vitamin E: 0,18 mg
Vitamin B1: 0,08 mg
Vitamin B2: 0,04 mg
Vitamin B6: 0,06 mg
Zucker: 8,3 g

Zwei oder drei Orangen täglich können also tatsächlich unseren Vitamin-C-Bedarf abdecken. Jedoch ist dies mit einer gewissen Menge an Kalorien verbunden. Wie geht es also besser? Mit Gemüse, wie zum Beispiel Paprika oder Spinat.

Alternative I - Folgende Nährwerte haben 100 g Paprika:
Vitamin C: **127 mg**
Vitamin A: 0,16 mg
Vitamin D: 0 mg
Vitamin E: 1,58 mg
Vitamin B1: 0,05 mg
Vitamin B2: 0,08 mg
Vitamin B6: 0,29 mg
Zucker: 4,2 g

Während Paprika also nur die Hälfte an Zucker besitzt, hat sie fast das Dreifache an Vitamin C, das Sechzehnfache an Vitamin A, fast das Neunfache an Vitamin E und deutlich weniger Kalorien. Schon mal nicht schlecht, würde ich sagen ...

Alternative II - Folgende Nährwerte haben 100 g Spinat:
Vitamin C: **51 mg**
Vitamin A: 0,8 mg
Vitamin D: 0 mg
Vitamin E: 1,35 mg
Vitamin B1: 0,09 mg
Vitamin B2: 0,2 mg
Vitamin B6: 0,22 mg
Zucker: 0,4 g

Vom Vitamin-C-Gehalt nehmen sich also Orangen und Spinat nicht viel. Jedoch hat Spinat das Achtzigfache (!) an Vitamin A, das Siebenfache an Vitamin E, das Fünffache an Vitamin B2 und dreimal so viel Vitamin B6. Auch hier sieht man wieder, wie stark sich Kohlenhydrate voneinander unterscheiden können. Mit Gemüse deckt man seinen täglichen Vitaminbedarf nicht nur schneller und leichter ab, man spart sich auch viele Kalorien ein und kann folglich mehr davon essen.

Noch ein Beispiel gefällig?

Wie sagt man so schön: „An apple a day, keeps the doctor away." - Ein Apfel am Tag soll uns also gesund erhalten. Gesund durch die vielen enthaltenen Vitamine und Spurenelemente. Schauen wir genauer hin!

Folgende Nährwerte haben 100 g Apfel:

Vitamin C: **12 mg**
Vitamin A: 0,01 mg
Vitamin D: 0 mg
Vitamin E: 0,49 mg
Vitamin B1: 0,04 mg
Vitamin B2: 0,03 mg
Vitamin B6: 0,1 mg
Zucker: 10,3 g

Nachdem du nun bereits die Nährwerte vom Spinat und der Paprika gesehen hast, wird dir sicherlich schon aufgefallen sein, dass ein Apfel nicht besonders viel auf dem Kasten hat. Er ist voll mit Zucker, hat wenig Vitamin C und noch weniger Vitamin A. Im Vergleich zu der Orange kann er wenigstens mit seinen Vitamin-E-Werten trumpfen. Mehr allerdings auch nicht. Schaut man also auf die Zahlen, stellt sich die Frage, warum ein Apfel eigentlich so gesund sein soll. Das geht besser, effizienter und kalorienärmer.

Alternative III - Folgende Nährwerte haben 100 g Feldsalat:

Vitamin C: **35 mg**
Vitamin A: 0,65 mg
Vitamin D: 0 mg
Vitamin E: 0,6 mg
Vitamin B1: 0,06 mg
Vitamin B2: 0,8 mg
Vitamin B6: 0,25 mg
Zucker: 0,7 g

Mit Feldsalat verhält es sich ähnlich wie mit dem Spinat oder der Paprika. Er hat einen hohen Vitamingehalt bei gleichzeitig sehr geringem Zucker und dadurch weniger Kalorien. Ein Salat aus Feldsalat und Paprika, einigen Kürbiskernen und einem Dressing deckt also unseren Vitaminbedarf wesentlich besser als jeder Fruchtsmoothie der Welt, während aber der Salat in der Regel deutlich weniger Kalorien hat.

Die Liste an Lebensmitteln könnte ich so noch lange fortführen. Bananen, Äpfel und andere Obstsorten sind unfassbar lecker und ich liebe sie und sie stellen auch kein Problem dar. Doch man muss lernen, zu differenzieren und Obst als das anzusehen, was es ist: im Grunde eine gesündere Süßigkeit. Zu den Mikronährstoffen kommen wir später noch genauer, doch bestimmte Lebensmittel können einfach mehr als andere - weshalb es sich lohnt, diese in seine tägliche Ernährung zu implementieren und darauf zu achten, dass man diese wirklich regelmäßig isst. Überprüfe gerne das Lebensmittel deiner Wahl. Genauere Ergebnisse und Nährwerte findest du unter: www.fddb.info

Ich habe jetzt einen riesigen Bogen gespannt, nur um dir Folgendes Statement zu beweisen:

Gemüse hält, was Obst verspricht!

Zwei Dinge solltest du aus diesem Abschnitt nun mitgenommen haben:

- Kohlenhydrate (in sämtlichen Formen) machen nicht dick. Dies erwirkt einzig und allein ein Kalorienüberschuss.
- Der Großteil der Kalorien sollte aus Kohlenhydraten aus vollwertigen Quellen stammen, idealerweise aus Gemüse.

Ein Großteil deiner konsumierten Kohlenhydrate sollte aus unverarbeiteten Quellen wie Gemüse stammen. Gemüse deckt den Bedarf an wichtigen Mikronährstoffen deutlich besser ab, hält den Blutzuckerspiegel stabil und hilft dir somit enorm bei der Einhaltung deiner täglichen Energiebilanz. Wenn du täglich dein Gemüse isst und auf mikronährstoffreiche Lebensmittel achtest, dann sind Süßigkeiten, Schokolade und Co. hin und wieder auch kein Problem.

Mehr dazu später im Kapitel IIFYM.

Eiweiß (auch Protein genannt)

Brennwert: 1 Gramm = 4 kcal

Proteine sind der wichtigste Makronährstoff von allen. Nicht nur zum Muskelaufbau, sondern generell für ein gesundes Leben. Doch es stellen sich viele Fragen: Wie viel Protein braucht man, wann soll ich meine Proteine zu mir nehmen und welche sind die besten Quellen? Ausführliche Antworten erhältst du jetzt. Als Fitnessmodel und Autor werde ich häufig nach dem einen entscheidenden Ernährungstipp gefragt, der das Leben mit sofortiger Wirkung verbessert. Diese Frage konnte und wollte ich viele Jahre nicht beantworten, einfach, weil es nicht nur eine einzelne allgemeine Antwort für jeden und für das Leben gibt. Weder im Krafttraining, noch in der Ernährung oder in anderen Bereichen.
Doch ich habe meine Meinung nach vielen Jahren intensiver Forschung geändert und habe tatsächlich nun eine Antwort auf die Frage, nach dem einen Tipp, der alles besser machen würde: Iss mehr Protein.

Protein bzw. Eiweiß ist der wichtigste Baustein unserer Ernährung – und das längst nicht nur für den Muskelaufbau. Auch wenn es sicher nichts Neues für dich ist, will ich ganz vorne anfangen, denn die folgenden Informationen sind durchaus spannend und sogar überlebensnotwendig. Proteine sind einer von drei Makronährstoffen, aus denen sich unsere gesamte Ernährung zusammensetzt. Protein bzw. Eiweiß ist dabei eigentlich auch nur der übergeordnete Sammelbegriff für die sogenannten Aminosäuren. Unser Körper besteht dabei zu 76 Prozent aus Wasser und Aminosäuren, was einem schon jetzt die essenzielle Bedeutung von genügend Aminosäuren in unserer Ernährung bewusst machen sollte. [1][2]

Die Funktionen der Proteine und Aminosäuren sind dabei sehr vielfältig. Aminosäuren unterstützen unser Gehirn dabei, ordnungsgemäß zu arbeiten, sie reparieren beschädigte Muskelfasern bzw. bauen neue auf, sie halten unser Immunsystem in Schach, regulieren unseren Stress, sorgen für die Gesundheit unseres Herzens und sie produzieren neue Zellen. Außerdem aktivieren Aminosäuren – insbesondere die Aminosäure Leucin – das mTOR-Enzym, welches hauptsächlich die Muskelproteinsynthese auslöst. [3][4][5]

Somit sind Proteine also DER entscheidende Faktor für die Entstehung neuer Zellen und, dass wir uns stetig regenerieren und erneuern können. Proteine sind somit der Inbegriff des Lebendigseins, und ohne Proteine würden wir als Mensch eingehen. Genügend Proteine sind also längst nicht nur für uns Kraftsportler relevant, sondern für ausnahmslos jeden Menschen (weshalb ich zu meiner Empfehlung weiter oben gekommen bin).

Alleine, wenn wir täglich mehr Proteine essen, haben wir folgende Vorteile:

- weniger Appetit, mehr Sättigung [6][7]
- mehr fettfreie Masse, wenn wir im Kalorienüberschuss sind [8]
- besserer Erhalt der Muskelmasse während einer Diät [9]
- höherer Energieverbrauch, selbst im Schlaf [10]

Doch besonders, wenn wir im Training sind, Muskeln aufbauen und während einer Diät viel Muskelmasse halten wollen, müssen wir uns näher mit diesem für uns so wichtigen Makronährstoff beschäftigen. Die Deutsche Gesellschaft für Ernährung empfiehlt eine tägliche Proteinzufuhr von (nur) 0,8 Gramm Protein je Kilogramm Körpergewicht. Bei einem 80 kg schweren Athleten landen wir dabei bei einer täglichen Proteinzufuhr von circa 64 Gramm am Tag. [11]

Dass das viel zu wenig ist, muss ich dir sicherlich nicht sagen, und auch nicht, dass Athleten deutlich bessere Leistungen erbringen, sobald sie mehr Proteine in ihre Ernährung integrieren. [12]

Hintergrund für diese Angaben der DGE ist jedoch das Vermeiden von Mangelerscheinungen. Sprich, alles unter 0,8 Gramm je Kilogramm Körpergewicht vermeidet einen argen Mangel an Proteinen und Aminosäuren – aber das reine Vermeiden eines

Mangels sollte nun wirklich nicht unser Ansatz im Leben sein, und das Ideal sieht deutlich anders aus.

Wie viel Protein braucht man aber nun zum idealen Muskelaufbau?

Hier reicht die Studienlage von 1,6 Gramm bis sogar zu 3,2 Gramm je Kilogramm Körpergewicht. Der tatsächliche und reale Bedarf wird dabei von unterschiedlichsten Faktoren beeinflusst, wie dem Alter, der bereits bestehenden Muskelmasse, dem Körperfettanteil und insbesondere, ob man sich im Kaloriendefizit oder im Kalorienüberschuss befindet. Als Erstes wollen wir die idealen Werte für den Kalorienüberschuss herausfinden und die Studienlage empfiehlt hier eine Proteinzufuhr von täglich 1,3 Gramm bis 1,8 Gramm Protein je Kilogramm Körpergewicht.

Laut der folgenden Studie ist diese Menge an täglichem Protein ausreichend, um eine anabole Muskelproteinsynthese zu stimulieren und neue Muskulatur aufzubauen. Hier finden wir jedoch schon die ersten Anmerkungen darüber, dass sich diese Werte nach Trainingsstatus und im Kaloriendefizit ändern könnten (wichtig für später). [13]

Weitere Studien empfehlen ebenfalls diese Menge der Proteinzufuhr zum Muskelaufbau, auch wenn sich diese Studien hier eher am höheren Spektrum der Skala befinden. Auch hier gibt es wieder Anmerkungen darüber, dass sich diese Werte ändern, sobald man mehr oder intensiver trainiert, dass es zudem eine Frage der Proteinquelle ist, der Kalorienzufuhr und dass die Gesamtmenge an Protein in der Diät wichtiger wird und mehr werden sollte. [14]

Es gibt also keine allgemeingültige Antwort zur idealen Proteinzufuhr und mit welcher Menge man seinen Eiweißbedarf am besten decken sollte. Also müssen wir eine weitere Variable in die Gleichung miteinbeziehen: jahrelange Praxiserfahrung. Aus meiner über sechsjährigen Praxiserfahrung und unzähligen von mir betreuten Coachings und Transformationen komme ich zu folgender täglichen Proteinempfehlung im Kalorienüberschuss:

1,8 Gramm bis 2,0 Gramm Protein je Kilogramm Körpergewicht pro Tag

Bei einem 80 kg schweren Athleten macht das zwischen 144 Gramm und 160 Gramm Eiweiß am Tag, wenn dieser sich im Kalorienüberschuss befindet. Dies ist der Wert, mit dem ich persönlich in den letzten Jahren die besten Resultate erzielt habe, und meine Coaching-Teilnehmer ebenso. Das ist deutlich mehr, als es die DGE empfiehlt - aber auch drastisch weniger, als es uns so manche Pro-Bodybuilder weismachen wollen, welche uns gern mal zu 4 Gramm Protein je Kilogramm Körpergewicht raten.

Sobald wir uns in einem Kaloriendefizit befinden, ändert sich jedoch die gesamte Gleichung und unser Körper benötigt deutlich mehr Aminosäuren. Sowohl zum Erhalt der eigenen Muskulatur, als auch, um weiterhin neue Muskulatur aufbauen zu können.

Sehr gute Studien, die eine große Relevanz für uns Kraftsportler haben, kommen hier auf Richtwerte zwischen 2,0 Gramm und 3,2 Gramm Protein am Tag je Kilogramm Körpergewicht. [15][16]

Mithilfe dieser Werte haben fortgeschrittene Athleten effektiv Fett verloren, während sie gleichzeitig ihre Muskelmasse erhalten oder sogar neue aufgebaut haben. 2,0 Gramm bis 3,2 Gramm ist jedoch eine noch größere Spanne, weshalb wir auch hier wieder äußere Umstände und persönliche Referenzen in eine letztendliche fundierte Empfehlung miteinfließen lassen müssen. So erhöht sich nämlich der Proteinbedarf, je älter man ist, je länger, härter und öfter man trainiert, je niedriger der Körperfettanteil ist und je erfahrener und fortgeschrittener man ist. Ich persönlich erziele bei mir und meinen Klienten die mit Abstand besten Resultate bei einer täglichen Proteinzufuhr im Kaloriendefizit von 2,2 Gramm bis 2,4 Gramm Protein je Kilogramm Körpergewicht. Auf unseren 80 kg schweren Athleten ergibt dies einen täglichen Proteinbedarf von im Schnitt 176 Gramm bis 192 Gramm.

Als Richtwert: Ich trainiere im Schnitt drei- bis viermal in der Woche für circa jeweils zwei Stunden. Im Sommer habe ich einen durchschnittlichen Körperfettanteil von 8 % und zudem habe ich sechs Jahre Krafttraining auf der Uhr. Mit täglich 190 Gramm bis 200 Gramm Protein erziele ich dabei deutlich die besten Resultate. Daraus ergibt sich auch gleichzeitig meine Empfehlung für dich, wenn du dich bewusst in ein Kaloriendefizit begibst und effektiv Fett verbrennen und Muskelmasse erhalten willst:

2,2 Gramm bis 2,4 Gramm Protein je kg Körpergewicht pro Tag

Der Proteinbedarf pro Tag steigt während der Diät deutlich an, und für bestmögliche Resultate sollten wir hier lieber etwas höher ansetzen.

Wenn wir die ideale Proteinmenge für unseren aktuellen Status quo und unser Ziel gefunden haben, können wir uns weitere Gedanken über eine mögliche Optimierung der Proteinzufuhr hinsichtlich des Timings machen. Wichtiger Hinweis: Die nun folgenden Ratschläge werden in der Praxis nur zu Erfolgen führen, wenn die Gesamtmenge der Proteinzufuhr korrekt ist. Die tägliche Gesamtmenge ist wichtiger als jegliches Timing oder als jegliche Quelle der Proteinzufuhr. Mein Ansatz als praktizierender Athlet und als Fitnessmodel sowie als Autor und Coach, besteht aber nicht nur darin, die Dinge gut zu machen, sondern sie so gut wie nur möglich in der Praxis umzusetzen - einfach, um dann auch die bestmöglichen Resultate in der kürzesten Zeit zu erzielen. Gut ist es also, wenn wir eine gewisse Gesamtmenge an Proteinen erreichen und unseren Proteinbedarf am Tag komplett decken. Damit sollte man immer starten. Dies wird zu den gewünschten optischen Resultaten führen, und die Gesamtmenge steht unangefochten an erster Stelle. Ob wir dies durch eine Mahlzeit oder aber durch sechs Mahlzeiten schaffen, ist dabei irrelevant.

Bewegen wir uns aber auf der Prioritätenskala weiter abwärts, so spielen das Timing und die Frequenz der Proteinzufuhr die nächstentscheidende Rolle. Wer die bestmöglichen Resultate hinsichtlich des Muskelaufbaus erzielen will, der sollte seine Proteinzufuhr gleichermaßen auf vier Mahlzeiten über den Tag hinweg aufteilen. [17]

Jede dieser Mahlzeiten (die Aminosäuren aus dem Protein) wird die Muskelproteinsynthese bestmöglich stimulieren, die dann wiederum den Muskelaufbau fördert. Mit der Muskelproteinsynthese verhält es sich so, dass sie ab einem bestimmten Punkt nicht mehr höher ansteigt und wir keinen Vorteil von einfach nur noch mehr Protein erhalten. Wir werden jedoch einen Vorteil dadurch haben, dass wir sie mehrmals am Tag durch eine proteinreiche Mahlzeit auslösen -und die Studienlage zeigt hier, dass vier proteinreiche Mahlzeiten das Ideal sind. Mehr ist nicht schlimm, scheint uns aber auch keine weiteren realen Vorteile für den Muskelaufbau zu liefern.

Jede dieser vier Mahlzeiten sollte für absolut bestmögliche Resultate zwischen 0,4 Gramm und 0,55 Gramm Protein je Kilogramm Körpergewicht enthalten.

Für unseren 80 kg schweren Athleten macht das 32 Gramm bis 44 Gramm Protein pro Mahlzeit. Etwas mehr oder weniger ist nicht schlimm, und wenn man dies in Kombination mit der Gesamtmenge der Proteinzufuhr im Check hat, macht man schon sehr viel richtig. Verantwortlich für dieses Auslösen der Muskelproteinsynthese ist insbesondere die Aminosäure Leucin, welche der wahre Champ unter allen Aminosäuren ist. Deshalb schauen wir uns nun als letzten Punkt über das Protein die besten Quellen an, die ebendiese vier Mahlzeiten beinhalten sollten bzw. können. Nachdem wir nämlich nun die Gesamtmenge unserer idealen Proteinzufuhr kennen und diese auf vier Mahlzeiten aufgeteilt haben, können wir uns anschließend dem letzten entscheidenden Punkt widmen - den besten Eiweißquellen. Entscheidend darüber, wie gut oder wie schlecht eine Proteinquelle ist, ist ihr Gehalt an essenziellen Aminosäuren bzw. ihre Menge an Leucin. Leucin ist die wichtigste Aminosäure von allen, da sie den größten Einfluss auf die Aktivierung der Muskelproteinsynthese hat. Einfach gesagt: Je mehr Leucin wir in unseren Mahlzeiten haben, desto besser ist es für den Muskelaufbau. Jede dieser vier Mahlzeiten sollte um die 2,0 bis 3,0 Gramm Leucin beinhalten, die wir in der Regel mit 20 bis 40 Gramm hochwertigem Protein bekommen sollten. [18][19][20]

Dies sind die besten Protein-Lieferanten:

- Fisch wie Lachs, Thunfisch, Pangasius, Zander, Forelle, Hering, Kabeljau oder Garnelen
- Fleisch wie Hühnchen, Pute, Rindfleisch oder Schwein
- Milchprodukte wie Whey Protein, Magerquark, griechischer Joghurt, körniger Frischkäse und Käse
- Eier
- Die besten Proteinquellen für Veganer sind rote Linsen, Quinoa, Chiasamen, Nüsse, Hanfsamen, Soja, Tofu, Lupinen, Erbsen oder Kidneybohnen und sämtliche pflanzenbasierte Proteinpulver.

Von all diesen Optionen sind die besten Eiweißquellen Fleisch, Whey Protein und Eier. [21][22][23]

Diese haben die höchste biologische Wertigkeit und den höchsten Anteil an essenziellen Aminosäuren und somit auch den höchsten Leucin-Anteil. Besonders Whey Protein ist dabei hervorragend für uns Sportler geeignet, da es extrem schnell aufgenommen wird und bis zu 80 Prozent der enthaltenen Proteine komplett vom Körper verwendet werden können. Im Vergleich zu anderen Produkten ist es sogar eine relativ günstige Eiweißquelle. [24]
Dies ist auch der Grund, warum ich stets empfehle, Whey Protein um das Training herum zu konsumieren, da wir dadurch nachweislich bessere Leistungen erbringen werden und auch einen besseren Muskelaufbau erwarten können. [25][26][27][28][29]

Für maximale Resultate und beste Qualität solltest du beim Kauf auf ein sogenanntes Whey-Protein-Isolat achten. Bei einem Whey-Protein-Isolat werden unnötige Fette und die Laktose herausgefiltert und somit steigt der reine Proteingehalt auf mehr als 80 Prozent, was sich darin äußert, dass wir insgesamt mehr Protein pro Portion zu uns nehmen und mehr essenzielle Aminosäuren zur Verfügung haben. [30]

Meine persönliche Wahl für ein sehr gutes Whey-Protein-Isolat findest du hier: **www.QuantumLeapFitness.de**

Noch ein abschließendes Wort zu pflanzlichen Proteinquellen, denn eine Proteinzufuhr muss sicherlich nicht immer nur aus tierischen Quellen stammen (ich bin selbst Vegetarier seit 2016). Tierische Proteinquellen sind zwar pflanzlichen Proteinquellen immer überlegen, einfach weil sie mehr essenzielle Aminosäuren und mehr Leucin beinhalten, das bedeutet aber nicht, dass man mit einer vegetarischen oder sogar veganen Eiweißquelle gar keine Muskulatur aufbauen kann. Das ist totaler Blödsinn und pflanzliche Proteinquellen enthalten in der Regel auch alle essenziellen Aminosäuren, die wir für den Muskelaufbau benötigen. Nur leider nicht so viele. Das kann zu einem Problem werden, wenn man insgesamt nicht genügend Protein zu sich nimmt. Besonders als Veganer sollte man sich deshalb stets am höheren Ende der oben angegebenen Vorgaben und Empfehlungen bewegen, damit man wirklich ausreichend essenzielle Aminosäuren zu sich nimmt und so den Muskelaufbau bestmöglich unterstützt. [31]

Ein sehr gutes pflanzliches Protein findest du auf: www.QuantumLeapFitness.de

Kann man zu viel Protein essen?

Abschließen möchte ich diesen Abschnitt über das Protein mit einer weiteren wichtigen Frage, und zwar, ob man zu viel Protein essen kann oder ob man sogar gesundheitliche Nebenwirkungen eines hohen Proteinkonsums in Kauf nehmen muss. Ist zu viel Protein schädlich? Gibt es eine Art Protein-Obergrenze? Kann zu viel Eiweiß Nebenwirkungen haben? Nein - weder, noch! Eine systematische Auswertung aller Studien zu diesem Thema aus dem Jahr 2018 fand heraus, dass selbst ein Proteinkonsum von bis zu 35 % der gesamten Kalorienmenge (bei 2.600 Kalorien sind dies immerhin schon 228 Gramm Protein) absolut ungefährlich ist und keinen negativen Einfluss auf die Blutwerte oder die Nieren hat. [32]

Darüber hinaus gibt es bis heute nicht eine relevante Studie, die zu dem Schluss kam, dass selbst eine extrem hohe Proteinzufuhr (täglich 300 Gramm bis 450 Gramm) gesundheitliche Nachteile mit sich bringen würde. Da wir aber so oder so niemals so viel essen werden, ist dies eh irrelevant für uns ... Es gibt jedoch ein Szenario, wann wir zu viel Protein essen könnten, und zwar immer dann, wenn wir sonst keine anderen Makronährstoffe mehr essen und keinen Spaß mehr an unserer Ernährung haben oder aufgrund einer gewissen minimalen Menge an Kalorien keinen Platz mehr für wichtige Mikronährstoffe haben.

Hier ist aber nicht das Protein an sich das Problem, sondern viel eher die Abwesenheit der anderen Makronährstoffe, die eben auch wichtig sind. Einseitigkeit ist ein häufiges Problem in der Ernährung, welche du unbedingt vermeiden solltest. Solange du dich aber an meine noch folgenden Vorgaben und Formeln hältst, sollte weder das eine noch das andere ein Problem sein und du kannst dir eine zielgerichtete Ernährung schneidern, die dir viel Spaß, Abwechslung und vor allem Resultate liefert.

Fett

<u>Brennwert: 1 Gramm = 9 kcal</u>

"The good, the bad and the ugly" um es mit einem legendären Filmtitel aus den 1960ern auszudrücken. Während Clint Eastwood auf der Suche nach Bösewichten im Wilden Westen war, begeben wir uns heute auf die Jagd nach den schlimmen Jungs in der Ernährung. Das gute Fett, das schlechte Fett und das hässliche bzw. böse Fett. Über das Fett bzw. Nahrungsfett kursieren die verschiedensten Informationen im Netz, und diverse Theorien und Ansätze sorgen für viel Unsicherheit in der eigenen Ernährung.

Zudem ist Fett nicht gleich Fett, und es stellt sich zu Recht die Frage, wie viel Fett am Tag optimal ist. Wie viel Fett pro Tag ist gesund? Ist zu viel Fett am Tag ungesund? Wie viel Fett am Tag zum Muskelaufbau? Wie viel Fett am Tag zum Abnehmen? Dieser Abschnitt wird das Thema Fett im Detail beleuchten und dir eine klare und wissenschaftlich nachvollziehbare Empfehlung bezüglich der richtigen Fettaufnahme aussprechen.

Was ist Fett und in welchen Formen tritt es auf?

Fett ist ein unglaublich starker Geschmacksträger und trägt somit unmittelbar zum Genuss des Essens bei. Unser Geschmack bzw. Appetit ist für die Art und Weise der Lebensmittelaufnahme von großer Bedeutung. [1]

Doch woraus besteht das Nahrungsfett und was bringt es unserem Körper? Das gesamte Nahrungsfett besteht aus drei verschiedenen Fettsäuren, welche an einen Trägerstoff, das sogenannte Glycerin, gebunden sind. Während der Verdauung werden diese Fettsäureketten von speziellen Verdauungswerkzeugen (molekularen Scheren) vom Glycerin getrennt und liegen dann einzeln vor.

Da jedes Glycerin drei Fettsäuren binden kann, können diese Zusammensetzungen logischerweise unterschiedlich ausfallen. Die Fettsäuren unterscheiden sich in ihrer Länge und ihrer Sättigung bezüglich der Wasserstoffatome. In der Länge unterscheidet man in kurzkettige, mittelkettige und langkettige Fettsäuren. Die kurzkettigen Fettsäuren beinhalten weniger als sechs Kohlenstoffatome in ihrer Kette, die mittelkettigen sechs bis zwölf und die langkettigen mehr als zwölf.

Kurzkettige und teilweise auch mittelkettige Fettsäuren können ohne spezielle Verdauungswerkzeuge in die Blutbahn aufgenommen werden, weil sie aufgrund ihrer Länge besser im Wasser löslich sind. Außerdem haben die kurz- und teilweise auch die mittelkettigen Fettsäuren eine spezielle Rolle bezüglich der Energiezufuhr, während die langkettigen Fettsäuren eher andere Aufgaben übernehmen. Dazu aber gleich mehr. Kommen wir zunächst zu den verschiedenen Sättigungsstufen der Fettsäuren.

Gesättigte Fette

Gesättigte Fette bzw. Fettsäuren sind in der Regel bei Zimmertemperatur fest. Sie finden sich vor allem in tierischen Produkten wieder, wie Butter, Talg, Schmalz, Fleisch und Milch. Sie gelten im Volksmund als das ungesunde Fett, und so ist es kein Wunder, dass viele Menschen versuchen, besonders diese Fettquellen weitestgehend zu meiden. Gesättigte Fettsäuren sollen mitverantwortlich für Übergewicht, Bluthochdruck, Gefäßschäden, Diabetes und weitere Volkskrankheiten sein.

Jedoch weiß man aus wissenschaftlichen Quellen, dass dies tatsächlich nicht der Fall ist und die gesundheitlichen Folgen nur bei der Kombination aus einem Überkonsum von gesättigten Fettsäuren, Bewegungsmangel und übersteigerter Kalorienzufuhr vermehrt auftreten. Man denke hier in Korrelation und nicht in Kausalität. Sportlich aktive Menschen brauchen sich diesbezüglich jedoch grundsätzlich eher weniger Sorgen zu machen. [2]

Insgesamt zeigt die Forschung, dass der Konsum von gesättigten Fettsäuren einen neutralen Effekt auf die Gesundheit hat und keine Herzerkrankungen verursacht oder dazu beiträgt. [3][4][5]

In der Tat können einige Lebensmittel mit hohem Gehalt an gesättigten Fettsäuren die Stoffwechselgesundheit sogar eher fördern. Studien legen beispielsweise nahe, dass die mittelkettigen Triglyceride in Kokos- und Palmöl den Stoffwechsel ankurbeln und die Kalorienaufnahme verringern können. [6][7]

Dies kann wiederum eine erfolgreiche Body Recomposition begünstigen. Zudem haben gesättigte Fettsäuren einen erheblichen Einfluss auf die Testosteronproduktion, sodass dessen Produktion im Schnitt um bis zu 20 Prozent geringer ausfällt, wenn die tägliche Ernährung eine extrem geringe Fettzufuhr liefert und dabei besonders wenig gesättigte Fettsäuren enthalten sind. [8]

Einfach ungesättigte Fettsäuren

Einfach ungesättigte Fettsäuren haben eine Doppelbindung in ihren Kohlenstoffketten, das heißt, zwei Kohlenstoffatome sind nicht vollständig mit Wasserstoff besetzt. Diese Fettsäuren sind typischerweise bei Raumtemperatur flüssig und für Kochzwecke in der Regel stabil. Die häufigste einfach ungesättigte Fettsäure ist Ölsäure, welche zum Beispiel in hohen Mengen in Olivenöl enthalten ist. Außerdem sind Eier, Avocados, sämtliche Kerne und Nüsse sowie Oliven reich an einfach ungesättigten Fettsäuren.

Einfach ungesättigtes Fett wird mit mehreren gesundheitlichen Vorteilen verbunden, einschließlich mit einem verringerten Risiko für schwerwiegende Krankheiten wie Herzerkrankungen und Diabetes. Eine Meta-Analyse von Qian et al. aus dem Jahr 2016 ergab zudem, dass Diäten, die hohe Mengen an ungesättigten Fettsäuren enthalten zu einem signifikant niedrigeren Blutzucker, Gewicht und Blutdruck führen. [9][10][11][11] Ebenso beeinflussen ungesättigte Fette den Cholesterinspiegel positiv. [11]

Auch können ungesättigte Fettsäuren das Völlegefühl fördern, was dann ebenfalls zu einer verringerten Kalorienaufnahme führen kann. Die Ursache dafür liegt vermutlich in der Art der Verdauung der Fette, da fettreichere Mahlzeiten die Darmentleerung beeinflussen und auch verlangsamen können. [12]

Mehrfach ungesättigte Fettsäuren

Mehrfach ungesättigte Fettsäuren enthalten zwei oder mehr Doppelbindungen. Sie können je nach Lage der Doppelbindungen in Gruppen eingeteilt werden. Dazu gehören die wichtigen Omega-3-Fettsäuren und auch die Omega-6-Fettsäuren. Diese Doppelbindungen machen die Fettsäuren flexibler und flüssiger als gesättigte Fette. Allerdings sind sie dadurch auch weitaus anfälliger für Schäden und werden deutlich schneller ranzig. Gute Quellen für Omega-3 Fettsäuren sind fettiger Fisch wie Schellfisch, Lachs oder Forelle, sowie einige Nusssorten und Öle wie Rapsöl oder Leinöl.

Studien haben klar gezeigt, dass langkettige Omega-3-Fette große Vorteile bei Entzündungen, Herzerkrankungen, Diabetes, Depressionen und vielen anderen Gesundheitszuständen aufweisen. [13][14][15][16]

Obwohl man Omega-6-Fette genauso benötigt und diese gleichermaßen lebensnotwendig sind, können sie bei übermäßigem Verzehr entzündungsfördernd wirken, insbesondere wenn die Aufnahme von Omega-3-Fettsäuren gering ist. [17][18][19]

Es ist also entscheidend, in welchem Verhältnis Omega-3- und Omega-6-Fettsäuren konsumiert werden. Omega-6-Fette sind in der heutigen Ernährung allerdings sehr weit verbreitet, und wenn man auf genügend Fette am Tag kommt, dann hat man in der Regel auch bereits mehr als ausreichend Omega-6-Fettsäuren zu sich genommen. Anders ist das bei Omega-3-Fettsäuren, bei denen die meisten Menschen einen akuten Mangel aufweisen. [20][21]

Bezeichnenderweise berichten Forscher, dass die evolutionäre Ernährung des Menschen ein Verhältnis von Omega-6- zu Omega-3-Fetten zwischen 1:1 und 4:1 ergab. Im Gegensatz dazu wird geschätzt, dass die meisten Menschen diese Fette jetzt im Verhältnis von bis zu 17:1 konsumieren. [22]

So ist es kein Wunder, dass viele Menschen Probleme mit akuten Entzündungen in ihrem Körper haben. Nun sollte man aber nicht unbedingt darauf achten, die Omega-6-Zufuhr gering zu halten, sondern eher Wert darauf legen, seine Omega-3-Zufuhr zu erhöhen.

Nahrungsfett aus Transfetten

Damit sind wir beim hässlichen Fett angelangt. Bei Transfetten handelt es sich um ungesättigte Fettsäuren, deren Raumgestalt, durch natürliche Mikroorganismen oder durch das Härten von Fetten und extrem hohes Erhitzen verändert wird. Aufgrund dieser veränderten Raumgestalt erschließen sich andere Funktionen im Stoffwechsel.

So werden zum Beispiel durch einen zu hohen Verzehr von Transfettsäuren die Blutfettwerte negativ beeinflusst, Entzündungen hervorgerufen und die Arterienfunktionen negativ beeinträchtigt. [23][24][25][26][27][28]

Transfette sind häufig in Margarine und anderen verarbeiteten Aufstrichen enthalten. Lebensmittelhersteller fügen sie auch manchmal verpackten Produkten wie Crackern hinzu, um die Haltbarkeit zu verlängern. Weitere typische Lebensmittel mit einem hohen Gehalt an Transfetten sind Chips, Popcorn, Fast Food, Pizza, Pommes, Kekse oder Croissants.

Tatsächlich sollte man den Konsum von Transfetten weitestgehend vermeiden und seiner eigenen Gesundheit somit einen großen Gefallen tun. Sicherlich wird dich ein wöchentliches Croissant nicht umbringen oder überhaupt einen Schaden anrichten können - dennoch sollten Lebensmittel wie diese grundsätzlich gering gehalten werden. Je unverarbeiteter die Fettquelle, desto besser.

Fettsäuren und deren Funktionen

Jetzt haben wir viel über die einzelnen Arten und Formen von Fetten gesprochen. Nun möchte ich erklären, wozu unser Körper überhaupt Fette benötigt. Man kann sich folgendes Beispiel aus dem Alltag vorstellen:

In eine mit Wasser gefüllte Schale gibt man einen Schuss Öl hinzu. Wasser und Öl trennen sich voneinander und es entstehen zwei Bereiche. Genau diese Funktion der Fette macht sich unser Körper zunutze, indem Fette in die Zellwände eingebaut werden.

Dort trennen sie dann den wässrigen Innenraum der Zelle (intrazellulärer Raum) von dem Wasserareal außerhalb der Zelle (extrazellulärer Raum). Diese Trennung ist nicht nur für die Zellen an sich wichtig, sondern auch für das Nervensystem. Das Nervensystem schickt permanent elektrische Impulse durch unseren gesamten Körper und würde deutlich in seiner Funktion gestört werden, wenn die Fette die verschiedenen Bereiche nicht ordentlich abtrennen würden und die Elektrolyte, welche die Impulse des Nervensystems weiterleiten, sich nicht in dem Raum befinden, wo sie hingehören.

Die erste und auch eine der wichtigsten Eigenschaften der Fette ist also ihre Wasserunlöslichkeit. Ich habe bereits geschrieben, dass Fettsäuren, die kurzkettiger sind, im Wasser gelöst werden und die Blutbahn ohne Umwege passieren können.

Damit sind wir auch schon bei der zweiten Eigenschaft von Fetten. Sie sind Energielieferanten, und zwar die energiereichsten von allen. Anders als Kohlenhydrate und Proteine liefern Fette viel mehr Energie bzw. Kalorien. So liefert ein Gramm Fett ganze 9 kcal. Da wir als Kraftsportler primär aber auf Kohlenhydrate als Energielieferanten zurückgreifen, ist diese Funktion eher zweitrangig. Die Fettspeicherung hat im Vergleich zur Kohlenhydratspeicherung jedoch den Vorteil der Platzersparnis und ist somit die deutlich effizientere Energiespeicherung.

So ist es auch kein Wunder, dass ein Kalorienüberschuss an Fetten bzw. Nahrungsfetten deutlich leichter als Körperfett eingelagert werden kann, als es mit einem Überschuss an Kohlenhydraten der Fall ist. [29]

Die dritte und ebenfalls sehr wichtige Aufgabe der Fette ist das Regulieren des Hormonhaushaltes. Fette regulieren die Produktion von Geschlechts- und Steroidhormonen sowie von Genen, die an Wachstum und Stoffwechsel beteiligt sind. [30][31]

Außerdem ist ein ausreichender Fettkonsum wichtig für ein funktionierendes Gehirn, das eigene Wohlbefinden und die allgemeine Stimmung. [32][33]

Die Vitamine A, D, E und K sind zudem nur in Fett löslich, wo wir schon bei der vierten Funktion wären. Zwischen den Organen sorgen Fette für eine Art Schutz- beziehungsweise Pufferfunktion, indem sie diese vor von außen einwirkenden Kräften schützen.

Die Fettpolster unter der Haut sorgen für einen Schutz vor Auskühlung und mechanischen Einwirkungen. Fettsäuren nehmen ebenso wichtige Aufgaben im Nachrichtenverkehr des Immunsystems und weiterer Strukturen wahr. Hierfür sind vor allem die mehrfach ungesättigten Fettsäuren zuständig.

Hier noch einmal die Funktionen von Fetten zusammengefasst. Fette dienen als:

- Baumaterial
- Brennstoff bzw. Energielieferant
- Energiedepot
- Schutz vor Kälte und mechanischen Kräften
- Lösungsmittel
- Botenstoff

Jede Art von Fett ist wichtig, bis auf die Transfette, und es ist überhaupt keine Lösung, keine Fette mehr zu essen oder die Zufuhr krankhaft gering zu halten. Jeder Mensch braucht in seiner Ernährung unbedingt ausreichend Fett bzw. Fettsäuren.

Es stellt sich jedoch nun die spannende die Frage: Wie viel Fett am Tag ist wirklich optimal? Wie viel am Tag zum Abnehmen und wie viel Fett am Tag zum Muskelaufbau? Diesen Punkt klären wir nun im letzten Abschnitt für das Thema Fette.

Wie viel Fett am Tag zum Muskelaufbau?

Auch wenn Fett nicht im direkten Zusammenhang mit der Hypertrophie unserer Muskulatur steht, ist es dennoch enorm wichtig, auf eine gewisse Mindestmenge am Tag zu kommen. Jeder einzelne Makronährstoff hat dabei seine ganze eigenen Vorteile und Nutzen für unseren Organismus, und wenn wir für einen Moment sämtliche Mikronährstoffe außer Acht lassen, könnte man den Sinn und Nutzen wie folgt untergliedern:

- Protein für die Muskelproteinsynthese und ein anaboles Umfeld im Körper
- Kohlenhydrate für die ausreichende Kraft im Training (und im Alltag) und die notwendigen Reize
- Fette für die Hormonbildung und den Zellschutz

Keiner dieser drei Makronährstoffe sollte verteufelt oder eliminiert werden. Die Kunst besteht viel eher darin, sie sauber in den Einklang zu bekommen. Bezüglich der Fettzufuhr ergibt es am meisten Sinn, sich an der angestrebten Kalorienmenge zu orientieren, anstatt in fixen Zahlen zu denken.

Während der Phase des Muskelaufbaus und da wir hier kalorientechnisch mehr Spielraum haben, empfehle ich dir deshalb, circa 20 bis 30 % der aufgenommenen Kalorienmenge aus Fetten zu beziehen. Bei täglichen 2.800 Kalorien wäre das dann eine tägliche Fettzufuhr von 62 Gramm bis 93 Gramm.

Bei Frauen schaut diese Gleichung ein wenig anders aus, und Frauen sollten tendenziell leicht mehr Nahrungsfett zu sich nehmen, als es die Männer tun. Der geschlechtliche Unterschied ergibt sich aus den evolutionären Anpassungen von Mann und Frau. Frauen besitzen mehr Fett in den Muskeln, weshalb sie dieses Fett besser als Energiequelle nutzen können. Außerdem sättigt das Nahrungsfett Frauen bis zu 15 % mehr als Männer. [34][35]

Für die Frauenwelt liegt die grundsätzliche Empfehlung der Fettzufuhr beim Muskelaufbau bei circa 30-40 % der gesamten Kalorienmenge. Sprich, bei zum Beispiel täglichen 2.200 Kalorien wäre dies dann eine ideale tägliche Fettzufuhr von 73 Gramm bis 97 Gramm.

Frauen werden stark von einem höheren Anteil an Nahrungsfett in ihrer Ernährung profitieren. Einerseits, weil Nahrungsfette die Frauen mehr sättigen sowie ein guter Energielieferant sind, und andererseits weil sie für einen hohen Östrogenspiegel sorgen. [36]

Noch mehr Nahrungsfett ergibt hier jedoch keinen Sinn mehr bzw. wir werden hier keine Vorteile mehr haben. Weder als Mann noch als Frau.

Studien an Ausdauerathleten konnten so zum Beispiel keine überzeugenden Effekte einer stark fettreichen Ernährung auf die Leistung belegen, womit eine Leistungssteigerung im Krafttraining noch weniger zu erwarten ist. [37][38]

Wie viel Fett am Tag zum Abnehmen?

Um Körperfett verlieren und um nachhaltig abnehmen zu können, müssen wir uns in einem sogenannten Kaloriendefizit befinden. Weder das alleinige Streichen von Nahrungsfett ist für die Fettreduktion verantwortlich, noch das bewusste Vermeiden jeglichen Zuckers. Dennoch stoßen wir hier auf eine Art Problem, denn mit einer restriktiven Kalorienzufuhr haben wir nur ein Limit an Kalorien zur Verfügung, die wir täglich zu uns nehmen können ... Einfach da wir ja sonst gegen das Gebot des Kaloriendefizits verstoßen würden. Da Fett der energiereichste Makro-nährstoff von allen ist, haben wir also nicht wirklich großen Spielraum. Auf der einen Seite brauchen wir genügend Nahrungsfett, um weiterhin gesund leben zu können und die beschriebenen Vorteile der Fettzufuhr zu gewährleisten. Auf der anderen Seite sollten wir die Fettzufuhr aber auch weitestgehend herunterschrauben, um somit leichter ein Kaloriendefizit zu erreichen, während wir gleichzeitig noch genügend Spielraum für ausreichend Proteine und Kohlenhydrate haben sollten.

So wenig wie möglich, so viel wie nötig - das sollte hier der Ansatz sein. Und nein, keine Sorge - all das durch die Kohlenhydrate ausgeschüttete Insulin hindert uns nicht daran, erfolgreich abnehmen zu können. Insulin lagert zwar Körperfett ein, macht aber nicht dick. Aus alldem ergibt sich folgende Empfehlung für die Praxis:

- Als Mann sollte man zum Abnehmen eine tägliche Fettzufuhr von circa 20 % der Kalorienmenge anstreben. Bei z. B. 2.600 Kalorien wäre dies eine tägliche Fettaufnahme von circa 57 Gramm.
- Als Frau sollte man auch hier leicht höhere Werte anstreben und eine prozentuale Fettzufuhr von 30 % ist hier ein sehr guter Wert. Bei z. B. täglichen 1.800 Kalorien ergibt das eine angestrebte Aufnahme von circa 60 Gramm Fett am Tag.

Abweichungen von +/- 5 Gramm Fett sind dabei selbstverständlich Problem.

Aber nochmal: Kein Fett essen zu wollen, ist KEINE Lösung. Egal ob man einfach nur gesund leben will, man den Hüftspeck zum Schmelzen bringen und einen Sixpack haben möchte oder aber ob man gezielt neue Muskelmasse aufbauen will. (Nahrungs-)Fett ist gut für uns Menschen. Fette sind essenzieller Bestandteil einer gesunden und ausgewogenen Ernährung. Auch sollte man hier nicht wirklich in gesunde oder ungesunde Fette unterteilen, sondern sich eher darauf fokussieren, die korrekte Fettzufuhr am Tag anzustreben und bei der Auswahl an Lebensmitteln auf möglichst unverarbeitete Quellen zurückzugreifen.

Damit macht man schon so gut wie alles richtig, was es richtig zu machen gibt. Außer bei den Transfetten - diese solltest du tatsächlich vermeiden. Allerdings verstecken sich diese primär in stark verarbeiteten Lebensmitteln und wenn du meine vorherigen Ratschläge beherzigst, dann wird auch dies für dich eher kein Problem sein.

Nur auf eine weitere Sache solltest du noch Wert legen - auf die Zufuhr der essenziellen Omega-3-Fetttsäuren EPA und DHA. Diese sind mit einer gängigen Ernährung nur schwer abzudecken, weshalb es sich hier lohnt, über ein geeignetes Präparat nachzudenken.

Makronährstoffverteilung für den Muskelaufbau (beim Mann)

Kalorienziel: 3.200 kcal (bitte durch deinen Wert ersetzen)

Zunächst musst du dir wieder über deine Kalorienmenge bewusst sein. Wenn du optimal neue Muskulatur aufbauen willst, wirst du zwangsläufig mehr essen müssen, als du verbrauchst, da sonst nur sehr schwer neue Muskelmasse von deinem Körper gebildet werden kann. Der Körper kann zwar auch neue Muskelmasse synthetisieren mit weniger Kalorien und in einigen Fällen sogar auch im Defizit, doch um wirklich Gas zu geben und neue Muskeln auf die Rippen zu bringen, sollten wir uns in einem leichten Kalorienüberschuss befinden.

In meinem Fall sind dies 3.200 kcal (= 2.900 kcal + 300 kcal) mit folgender Verteilung:

Eiweiß:
(Körpergewicht in Kilogramm) x 1,8 bis 2,0

Fett:
20 bis 30 % der Gesamtkalorienmenge

Kohlenhydrate:
der Rest

Dies ist die optimale Verteilung der einzelnen Makronährstoffe für einen idealen Muskelaufbau. Diese Richtlinien sind das Ergebnis neuester Studien und unzähliger Erfahrungsberichte erfolgreicher naturaler Spitzenathleten.

Was für den ersten Moment verwirrend aussehen mag, wird gleich relativ einfach auszurechnen sein, wenn du meiner Beispielrechnung folgst. Am Ende dieses Prozesses wirst du eine genaue Grammzahl erhalten, und auf dieser Basis wirst du dann im letzten Schritt deinen eigenen Ernährungsplan erstellen.

Beispielrechnung bei 3.200 kcal Bedarf und 80 kg Körpergewicht:

Eiweiß:	80 x 2,0
=	**160 g** (160 g x 4 kcal/g = 640 kcal)
Fett:	0,25 x 3.200 = 800 kcal ->
	800 kcal : 9 kcal je g
=	**88 g** (= 800 kcal)
Kohlenhydrate:	3.200 - 800 (Fett) - 640 (Eiweiß)
=	1.760 kcal : 4
=	**440 g** (= 1.760 kcal)

Der ideale Ernährungsplan für meine persönlichen Werte während des Muskelaufbaus müsste folglich aus circa 440 g Kohlenhydraten, 160 g Eiweiß und 88 g Fett bestehen. Leichte Abweichungen sind dabei selbstverständlich nicht fatal.

Während der Aufbauphase kommen uns die vielen Kohlenhydrate zugute und versorgen uns mit zusätzlicher Kraft während des Trainings. Eiweiße brauchen wir in der Aufbauphase nicht so viel, wie uns so manches Fitnessmagazin erzählen will. 300 Gramm Eiweiß oder mehr kann ein Natural-Athlet eh niemals vollständig für den Muskelaufbau verstoffwechseln, und wir haben deutlich mehr davon, wenn wir uns diese Kalorien für mehr Kohlenhydrate und Fette aufsparen.

Den Überschuss an Kalorien erreicht man in der Aufbauphase folglich hauptsächlich über die Kohlenhydrate. Außerdem solltest du darauf achten, jeden Tag zwischen 30 und maximal 60 g Ballaststoffe zu dir zu nehmen. Ballaststoffe helfen uns bei der Verdauung und Verwertung der Nahrung und sind deshalb ebenfalls sehr wichtig.

Bei einem Kalorienüberschuss kann es jedoch schnell passieren, vor allem dann, wenn man sich ausschließlich naturbelassen ernährt, dass man zu viele Ballaststoffe zu sich nimmt. Dies resultiert dann meist in einem sehr flüssigen Stuhlgang und ist auch nicht das, was wir wollen. Den ganzen Tag nur Vollkornreis und Gemüse zu essen, kann also auch schon wieder zu viel des Guten sein. Gemüse ist essenziell, aber baue in deinen Ernährungsplan auch ballaststoffärmere Kohlenhydrate ein.

Die benötigten Ballaststoffe findest du insbesondere in vollwertigen Lebensmitteln wie Getreide, Hülsenfrüchten, Nüssen, Obst und Gemüse.

Makronährstoffverteilung für den Fettabbau: (beim Mann)

Kalorienziel: 2.600 kcal (bitte durch deine Werte ersetzen). Subtrahiere deinen Energieumsatz um 300 kcal, und du erhältst zunächst die ideale Kalorienmenge, um dein Fett schmelzen zu lassen. In meinem Fall wären dies 2.600 kcal (= 2.900 kcal - 300 kcal).

Eiweiß:
(Körpergewicht in Kilogramm) x 2,2 bis 2,4

Fett:
15 bis 20 % der Gesamtkalorienmenge

Kohlenhydrate:
der Rest

Wie du siehst, erhöhen wir beim Fettabbau stark die Eiweißzufuhr. Auf diese Weise schützen wir unseren Körper vor einem möglichen Muskelschwund, indem wir genügend Eiweiß und somit Aminosäuren bereitstellen. Wir schrauben etwas an der Fettzufuhr, doch die größte Veränderung findet durch die Menge an Kohlenhydraten statt. Diese werden und müssen wir deutlicher herunterschrauben, einfach weil wir hier den größten Spielraum an Kalorien zur Veränderung haben. Fette und Eiweiß sind und bleiben essenziell, weshalb wir auch hauptsächlich nur bei den Kohlenhydraten große Änderungen haben - dennoch gilt: so viel Kohlenhydrate wie nur möglich. In der Praxis sieht das Ganze wie folgt aus:

Beispielrechnung bei 2.600 kcal Bedarf und 80 kg Körpergewicht:

Eiweiß:	80 kg x 2,4
=	**192 g** (192 g x 4 kcal/g = 768 kcal)
Fett:	0,2 x 2.600 = 520 kcal ->
	520 kcal : 9 kcal je g
=	**58 g** (= 520 kcal)
Kohlenhydrate:	2.600 - 520 (Fett) - 768 (Eiweiß)
=	1.312 kcal : 4
=	**328 g** (= 1.312 kcal)

Der perfekte Ernährungsplan für meine Werte im Fettabbau müsste folglich aus täglich circa 328 g Kohlenhydraten, 192 g Eiweiß und 58 g Fett bestehen. Auch sollte man darauf achten, nicht weniger als 40 g Fett am Tag zu sich zu nehmen (als Frau nicht weniger als 30 g). Dies ist einfach zu wenig, und wie schon beschrieben, sind Fette ebenso essenziell für einen gesunden und harmonierenden Körper. Wer beispiels-weise nur noch 15 g Fett am Tag isst und das in Kombination mit einem Kalorien-defizit, kann wie bereits geschrieben schnell seinen Hormonhaushalt schädigen. Die benötigten Ballaststoffe bleiben hier ähnlich und sollten auch zwischen 30 g und maximal 60 g am Tag liegen.

Makronährstoffverteilung für den Muskelaufbau (bei der Frau)

Die ideale Makronährstoffverteilung sieht für den weiblichen Körper leicht anders aus, als es für den Mann der Fall ist. Grund dafür sind die genetischen und evolutionären Unterschiede zwischen Mann und Frau, welche darin resultieren, dass Frauen mit einer höheren prozentualen Fettzufuhr arbeiten sollten. Nicht nur ist dies besser für den Hormonhaushalt der Frau, sondern auch für die Gesundheit und das gesamte Leistungspotenzial. Die genauen evolutionären Hintergründe beschreibe ich dabei genauer in meinem ebenfalls kostenlosen Buch die *Female Fitness Fibel*. Für jetzt solltest du dir jedoch einfach nur merken, dass man als Frau leicht mehr Fette in der Ernährung zu sich nehmen sollte und etwas weniger Kohlenhydrate.

Zur Verdeutlichung rechne ich nun im Folgenden mit einem fiktiven Umsatz einer 60 kg schweren Athletin mit einem täglichen Gesamtumsatz von 1.965 kcal. Selbstverständlich müssen wir auch hier Kalorien hinzuaddieren, um somit das bestmögliche Umfeld für den Muskelaufbau zu ermöglichen. Das tägliche Kalorienziel liegt dann hier in diesem fiktiven Beispiel bei 2.265 kcal (= 1.965 kcal + 300 kcal).

<u>Die ideale Makronährstoffverteilung schaut dann wie folgt aus:</u>

<u>Eiweiß:</u>
(Körpergewicht in Kilogramm) x 1,8 bis 2,0

<u>Fett:</u>
30 bis 40 % der Gesamtkalorienmenge

<u>Kohlenhydrate:</u>
der Rest

Beispielrechnung bei 2.265 kcal Bedarf und 60 kg Körpergewicht:

Eiweiß:	60 x 2,0
=	**120 g** (120 g x 4 kcal/g = 480 kcal)
Fett:	0,35 x 2.265 = 793 kcal ->
	793 kcal : 9 kcal je g
=	**88 g** (= 793 kcal)
Kohlenhydrate:	2.265 - 793 (Fett) - 480 (Eiweiß)
=	992 kcal : 4
=	**248 g** (= 797 kcal)

Der ideale Ernährungsplan für unsere fiktive Athletin für den Muskelaufbau sollte folglich aus täglichen 248 g Kohlenhydraten, 120 g Eiweiß und 88 g Fett bestehen.

Makronährstoffverteilung für den Fettabbau: (bei der Frau)

Beim Fettabbau ist natürlich auch bei Frauen das Kaloriendefizit unabdingbar. Subtrahiere deshalb deinen Energieumsatz um 300 Kalorien, und du erhältst zunächst die ideale Kalorienmenge, um dein Fett schmelzen zu lassen. Im weiblichen Falle wären dies täglich 1.665 Kalorien (= 1.965 kcal - 300 kcal).

Eiweiß:
(Körpergewicht in Kilogramm) x 2,2 bis 2,4

Fett:
25 bis 35 % der Gesamtkalorienmenge

Kohlenhydrate:
der Rest

Beispielrechnung bei 1.665 kcal Bedarf und 60 kg Körpergewicht:

Eiweiß:	60 kg x 2,2
=	**132 g** (132 g x 4 kcal/g = 528 kcal)
Fett:	0,35 x 1.665 = 583 kcal
	583 kcal : 9 kcal je g
=	**65 g** (= 583 kcal)
Kohlenhydrate:	1.665 - 583 (Fett) - 528 (Eiweiß)
=	554 kcal : 4
=	**138 g** (= 554 kcal)

Der perfekte Ernährungsplan für die fiktiven Werte im Fettabbau müsste folglich aus 138 g Kohlenhydraten, 132 g Eiweiß und 65 g Fett bestehen.

Zudem sollte man als Frau auch darauf achten, nicht weniger als 30 bis 35 Gramm Fett zu sich zu nehmen (absolute Untergrenze!). Wer beispielsweise nur noch 25 Gramm Fett am Tag isst, und das in Kombination mit einem Kaloriendefizit, kann, wie bereits geschrieben, schnell chronisch seinen Hormonhaushalt schädigen ... Die benötigten Ballaststoffe bleiben hier ähnlich und sollten auch zwischen 20 g und maximal 50 g am Tag liegen.

Pareto-Prinzip in der Ernährung

Die optimale Makronährstoffverteilung ist der mit Abstand größte Hebel in der eigenen Ernährung, und genau diesen Formeln habe ich meine gesamte Karriere als Fitnessmodel zu verdanken, und der Großteil aller erfolgreichen Transformationen mithilfe meiner Bücher beruht ebenfalls auf genau diesen Prinzipien. Nun weiß ich allerdings auch nur zu gut, wie schwer und wie kompliziert zunächst solch eine ideale Verteilung sein kann. Entweder ist man sich unsicher mit der Formel, dann weiß man nicht, wie man diese Zahlen optimal mit realen Nahrungsmitteln füllt, oder aber man man ist sich im Unklaren, wie man all das sauber in sein tägliches Leben integriert bekommt. Doch all das ist tatsächlich kein Problem und sollte einen nicht aufhalten ...

<u>Hier deshalb mein Appell als Coach und professionelles Fitnessmodel:</u>

Strebe nicht nach Perfektion, strebe nach einem guten Start. Das reicht für die ersten Wochen und Monate vollkommen aus. Beginne damit, deine tägliche Proteinzufuhr Stück für Stück zu erhöhen und diese Zufuhr gleichermaßen über den Tag hinweg zu verteilen, während du zudem mit dem regelmäßigen und progressiven Krafttraining beginnst.

Als Nächstes kannst du dann einen Blick auf deine Kalorienzufuhr werfen und einzelne Lebensmittel gegeneinander austauschen, sodass du grob auf deine angestrebte Kalorienzufuhr kommst.

Danach kannst du fortfahren und deine Kalorienzufuhr vor und nach dem Krafttraining optimieren – zwei Punkte, auf die wir später in diesem Buch noch eingehen werden. So oder so, starte klein - aber um Himmels willen starte. Gehe die ersten kleinen Schritte auf deiner eigenen Fitnessreise, auch wenn diese wackelig und unsicher sind. Du wirst mit der Zeit besser werden, Fehler machen, dazulernen und erste kleine Erfolge erzielen. Dann justierst du weiter nach, optimierst ein bisschen, bist und bleibst weiterhin experimentierfreudig und wachst eines Morgens mit ersten kleinen sichtbaren Bauchmuskelansätzen auf ...

Hier sind deshalb meine ersten drei großen Aufgaben/Fokusgebiete für dich:

1. Das regelmäßige und progressive Training an 2 bis 4 festen Tagen in der Woche
2. Die tägliche Kalorienzufuhr optimieren
3. Die tägliche Proteinzufuhr optimieren

All der Rest und alle weiteren tiefergehenden Optimierungen folgen erst danach. Bitte spanne nicht den Karren vor das Pferd - sondern fokussiere dich auf diese grundlegenden Kernelemente, und du wirst erste sichtbare Erfolge und Resultate erzielen. Auch wenn all dies zunächst undurchsichtig erscheinen mag - Ich weiß, du kannst es schaffen.

Ich habe es geschafft. Unzählige Athleten vor dir haben es geschafft, und du wirst es ebenso schaffen. Tu es und starte noch heute.

Aufbau nach einer Diät

Nach einer langen Diät kommt irgendwann der Zeitpunkt, an dem man wieder vermehrt Vollgas im Training geben und neue Muskulatur aufladen will. Dies gelingt selbstverständlich wieder mit einem Kalorienüberschuss, so wie ich es bereits beschrieben habe. Solltest du deinen Körperfettanteil erfolgreich unter bzw. auf 10 % gebracht haben, empfiehlt sich ein leichterer Einstieg in den Kalorienüberschuss und wir sollten nicht Hals über Kopf einfach wieder anfangen, mehr und mehr zu essen. Auf diese Weise lassen wir nämlich ungenutztes Potenzial liegen und nehmen schneller Fett zu, als wir es eigentlich müssten und sollten. Nach einer Diät ist der Stoffwechsel häufig etwas verlangsamt und wir müssen uns zunächst langsam wieder an die höheren Kalorienmengen herantasten. Im ersten Schritt nach einer Diät musst du deinen Kalorienbedarf erneut errechnen. Dies ist nötig, da du natürlich leichter geworden bist und deshalb auch weniger Energie im Alltag verbrauchst, einfach, weil dein Körper weniger Gewicht von A nach B schleppen muss.

Anstatt jetzt aber vom Defizit sofort in den Überschuss zu springen, solltest du unbedingt einige Zeit nur so viel essen, dass du deinen Energiebedarf genau deckst. (Ich weiß, wie schwer das nach einer Diätphase sein kann, aber es zahlt sich wirklich aus). Isst du nämlich zu schnell zu viele Kalorien, wird der Körper die überschüssige Energie so gut es geht nur in Fett anlegen und sich so auf die nächste Dürreperiode vorbereiten. Anders ist dies jedoch, wenn du deinen Stoffwechsel langsam durch mehr Nahrung wieder erhöhst und dein Körper sich wieder Stück für Stück an mehr Essen gewöhnen kann. Sobald du deine Diät also beendest, solltest du circa 10 bis 20 Tage so essen, dass du deinen Energiebedarf genau deckst. Auch hier werden deine Laune, deine Motivation und die Kraft im Training bereits spürbar ansteigen. Als Nächstes rechnest du deinen neuen benötigten Überschuss aus. Dieser sollte bei circa 300 bis maximal 500 kcal pro Tag liegen. Doch taste dich auch nach einer erfolgreichen Diät langsam an diese Zahlen heran. Erhöhe die Kalorienzufuhr alle 10 Tage um 100 kcal, bis du an deinem gewünschten Überschuss angekommen bist.

Welche Ziele sind denn nach einer Diät wirklich realistisch?

Anfänger können im Jahr einen reinen Zuwachs von circa 9 bis 12 Kilogramm Muskelmasse erreichen. Dies entspricht 750 bis 1.000 Gramm fettfreier Muskelmasse pro Monat. Eine Gewichtszunahme sollte also pro Monat bei 1,0 bis 1,5 Kilogramm Körpergewicht liegen. Die Damenwelt sollte auch hier bitte wieder die ungefähre Hälfte einer Gewichtszunahme anvisieren. [1]

Fortgeschrittene können einen Zuwachs von circa drei bis sechs Kilogramm pro Jahr erreichen - jedoch muss hier schon deutlich mehr Fokus auf die Ernährung und das Training gelegt werden. [2]

Die Gewichtszunahme sollte hier im Monat nicht höher als ein halbes Kilogramm sein, da der Rest einfach nur Fett sein wird, und Profis können gerade mal einen Zuwachs von ein bis zwei Kilogramm im Jahr erwarten. [3]

Je weiter man kommt, desto langsamer geht es leider. Hierfür sollte der Kalorienüberschuss nicht mehr als 250 kcal betragen. Je näher man sich an seinem genetischen Limit befindet, desto langsamer geht es einfach ...

Wichtig ist aber nach der Diät, dass du dich selbst kontrollierst. Wirst du stärker im Training? Kannst du dein Körpergewicht mit einer besseren Ausführung bewegen? Nimmst du die empfohlene Menge an Kalorien und Proteinen zu dir? Gehst du mit dem Körpergewicht planmäßig nach oben?

Solltest du keine dieser Fragen mit ja beantworten können, dann erhöhe die Kalorienzufuhr um weitere 100 bis 300 kcal und teste das Ganze für mindestens 10 bis 14 Tage aus und mache dann erneut den Check. Solange, bis alles in die richtige Richtung geht, und dann beginnt das Spiel von vorne. Ebenso wie das Training progressiv schwerer werden sollte, wird sich mit der Zeit auch die täglich benötigte Kalorienmenge Stück für Stück erhöhen.

Besonders dann, wenn du zwei bis drei Kilogramm Masse aufgebaut hast. Denn wenn du schwerer wirst, steigt damit der gesamte Umsatz an verbrauchter Energie, und was einst ein Kalorienüberschuss war, muss nach mehreren Monaten nicht noch zwangsläufig einer sein. Hier gilt es dann, smart zu reagieren und seine Kalorienzufuhr erneut anzupassen.

3. Mikronährstoffe

Damit sind wir auf der dritten Stufe in unserer Ernährung angekommen. Diese dritte Stufe ist maßgeblich für deine *Gesundheit* verantwortlich, während die ersten beiden Stufen hauptsächlich für deine Optik ausschlaggebend sind. Zwar geht es in diesem Buch um den Muskelaufbau, doch ohne einen gesunden Körper wird auch dieser niemals möglich werden. Wer ständig krank ist, kann schließlich schlecht ins Training gehen und fleißig sein ... Wichtig zu verstehen ist dabei, dass gesund sein und gut aussehen zwei vollkommen verschiedene Paar Schuhe sind, die zwar oft Hand in Hand gehen - das eine muss jedoch nicht zwangsläufig das andere bedeuten. Ich weiß aus eigener Erfahrung, dass es problemlos möglich ist, sich von dem größten Schrott zu ernähren und trotzdem einen Sixpack zu haben. Die Anleitung dafür findest du in den ersten beiden Stufen - doch dies ist weder mein Anspruch an mich selbst noch an dieses Buch und wahrhaft nichts, was ich dir ernsthaft empfehlen würde.

Ein gesunder Körper ist das vermutlich großartigste Geschenk der Well und man sollte seine Gesundheit hüten wie seinen eigenen Augapfel. Damit dies möglich ist, schauen wir uns nun die sogenannten Mikronährstoffe an. Sie heißen Mikro, da sie wesentlich kleiner und nicht in den großen Mengen vorhanden sind wie die Makronährstoffe, und auch, weil wir wesentlich weniger von ihnen benötigen - dennoch brauchen wir auch sie dringend. Die Mikronährstoffe sind maßgeblich für unsere Gesundheit verantwortlich und dafür, dass unser Körper lange reibungslos funktionieren kann. [1]

Mangelerscheinungen führen zu diversen Krankheiten - bis hin zum Tode. Die Mikronährstoffe kannst du dir wie kleine Zahnräder in einem komplexen Getriebe vorstellen. Auch wenn sie nicht den Großteil eines Getriebes ausmachen, so wird dennoch die gesamte Maschinerie zum Stillstand kommen, sollten einzelne kleine Zahnräder permanent ausfallen. Eine berühmte Krankheit, die durch solche Mangelerscheinungen im Mikrobereich hervorgerufen wurde, ist die Seemannskrankheit Skorbut. Durch einen monatelangen Vitamin-C-Mangel starben vor einigen Jahrhunderten diverse Matrosen auf hoher See, einfach weil sie nicht genug von diesem einen Vitamin im Körper hatten. Das halte ich für einen durchaus spannenden Fakt. Ich meine, es gab mehr als genug zu essen - aber dennoch sind enorm viele Matrosen einfach so gestorben ... Nun sage ich nicht, dass du bald sterben wirst, doch weiß ich auch, wie unausgewogen sich viele Menschen heute ernähren. Selten finde ich bei Freunden und Bekannten Gemüse oder Obst im Haushalt. Auf dem Fließband beobachte ich seit Jahren nur, dass die Leute fertige und nährstoffarme Produkte kaufen und vieles mehr ... Bei stark Übergewichtigen findet man dieses Phänomen im Übrigen am stärksten - und das, obwohl sie mehr Kalorien als der Rest der Bevölkerung konsumieren. Ich finde das sowohl beunruhigend als auch teilweise dumm ... [2]

Für einen gesunden und vitalen Körper brauchen wir einfach ausreichend Mikronährstoffe, und davon handelt diese Stufe bzw. dieses Kapitel. Anhand der folgenden Werte und Angaben kannst du jedes beliebige Lebensmittel überprüfen, ob es gesund oder ungesund ist. Gesund und ungesund - zwei schwierige Wörter, die es erst einmal im Kontext der eigenen Ernährung zu definieren gilt.

Was ist denn eigentlich gesund und warum? Laut der WHO ist Gesundheit wie folgt zu verstehen: [3]

„Gesundheit ist ein Zustand des vollständigen körperlichen, geistigen und sozialen Wohlergehens und nicht nur das Fehlen von Krankheit oder Gebrechen."

Für den großen deutsche Philosophen Friedrich Nietzsche war es:

„Gesundheit ist dasjenige Maß an Krankheit, das es mir noch erlaubt, meinen wesentlichen Beschäftigungen nachzugehen."

Du siehst also schon jetzt: Gesundheit ist nicht gleich Gesundheit. Die Frage nach einer optimalen Gesundheit lässt sich auf mehreren verschiedenen Ebenen unterschiedlich beantworten, wobei der eigene philosophische Grundtenor dabei eine entscheidende Rolle spielt. Nun soll dieses Kapitel allerdings nur von der eigenen Ernährung handeln, und folglich betrachten wir dieses komplexe Thema nun nur im Kontext der Nahrungsaufnahme. Die Frage, die sich viele Menschen hier im Alltag stellen, lautet so zum Beispiel: *„Ist Schokolade ungesund für mich?"* oder *„Ist brauner Reis besser für meine Gesundheit als Nudeln?"* oder *„Ist eine Paprika gesünder als eine Orange?"* Schwierige Fragen ... aber nur eigentlich.

Wir Menschen benötigen jeden Tag bestimmte Dinge und Stoffe, damit unser Organismus arbeiten, leben und funktionieren kann. Aus dieser Richtung stammt im Übrigen auch dieses Wort: Lebensmittel. Ein Mittel zum Leben. Lies dir das bitte zweimal durch. Wir sollten nicht nur des Geschmackes willen essen, sondern weil wir leben und unseren Körper füttern wollen.

Was in unseren Mund kommt, soll uns mit LEBEN füllen.

Wenn es das nicht tut, macht es uns bestenfalls satt - steuert aber nur semi-hilfreich etwas zum Leben bei. Der Großteil unserer heutigen Ernährung besteht dabei häufig nur noch aus Füllmitteln, sprich, aus Dingen, die sättigen (füllen), aber nicht zum Wohle unserer Gesundheit beitragen. Dies spiegelt sich in der ansteigenden Zahl der übergewichtigen Menschen und der erschreckend größer werdenden Menge der Diabetiker wider ... Wie finden wir aber nun heraus, ob ein bestimmtes Lebensmittel gesund ist bzw. ob unsere Ernährung im großen Kontext als gesund interpretiert werden könnte? Für mich bedeutet gesunde Ernährung:

Eine gesunde Ernährung ist immer dann gegeben, wenn wir Lebensmittel im Rahmen unser Energiebilanz zu uns nehmen, die unseren täglichen Bedarf an Mikronährstoffen effizient abdecken.

Ich möchte das Ganze wieder am Beispiel von Vitamin C verbildlichen. Wir Menschen brauchen täglich eine bestimmte Anzahl an Vitaminen, Ballaststoffen, Mineralien und Spurenelementen, damit wir einwandfrei funktionieren können und wirklich gesund sind. Diese benötigte Menge ist auch kein Mysterium, sondern kann heutzutage glücklicherweise ganz genau definiert werden. Ziel jeglicher Ernährung sollte es dann also doch sein, diese Zahlen bzw. diesen täglichen Bedarf so gut es geht abzudecken. Beim Vitamin C liegt der Tagesbedarf so bei circa 110 mg.

Je effizienter ein Lebensmittel zur Erreichung dieses Tageszieles beiträgt, desto gesünder ist es logischerweise.

Also, was ist gesünder? Schokolade, Apfel oder Paprika?

Das Schöne ist, wir müssen hier nicht mehr raten und im Dunkeln tappen - wir müssen einfach auf die Zahlen schauen und nur für einen kurzen Moment das Ding zwischen unseren beiden Ohren aktiv nutzen, dann sind wir der Gesundheit schon ein großes Stück näher.

100 Gramm enthalten dabei folgende Mengen Vitamin C: [4]

- Schokolade (520 kcal) = 0 mg
- Apfel (52 kcal) = 20 mg
- Paprika rot (28 kcal) = 140 mg

Dieselbe Menge Paprika hat also die siebenfache Menge an Vitamin C und ist somit hinsichtlich des Vitamin-C-Gehalts „siebenmal gesünder". Über Schokolade brauchen wir dabei gar nicht erst zu reden. Je besser und effektiver also ein Lebensmittel einen bestimmten Bedarf deckt, desto gesünder ist es, desto mehr Kraft haben wir und umso bessere Leistung werden wir vollbringen und somit auch ultimativ gesünder leben. Umgekehrt trifft das natürlich auch zu. Auch sollten wir immer einen Blick auf die Menge an Kalorien haben, damit wir nicht ungewollt in einen starken Überschuss geraten, der eben auch langfristig gesundheitliche Nachteile mit sich bringen wird. Zwar sind kalorienarme und mikronährstoffreiche Lebensmittel nicht immer automatisch besser, sie erledigen aber zielführend den Job.

Mängel über Tage, Wochen und bei manchen sogar über Monate und Jahrzehnte hinweg führen zu Kraftlosigkeit, Müdigkeit, Krankheiten und in letzter Instanz zum Tod. Die Kombination von einem zu hohen Körperfettanteil und einem stetigen Bewegungsmangel ist das wohl Schlimmste, was man sich selbst antun kann. [5]

Trägheit, Kraftlosigkeit und Müdigkeit sind lediglich Warnzeichen des Körpers, dass du von irgendeinem Stoff zu wenig hast. Er erinnert dich quasi in dieser Form langsam, aber immer eindringlicher, dass irgendetwas nicht stimmt und du handeln solltest. Lerne, auf deinen Körper zu hören, und lebe gesund im Einklang mit dir selbst. All dies ist ebenso wichtig wie die korrekte Verteilung der Makronährstoffe und die richtige Menge an Kalorien.

Sei also nicht dumm - und iss gesund (und damit meine ich mikronährstoffreich)!

Mikronährstoffe sind hierbei der Oberbegriff für Mineralstoffe und Vitamine. Sowohl Mineralien als auch Vitamine lassen sich nochmals unterteilen. Mineralstoffe bestehen zum einen aus Makromineralien und zum anderen aus Spurenelementen (Mikromineralstoffe).

So deckst du deinen Mikronährstoffbedarf

Wie du sehen kannst, gibt es bei den Mikronährstoffen wesentlich mehr Faktoren zu beachten als noch bei den Makronährstoffen.

In der Praxis solltest du dir allerdings einen nicht allzu großen Kopf darüber machen und dich nicht bei jedem einzelnen Lebensmittel fragen, ob es wirklich voller Mikronährstoffe ist.

Für das echte Leben habe ich folgende Ratschläge für dich:
Finde zunächst deinen Status quo heraus. Damit du wirklich weißt, wo du stehst und wo du mögliche Defizite hast, ist es sinnvoll, seine gesamte Ernährung wenigstens einmal auf den Mikronährstoffgehalt zu durchleuchten. Dies kannst mithilfe dieser Website machen:

http://fddb.info

Trage dort einfach all deine Lebensmittel nacheinander ein und addiere jedes einzelne Vitamin und Mineral und schaue, ob du deinen Mindestbedarf tatsächlich zu großen Teilen abdeckst. Ist dies nicht der Fall, kannst du verschiedene Mikronährstoffe entweder mit Supplementen ergänzen oder gezielt Lebensmittel aus den oben aufgeführten Aufzählungen hinzufügen. Als ich dies zum ersten Mal tat, war ich sehr erstaunt. Zwar dachte ich, meine Ernährung wäre gesund und ausgewogen, doch in einigen Kategorien hatte ich klare Defizite. Gut, dass ich sie so abdecken konnte ...

Und nochmal: **Gemüse hält, was Obst verspricht!**

Je besser und effizienter wir unseren täglichen Bedarf an diversen Mikronährstoffen abdecken, umso gesünder leben wir, desto höher wird unsere eigene Lebenserwartung sein und umso besser werden wir körperlich performen. [6][7]

Erst nach meiner genauen Analyse auf fddb.info fiel mir auf, dass Gemüse der wahre König unter allen Lebensmitteln ist. Irrtümlicherweise hielt ich viele Jahre Obst für das Nonplusultra, doch die harten Fakten zeigen ganz klar etwas anderes. Den Großteil an Vitaminen und Mineralien findet man im Gemüse, weshalb du unbedingt mehr davon essen solltest. Kleines Beispiel: Wie schon erwähnt, dachte ich, Orangen wären eines der besten Lebensmittel, um viel Vitamin C zu mir zu nehmen, doch dies ist bei Weitem nicht so. Orangen sind zwar schon ganz in Ordnung, doch Paprika beispielsweise enthält fast dreimal so viel Vitamin C und hat dabei lediglich die Hälfte an Kalorien, und das bei derselben Menge. Da ist doch Paprika der klare Sieger (oder?).

Obst besteht im Gegensatz zu Gemüse zu größeren Teilen aus Zucker und hat deshalb auch wesentlich mehr Kalorien. Sicherlich ist nicht jedes Gemüse so lecker wie schönes Obst, doch Gemüse hilft ungemein effizient dabei, seine Mikronährstoffe zu füllen.

Fazit: Mehr Gemüse essen!
(Habe ich das im Verlauf des Buches eigentlich bereits erwähnt?)

Wasser:

Wasser ist der Grundbaustein in unserem Körper, nicht nur für unsere Muskeln. Wir Menschen bestehen zum größten Teil aus Wasser. Daher ist Wasser genauso essenziell für den Muskelaufbau wie die eigentliche Ernährung.

Viele Leute glauben irrtümlicherweise, dass 1,5 l Wasser am Tag mehr als ausreichend sind - doch dem ist lange nicht so. Wer nicht nur Fortschritte im Training erzielen, sondern auch wacher und lebendiger im Alltag agieren will, der sollte jeden Tag drei bis vier Liter Wasser trinken. Reines Wasser, keinen Kaffee, Saft oder Soft-Getränke. Der Körper ist am leistungsfähigsten, wenn er gut hydriert ist. Ein gutes Kennzeichen dafür ist der eigene Urin. Wenn der Urin klar und durchsichtig ist, ist dies ein Hinweis dafür, dass man gut genug hydriert ist und man ausreichend trinkt. Ist der Urin dagegen sehr gelblich, so ist man bereits stark dehydriert und sollte dringend mehr Wasser trinken. Pro Stunde Sport sollte ein weiterer Liter getrunken werden, und das zusätzlich zur normalen Tagesmenge.

Die Faustregel besagt:

1 Liter Wasser je 20 Kilogramm Körpergewicht. Bei 80 kg Gewicht wären das 4 Liter Wasser jeden Tag. Das mag im ersten Moment nach sehr viel klingen und ist wahrscheinlich auch mehr, als du normalerweise trinkst ... Jedoch geht es hier um die Performance im Alltag - sowohl im als auch außerhalb des Trainings. Und ganze 4 Liter erfrischen und beleben den Geist so stark, wie kein Kaffee dazu imstande ist ... Versuch es einfach mal und schreibe mir in einer Mail, wie du dich dabei fühlst.

IIFYM:

IIFYM oder auch If It Fits Your Macros (zu Deutsch: wenn es deiner Makronährstoffverteilung entspricht), ist quasi die neue Schule der Bodybuilding- und Fitnessernährung und ermöglicht uns eine große Freiheit bei der Lebensmittelauswahl. Früher glaubten viele Menschen, dass man ausschließlich mit Reis, Hühnchen und Brokkoli erfolgreich in Topform kommen kann. Ein Glück ist dem nicht so. IIFYM besagt im Grunde, dass es egal ist, was man isst, solange es der vorher ausgerechneten Makronährstoffverteilung entspricht. Und es ist wahr. Für die reine Optik spielt es keine Rolle, ob man seine Kohlenhydrate aus Kartoffeln oder aber aus Weißbrot bezieht, sein Fett aus Käse oder aus Avocados - solange die richtige Verteilung eingehalten wird, ist alles gut und man erreicht sein Ziel. Verstehe mich bitte richtig: Es sollte dein erstes großes Bestreben in der Ernährung sein, dass du die Kalorienmenge und die Makronährstoffverteilung im Alltag sauber auf die Kette bekommst. Eine große Vielfalt und die beliebige Flexibilität in der Lebensmittelauswahl haben enorm große Vorteile und leider auch eine verheerende Kehrseite, derer man sich bewusst sein muss. Der Vorteil besteht ganz klar darin, dass man niemals auf seine Lieblingslebensmittel verzichten muss. Wer beispielsweise jeden Abend gerne Nudeln isst, der kann dies auch weiterhin tun und muss gegebenenfalls nur die Menge anpassen. Es ist insbesondere die Vielfalt bei der Wahl der Lebensmittel, die das IFFYM so gut macht. Man muss sich nicht länger einschränken und eine "Diät" wird somit wesentlich erträglicher und geschmackvoller.

All das fördert immens die Konsistenz und stellt zudem sicher, dass unsere Ernährung nicht unnötig langweilig wird oder wir das Gefühl haben, wir würden uns selbst unnötig geißeln.

Der Nachteil besteht allerdings ganz klar in dem möglichen Missbrauch dieses Konzeptes. Ich kenne viele Leute, deren Bestreben es scheint, möglichst viel Schrott in ihre Ernährung zu stopfen, nur um nicht auf ihre Süßigkeiten und Leckereien zu verzichten. Anstatt also möglichst viel Gemüse und unverarbeitete Lebensmittel in die eigene Ernährung zu implementieren, drehen manche Athleten den Spieß um und versuchen, möglichst viel Süßigkeiten, Burger und Pommes zu essen. Das ist damit natürlich nicht gemeint.

Nochmal: Die Abkürzung *IIFYM* steht für die Begrifflichkeit *„If It Fits Your Macros"* und bedeutet zu Deutsch so viel wie *„Wenn es deiner Makronährstoffverteilung entspricht"*. So gesehen ist dieser Ausspruch die Antwort auf die wohl mit am häufigsten gestellte Frage, wenn es um das Thema Abnehmen geht. *„Kann ich das essen?"* Anhänger der IIFYM-Bewegung antworten dann oft: *"Ja, wenn es deiner Makronährstoffverteilung entspricht."* Die Idee ist gut und regt zu Recht zum Nachdenken an. Wer erfolgreich abnehmen will, der muss im ersten Schritt seinen Leistungsumsatz berechnen und seinen Grundumsatz kennen. Als Nächstes werden dann Kalorien vom täglichen Ernährungsplan gestrichen und es wird ein Kaloriendefizit erzeugt, welches unabdingbar für den Fettverlust ist. Im zweiten Schritt muss die richtige Makronährstoffverteilung berechnet werden, sprich das richtige Verhältnis aus Kohlenhydraten, Fetten und Eiweißen. Bringt man all diese Faktoren erfolgreich in den Einklang, gelingt das Wunder der Transformation. Fett wird abgebaut und die eigene Muskulatur kommt zum Vorschein. Wie genau all das geht, weißt du ja mittlerweile schon ...

Jedoch ist dies leider nicht das Ende vom Lied, sondern für viele beginnt hier erst das Problem. Welche Lebensmittel soll ich denn nun in meinen täglichen Ernährungsplan einbauen? Was eignet sich in der Praxis wirklich und was esse ich denn überhaupt gerne? Das alte vermeintliche Geheimrezept lautete wie bereits geschrieben trockenes Hühnchen, Reis und Brokkoli – und bei vielen Menschen scheitert allein bei dem Gedanken an diese Lebensmittel der eigene Versuch, sich in Topform zu bringen (obwohl auch das sehr lecker sein kann ...). Doch hier kommt die neue Schule und zugleich auch die Rettung aus diesem Dilemma.

Angenommen, deine Makronährstoffverteilung sieht wie folgt aus:

- 250 g Kohlenhydrate
- 160 g Eiweiß
- 55 g Fett

Das IIFYM erlaubt es dir nun, jegliches beliebige Lebensmittel zu essen und in deinen Ernährungsplan zu integrieren, solange es in den obigen Rahmen passt. Solange es deiner Makronährstoffverteilung entspricht, ist alles und jedes Lebensmittel erlaubt. Vollkommen egal, ob dies nun Haferfocken, Kartoffeln oder Gummibärchen sind. Fisch oder Tofu. Avocado oder Frischkäse. Es spielt keine Rolle und Makronährstoff ist Makronährstoff.

Die Quelle des einzelnen Makronährstoffes wird also sekundär. Solange die Kalorienbilanz und die Makronährstoffverteilung eingehalten werden, ist man auf dem richtigen Weg.

Dieses System funktioniert nicht nur, man wird so tatsächlich auch seine Ziele erreichen und es ermöglicht eine unglaubliche Freiheit und Flexibilität in der Nahrungsmittelauswahl. Daher stammt auch der Begriff *flexible Diät* - einfach, weil man so sehr flexibel sein kann. Vorüber sind die Tage mit ödem und langweiligem Essen. Jede Diät oder Ernährungsumstellung sollte Spaß machen, deshalb ist es auch so wichtig, Lebensmittel zu wählen, die einem schmecken. Das ist ein unglaublich wichtiger Erfolgsfaktor auf dem Weg zu deinem Traumkörper, und mit Verboten werden wir nicht weit kommen.

Doch funktioniert solch eine flexible Diät überhaupt?

Ja, eine flexible Diät funktioniert in der Praxis sehr gut und ist, richtig eingesetzt, ein wichtiges Werkzeug zum Erreichen des eigenen Traumkörpers. Nicht nur, weil einem die Ernährung endlich Spaß macht, sondern auch, weil man schnelle Eingriffe oder Änderungen am Tage unternehmen kann. So kannst du dir deinen Ernährungsplan nach Belieben gestalten und auch immer wieder Abwechslung in deine Ernährung bringen. Ich mache es seit Jahren genau so. Doch nicht nur zu Hause ist *IIFYM* ein tolles Hilfsmittel, auch unterwegs kann es sehr hilfreich sein. Folgendes Beispiel:

Du bist in der Stadt unterwegs, hast kein Essen vorbereitet und plötzlich plagt dich der Hunger. Du willst dich aber unbedingt an deine Diät und deine ausgerechnete Kalorienmenge halten und bist jetzt auf der Suche nach einer Lösung.

Auch hier kommt dir das *If It Fits Your Macros* zugute.

So kannst du beispielsweise zum nächsten Gemüsehändler gehen und dir einen großen Couscous-Salat und eine Banane holen. Hier kommt der Trick. Mithilfe von Apps wie MyFitnessPal kannst du nun diese Nahrungsmittel in deinen täglichen Ernährungsplan eingeben und siehst genau, wo du stehst. Du siehst auf einen Blick sofort, wie viele Kalorien du noch offen hast und wie viele der einzelnen Makronährstoffe du noch essen musst oder kannst, damit du deinem Ziel am Ende des Tages auch wirklich näher kommst. Sobald du wieder in deiner gewohnten Umgebung bist, kannst du den Rest des Tages deine Ernährung einfach um deine bisherige Zufuhr anpassen und wirst so - trotz ungeplanter Mahlzeiten - deine gesetzten Tagesziele in der Ernährung erreichen und deinem Traumkörper wieder einen Schritt näher sein. Das Ganze erfordert etwas Übung, eine Küchenwaage und wie geschrieben eine Tracking-App für das Essen. Ich persönlich nutze hier seit vielen Jahren die App MyFitnessPal.de. Wer gewillt ist, diese fünf Minuten Extraarbeit auf sich zu nehmen, wird vom Leben belohnt. Es gibt für den Erfolg mit dem eigenen Körper und der angestrebten Transformation nichts Wichtigeres, als täglich die richtige Menge an Kalorien zu sich zu nehmen und auch die Makronährstoffverteilung einzuhalten. Mit dem IIFYM und einer flexiblen Ernährung steht man sich also endlich nicht mehr selbst im Weg und kann seine Ziele viel leichter und entspannter erreichen.

Daumen hoch dafür!

Doch es gibt leider ein großes Problem im Garten Eden. Die Welt könnte so schön sein, und mit meiner nun folgenden Meinung werde ich mich bei vielen Leuten unbeliebt machen. Doch ich schreibe dir die nun folgenden Zeilen, um dich zu warnen und dich nicht einfach orientierungslos in Alice's-Wunderland voller unendlicher Möglichkeiten zu entlassen, in dem du am Ende mit Krankheiten und ohne jegliche Kraft im Bett endest. If It Fits Your Macros hat nämlich eine ziemlich dunkle Kehrseite der Medaille. Optisch - und zwar nur rein optisch - funktioniert IIFYM prima. Das habe ich dir ja bereits eben erläutert. Jedoch bleibt es nur bei der Optik, und lass mich dir einen Rat als Fitnessmodel geben: Nur gut auszusehen, sollte nicht das Ziel sein!

Aber fangen wir mal ganz von vorne an. Das Problem ist, dass zu viele Menschen dieses wunderbare System ausnutzen, um möglichst viel Mist in ihren täglichen Ernährungsplan zu drücken und um trotzdem noch mit einer Strandfigur davonzukommen.
So versuchen viele Athleten, jeden Tag Schokolade, Pizza oder Gummibärchen zu essen. Fast Food geht dann natürlich auch schon mal ... Das ist die traurige Realität und spiegelt leider zu oft die vorgelebte Praxis wider.

Glaubst du nicht?

So sieht das Ergebnis aus, wenn man mal bei Instagram den Hashtag #IIFYM eingibt:

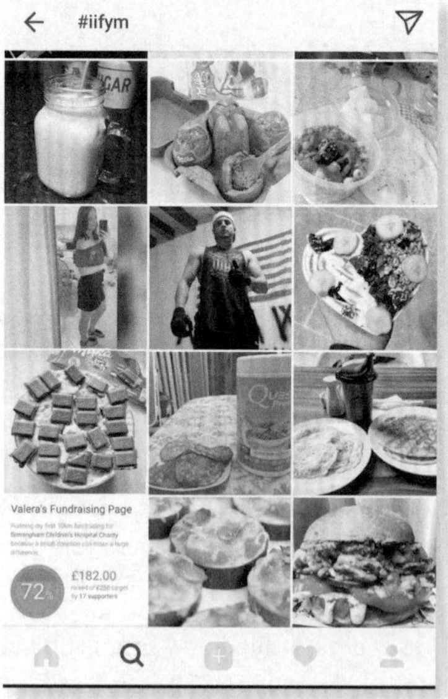

[Quelle: Instagram]

Dazu fällt mir nur Folgendes ein: Das hat mit Fitness und einem gesunden Lebensstil nichts mehr zu tun. Nur weil man gut aussieht, ist das noch lange keine Entschuldigung dafür, Unmengen an Schrott und stark verarbeiteten Lebensmitteln in sich hineinzustopfen. Auf diese Weise machen es sich viele nicht nur unglaublich schwer, sich an ihr Kalorienlimit zu halten, sie verpassen es auch auf diese Art, die so wichtigen Mikronährstoffe zu essen.

Gummibärchen machen also dick?

Wie gesagt, nicht direkt. Aber das ist noch lange kein Grund, sie in großen Mengen zu essen, und das Kalorienzählen ist ebenfalls keine Entschuldigung dafür, Schrott zu essen. Es tut mir leid, dich enttäuschen zu müssen, aber in 20 Jahren wirst du mir dafür danken. Das Problem ist nicht der Zucker oder Ähnliches, sondern dass viele der gewählten Lebensmittel im Grunde keine sind - sondern viel eher nur Füllmittel ohne ausreichende Mikronährstoffe. Denn die Gleichung zum Traumkörper hört noch nicht bei der Kalorienmenge und der Makronährstoffverteilung auf.

Die Mikronährstoffe sind ebenso entscheidend. Vitamine, Spurenelemente und Ballaststoffe gehören ebenso zur Gleichung und sind maßgeblich an unserer Gesundheit beteiligt. Sie sind nicht nur verantwortlich für unsere Gesundheit, sie geben uns außerdem Kraft und Vitalität. Sowohl körperlich als auch mental. Fängt man nun aber an, sich nur noch auf die korrekte Makronährstoffverteilung zu versteifen, wird die eigene Gesundheit über kurz oder lang leiden. Fast Food und Süßigkeiten enthalten keinerlei Mikronährstoffe und führen unmittelbar zu einem Mangel der so wichtigen Vitamine und Spurenelemente. Aus meiner Erfahrung kann ich dir sagen: Gesund aussehen und gesund sein sind zwei unterschiedliche Paar Schuhe. Wenn du wirklich fit sein möchtest, einen wachen Verstand und produktiven Alltag haben willst - dann haben Fertigprodukte und Süßigkeiten so gut wie nichts in deinem täglichen Ernährungsplan zu suchen, und dafür ist das If It Fits Your Macros nicht gedacht. Stark verarbeitete Lebensmittel und Junk Food sollten am Ende des Tages nicht mehr als 10 bis 15 Prozent der Gesamtkalorienmenge ausmachen.

Halten wir kurz fest: Eine flexible Diät ist wunderbar, um viel Abwechslung in den eigenen Ernährungsplan zu bringen. Sie vereinfacht unseren Alltag und ist ein hilfreiches Werkzeug, wenn wir mal nicht zu 100 % nach Plan essen können. Wir können spontan alternative Nahrungsmittel wählen und trotzdem noch unseren Kurs bzw. unsere Diät einhalten. Und das ist toll und ich nutze es in dieser Form seit bereits über vier Jahren und kann es dir wirklich nur empfehlen. Zu oft wird das Werkzeug IIFYM aber schamlos ausgenutzt, nur um einen möglichst hohen (Zucker-)Kick in der Ernährung zu haben. So laufen viele Menschen große Gefahr, an diversen Mangelerscheinungen bei der Mikronährstoffverteilung zu leiden. Das Resultat sind Krankheiten und Kraftlosigkeit. Nur um es noch einmal zu verdeutlichen, sind hier drei Lebensmittel zum Vergleich. Ich beschränke mich hier lediglich auf Kohlenhydrat-Quellen, um die Thematik zu erläutern.

Nahrungsmittel im Vergleich: Schokolade, Spaghetti und Süßkartoffel. Und hierbei vergleiche ich nicht die Inhaltsstoffe auf 100 Gramm, sondern den Inhalt des Nahrungsmittels auf die exakt gleiche Menge an Kalorien.

Alle folgenden Werte haben 530 kcal:

NÄHRSTOFFE BEI 530 KCAL

Nährstoff	Schokolade:	Spaghetti:	Süßkartoffeln:
- Menge:	100g	152g	610g
- KH:	59g (Zucker:58)	106g (Zucker:5)	122g (Zucker:24)
- Eiweiß:	6,3g	19g	9,8g
- Fett:	29g	1,8g	0,6g
- Vitamin A:	-	-	4,27mg
- Vitamin E:	2mg	0,3mg	27,81mg
- Vitamin C:	-	-	183mg
- Vitamin b6:	0,11mg	0,25mg	1,65mg

Quelle: fddb.info

www.QuantumLeapFitness.de

Hier sieht man sehr schön die Kehrseite des IIFYM und warum sich eine gesunde und vollwertige Ernährung lohnt. Bei derselben Kalorienmenge nehmen wir durch die Süßkartoffel wesentlich mehr Mikronährstoffe zu uns als durch Spaghetti und, na klar, Schokolade. Wir können wesentlich mehr essen, müssen dadurch weniger bis keinen Hunger in der Diät leiden und versorgen gleichzeitig unseren Körper mit den so wichtigen Mikronährstoffen. Wir haben mehr Kraft für unser Gehirn, sind länger gesättigt und so weiter ... Und was glaubst du, mit welchem Nahrungsmittel du mehr Power für die fordernden Workouts hast? Mit 100 Gramm Schokolade oder mit über einem halben Kilo Süßkartoffeln? Sicherlich ist das eine rhetorische Frage, mit der ich diesen Part jedoch abschließen möchte ... If It Fits Your Macros ist ein tolles Werkzeug, um seine Ernährung flexibler zu gestalten und Nahrungsmittel zu wählen, die einem schmecken. Es erlaubt uns, unsere Ernährung schnell und spontan anzupassen, selbst wenn wir mal nicht nach unserem festen Ernährungsplan essen können. Das If It Fits Your Macros ist jedoch keine Eintrittskarte, um möglichst viel Süßes und Fast Food zu essen. Dieses Essen enthält keinerlei Mikronährstoffe und auch, wenn es möglich ist, mit diesen "Lebensmitteln" abzunehmen, so ist es jedoch keinesfalls gesund! Auf lange Sicht fügen wir uns so selbst großen Schaden zu und tauschen auch hier lediglich kurzfristige Befriedigung gegen langfristiges Glück. Du bist, was du isst. Wähle also klug! :)

Oder wie der Ernährungsexperte Alan Aragon sagt:

"Jede Mahlzeit ist eine kurzfristige Investition darin, wie wir uns fühlen und wie wir performen. Jede Mahlzeit ist eine mittelfristige Investition darin, wie wir aussehen, und letztendlich ist jede Mahlzeit eine Investition in die Abwesenheit und Freiheit von Krankheiten."

<u>ALSO:</u> Wähle deine Lebensmittel möglichst mit Bedacht. Mindestens 80 % deiner täglichen Ernährung sollten aus weitgehend unverarbeiteten und möglichst nährstoffreichen Lebensmitteln stammen.

Auf diese Weise deckst du problemlos den Großteil deines Mikronährstoffbedarfes ab und lebst somit im Alltag deutlich gesünder und aktiver. Wenn du nun aber jeden Tag fleißig dein Gemüse isst und dich ausgewogen ernährst, kannst du dir obendrauf auch hin und wieder problemlos ein Stück Schokolade oder Ähnliches gönnen. Achte hier jedoch darauf, dass solche Lebensmittel nicht mehr als 10 bis 15 % deiner täglichen Kalorienzufuhr ausmachen, und vor allem auch darauf, dass all dies in deine Energiebilanz und Makronährstoffverteilung passt. Ist dies der Fall, brauchst du dich nicht immer wieder unnötig einschränken, sondern kannst hin und wieder auch mal Junk Food essen. Jedoch alles in Maßen und bitte mit Köpfchen - das ist dann sogar der korrekte Sweet Spot, der für die nötige Langfristigkeit und Konsistenz jeder Diät sorgen wird.

IIFYM ist ein tolles Werkzeug, um eine große Vielfalt an gesunden und vollwertigen Lebensmitteln in seiner Ernährung zu haben und sich nicht nur von Reis und Brokkoli ernähren zu müssen - es bedeutet aber gleichzeitig auch, sich bewusst zu ernähren und ebenfalls bewusst manche Dinge nicht zu essen. 80 % deiner täglichen Nahrung sollten so aus unverarbeiteten Lebensmitteln stammen, 10 % aus leicht verarbeiteten und weitere 10 % sind zur freien Gestaltung verfügbar - all das muss jedoch in deine Energiebilanz und Makronährstoffverteilung passen.

Peri-Workout Nutrition

Zu meiner Anfangszeit im Fitnessbereich war ich mir sicher, dass der Schlüssel zum erfolgreichen Muskelaufbau und Bodybuilding im perfekten Whey-Shake nach dem Training bestünde, und sobald mein Training beendet war, hetzte ich in die Umkleidekabine und kippte mir so schnell wie nur möglich mein Whey hinunter. Zwischendurch sagte ich dem Ganzen dann komplett ab und trank aus Trotz überhaupt keinen Post-Workout-Shake mehr, und ich brachte mich trotzdem in Topform ... Was stimmt also und was ist wirklich richtig?

Die Wahrheit liegt bekanntlich dazwischen, und mit diesem Abschnitt will ich dir nicht nur die entscheidenden Hintergründe vermitteln, sondern dir ganz klare Praxisratschläge mit auf den Weg geben, mit denen du deinen Muskelaufbau vor und nach dem Training bestmöglich stimulierst. Denn auch, wenn das Timing nicht der maßgebliche Faktor für den erfolgreichen Muskelaufbau ist (wichtiger sind am Ende des Tages immer noch die Energiebilanz, Kalorienzufuhr, Makronährstoffverteilung, genügend Eiweiß, progressives Training etc.), so können wir dennoch mit kleinen Anpassungen rund um das Training nochmals bessere Resultate und Leistungen abrufen, als wenn wir diese Strategien vollkommen ignorieren. Über die Monate und Jahre kann und wird dies durchaus einen gewissen Unterschied ausmachen, und da die folgenden Anpassungen so leicht umzusetzen sind, möchte ich nun noch ein wenig ausführlicher darüber berichten. Die Peri-Workout-Nutrition beschreibt dabei sämtliche Nahrung, die rund um das Training zu sich genommen wird. Sprich sowohl die Mahlzeiten vor als auch nach dem eigentlichen Training. Sobald die gesamte Kalorien- und Proteinzufuhr als Ganzes passt, sind dies die vermutlich wichtigsten Mahlzeiten des Tages. Am Wichtigsten erachte ich hierbei jene Mahlzeit, die vor dem Krafttraining stattfindet. Diese ist in meinen Augen die wichtigste Mahlzeit des Tages. Weshalb das so ist, das schauen wir uns nun im Detail an ...

Ernährung vor dem Sport

Als Pre-Workout-Mahlzeit sehe ich das Zeitfenster von 30 Minuten bis zu maximal zwei Stunden vor dem eigentlichen Training an. Dies ist die Zeit, in der wir noch letzte Optimierungen vornehmen können, um das Beste aus unserem anstehenden Workout herauszuholen. Hier spielen diverse Faktoren eine wichtige Rolle, und diese sind stark abhängig von der jeweiligen individuellen Situation, in der man sich aktuell befindet. Doch fangen wir ganz von vorne an. Wenn wir uns doch schon auf ins Training machen, dann wollen wir die Zeit doch auch so ökonomisch wie nur möglich nutzen, korrekt? Welche wünschenswerten Resultate möchte man mit seiner Ernährung vor dem Sport also bezwecken?

Folgende Punkte sehe ich dabei als erstrebenswert an:

- möglichst viel Kraft im Training
- hoher Fokus und Konzentration
- keine Form der Ermüdung oder das Gefühl von Trägheit

Die ersten Jahre im Krafttraining habe ich eine gute Pre-Workout-Mahlzeit vollkommen unterschätzt und so gut wie ignoriert. Erst nachdem ich mein Körperfett auf 8 % brachte, suchte ich nach Optimierungsmöglichkeiten, um mehr Kraft im Training zu haben und weiterhin viel Perfomance liefern zu können. Mit sinkendem Körperfettanteil gingen leider auch meine Kraftwerte allmählich herunter und ich war auf der Suche nach einer Möglichkeit, wieder stärker zu werden und mehr Kraft im Training zu haben – trotz z. B. einer langen und harten Diät. Daher schaute ich mir die Wissenschaft rund um die Pre-Workout-Mahlzeit genauer an, also all jene Dinge, die man vor dem Training so isst und zu sich nimmt. Interessanterweise geht hier die Wissenschaft davon aus, dass die Pre-Workout-Mahlzeit tatsächlich die wichtigste Mahlzeit des Tages ist. Der Grund dafür scheint simpel:

"Es tritt eine größere Muskelproteinsynthese während und nach dem Training auf, wenn eine korrekte Pre-Workout-Mahlzeit zu sich genommen wurde."

Warum ist aber eine möglichst hohe Muskelproteinsynthese so wichtig für uns? Der simple Grund dafür sind all die anabolen und katabolen Stoffwechselprozesse, die jeden Tag in unserem Körper stattfinden. Sowohl Anabolismus (Aufbau von Körpergewebe) als auch Katabolismus (Abbau von Körpergewebe) sind dabei vollkommen normal. Wenn wir nun jedoch unsere Muskelmasse erfolgreich steigern wollen, dann sollten wir am Ende des Tages mehr anabol als katabol gewesen sein – und dies schaffen wir durch eine möglichst hohe und möglichst oft ausgelöste Muskelproteinsynthese. Hierin besteht die Herausforderung beim Krafttraining. Sobald wir im Training sind, sinkt nicht nur unsere Muskelproteinsynthese, sondern nach dem Training steigt auch der Abbau von Muskelproteinen (auch Proteolyse genannt). Dies sollten wir minimieren. [1][2]

Die Mahlzeit vor dem Training sollte dabei zwei große Zwecke erfüllen:
- Versorgung mit genügend essenziellen Aminosäuren
- Steigerung der eigenen Performance im Training und viel verfügbare Kraft

Aus unserer Ernährung haben wir dabei drei verschiedene Makronährstoffe zur Verfügung: Kohlenhydrate, Proteine und Fette. Was sollten wir aber nun für maximale Leistung im Training und in welcher Menge zu uns nehmen? Vorweg sei nochmals betont, dass am Ende des Tages die gesamte Energiebilanz für den Muskelaufbau verantwortlich ist. Sich nur auf die Pre-Workout-Mahlzeit zu konzentrieren, ist zwar ein durchaus wichtiges Puzzlestück, doch es ist am Ende des Tages dennoch nur eines von mehreren Puzzleteilen ... Aber hier ist mein Ansatz: Wenn wir schon diesen Sport machen, dann auch richtig - und weil die korrekte Pre-Workout-Mahlzeit in der Praxis so einfach umzusetzen ist, sollte dies für niemanden eine große Herausforderung darstellen. Auch können wir vorweg direkt festhalten, dass Nahrungsfette zu diesem Zeitpunkt keinen positiven Einfluss mehr auf uns oder den Muskelaufbau haben. Weder haben Fettsäuren Einfluss auf die Muskelproteinsynthese, noch kurzfristig auf unser körperliches Leistungspotenzial - also können wir die Fette getrost an dieser Stelle ignorieren. [3]

Wirklich spannend sind dagegen Proteine und Kohlenhydrate.

Protein vor dem Training

Proteine vor dem Training sind ein wichtiger Teil der perfekten Pre-Workout-Mahlzeit, weil sie direkt die verfügbare Anzahl an Aminosäuren im Blut erhöhen und somit für eine bessere Muskelproteinsynthese und gleichzeitig eine schwächere Proteolyse sorgen. [4][5]

Eine Studie aus dem Jahr 2006 der Forscher Cobum et al. für das Strength and Conditioning Research Journal nahm so zum Beispiel 33 Probanden und gab einem Teil der Probanden als Pre-Workout-Mahlzeit 20 g Whey Protein mit 6 g Leucin, während ein anderer Teil der Probanden lediglich ein Placebo bekam. [6]

Das Resultat: Die Gruppe mit dem Whey Protein vor dem Training baute deutlich mehr Kraft und Muskulatur innerhalb eines 8-Wochen-Trainingsprogramms auf. Sicherlich, am Ende des Tages ist die Gesamtmenge an Protein deutlich entscheidender als die Menge an Protein vor dem Training. So bringt es zum Beispiel nichts, genügend Protein vor dem Training zu sich zu nehmen, wenn den Rest des Tages überhaupt kein Eiweiß bzw. Protein zu sich genommen wird. Dennoch - wenn wir das Maximum an Muskelaufbau anstreben, dann ist eine gute Menge Protein vor dem Training absolut vorteilhaft. Welche Art von Protein sollte es idealerweise sein? Ein schnell verdauliches / absorbierbares Protein mit einem hohen Leucinanteil. Zitat aus der Studie der Forscher Dangin et al.: [7]

"Ein schnell verdauliches Protein erhöht rasch die verfügbare Menge an Aminosäuren im Blut für das anstehende Training, und eine hohe Menge Leucin scheint hier am besten zu sein."

Leucin ist dabei der wahre Champ unter allen Aminosäuren. Die Aminosäure Leucin stimuliert nachweislich die Muskelproteinsynthese am stärksten, sie aktiviert direkt das Enzym mTOR, welches verantwortlich für das Einleiten des Muskelaufbaus ist, und schützt vor einem möglichen Muskelabbau. [8][9][10]

Ansprüche an eine gute Proteinquelle vor dem Training sind also eine schnelle Verfügbarkeit und ein hoher Leucinanteil. Gute Lebensmittel, die diese beiden Kriterien erfüllen, sind Whey Protein und Eier bzw. genauer gesagt hier das Eiklar. Im Idealfall solltest du deshalb, je nach Körpergewicht und Dauer des Workouts, zwischen 20 g bis 40 g Protein circa 30 bis 60 Minuten vor dem Training zu dir nehmen. Alternativ gehen sicher auch andere Proteinquellen, wie zum Beispiel Hühnchen, Thunfisch oder viele andere Optionen - diese werden jedoch nicht so schnell zur Nutzung verfügbar sein und es bleibt fraglich, ob diese wirklich den gewünschten Zweck erfüllen.

Kohlenhydrate vor dem Training

Bei den Kohlenhydraten vor dem Training, insbesondere vor dem Krafttraining, ist die Wissenschaft sich einig: Sie sind sinnvoll und werden die eigene Leistungsfähigkeit direkt steigern. Da Kohlenhydrate keinen Einfluss auf die Muskelproteinsynthese haben, helfen sie uns zwar nicht direkt beim Muskelaufbau - indirekt aber schon.
Mithilfe der richtigen Menge an Kohlenhydraten vor dem Training werden wir mehr Kraft haben, dadurch mehr Gewichte bewegen und somit deutlich bessere Reize setzen können - was sich dann wiederum in einem besseren Muskelaufbau äußert. Das Stichwort lautet hier Glukose. Durch die Kohlenhydrate erhöhen wir die Menge an Glukose in unserem Blut und stellen diese den Muskeln direkt zur Verfügung. Je mehr Glukose hierbei vorhanden ist, desto länger und härter werden die Workouts sein können. [11][12]

Die Empfehlung liegt hier bei ebenfalls circa 30 g bis 40 g Kohlenhydraten auch ungefähr 30 bis 45 Minuten vor dem Training. [13]

Proteine und Kohlenhydrate zusammen sind aber die wirklich unschlagbare Kombination. Den vollen Benefit wird man aus seinem Training ziehen, wenn man beide Makronährstoffe kombiniert zu sich nimmt. Dies schafft die anabolsten Bedingungen für den Muskelaufbau, sowohl vor als auch nach dem Training. Diese Kombination aus Proteinen und Kohlenhydraten führt nachweislich zu mehr Leistung im Training und höheren Werten der eigenen Wachstumshormone sowie des Testosteron-Levels. [14]

Dies wird den Muskelaufbau begünstigen, nicht nur, weil diese wichtigen anabolen Hormone erhöht sind, sondern auch weil die Muskelproteinsynthese deutlich erhöht ist. Bei den Kohlenhydraten sollte die Wahl auf Lebensmittel mit einem hohen glykämischen Index und wenig Ballaststoffen fallen (da diese uns ein unnötiges Völlegefühl geben könnten). Gute Lebensmittel in der Praxis sind hier: Reiswaffeln, Bananen, Hafer- und Reismilch, Rosinen, Datteln oder gerne auch etwas Marmelade. [15]

Fette vor dem Sport

Bleibt nur noch der letzte Makronährstoff übrig, und zwar das gute Fett. Konträr zu den Kohlenhydraten gibt es bei den Fetten vor dem Training viele verschiedene Ansichten und Forschungen. Doch sie reichen nur von ungünstig, nachteilig bis höchstens neutral. Reale Vorteile haben Fette aber keine wirklichen. [16]

Der Grund liegt in der langen Verdauungszeit von Fett. Untersuchungen haben außerdem gezeigt, dass Fett keinen vorteilhaften Effekt auf die körperliche Leistungsfähigkeit hat. Weder hat es Einfluss auf die Muskelproteinsynthese, noch haben Nahrungsfette Auswirkungen auf die Glykogenspeicher der Muskulatur. Während eine Handvoll Mandeln vor dem Training sicher nicht schadet, solltest du jedoch viele Transfette wie aus Cheeseburgern vermeiden (und zwar am besten immer).

Wann solch eine Pre-Workout-Mahlzeit sinnvoll ist

Eingangs hatte ich bereits erwähnt, dass die Notwenigkeit solch einer Mahlzeit stark abhängig von der eigenen Situation ist. Der Grad der Notwendigkeit hängt immer davon ab, wann die letzte große Mahlzeit mit Proteinen und Kohlenhydraten zu sich genommen wurde. Grundsätzlich wird solch eine Mahlzeit immer dann wichtig, wenn deine letzte Nahrungsaufnahme vor dem Sport länger als zwei bis drei Stunden her ist, und auch würde ich dir stark davon abraten, morgens gefastet ins Krafttraining zu gehen. Hast du jedoch zum Beispiel erst gegen 12:00 Uhr mittags eine große Mahlzeit gegessen und gehst dann um circa 14:00 Uhr ins Training, dann verliert hier solch eine Pre-Workout-Mahlzeit an Relevanz und wird unwichtiger. Behalte dies einfach im Hinterkopf und entscheide dann selbst für dich in der Praxis.

Die beste Pre-Workout-Mahlzeit - drei einfache Rezepte

Pre Workout Meal 1 - Eiklar und Reiswaffeln mit Marmelade

Die erste Wahl bzw. meine erste gute Option sind das Eiklar aus circa 5 Eiern (ca. 200 g Eiklar), 4 Reiswaffeln und dazu 50 g Marmelade nach freier Wahl.

Hier kommen wir auf folgende Makronährstoffe:

- Kohlenhydrate: 50 g
- Eiweiß: 24 g
- Fett: 1 g
- Ballaststoffe: 1 g

So ein kleiner Teller mit Eiern und süßen Reiswaffeln ist eine wirklich tolle Mahlzeit vor dem Sport und erfüllt alle Kriterien, die man an eine gute Pre-Workout-Mahlzeit stellen kann.

Pre Workout Meal 2 - Whey Isolat + zwei große Bananen

Hier nehmen wir die hochwertigsten Aminosäuren zu uns in Kombination mit zwei leckeren und großen Bananen (um die 200 g).

Hier kommen wir auf folgende Makronährstoffe:
- Kohlenhydrate: 41 g
- Eiweiß: 25 g
- Fett: 1 g
- Ballaststoffe: 5 g

Bitte bedenke hier aber, dass du das Whey mit Wasser trinken solltest - nicht mit Milch oder Ähnlichem. Durch die Milch würden wir hier unnötig Fett und somit unnötige Kalorien zu uns nehmen, die nachweislich das Training weder besser machen noch den Muskelaufbau fördern - also lieber an anderer Stelle mehr essen.

Pre Workout Meal 3 - Whey Isolat + 400 ml Reismilch
Die vermutlich leckerste und schnellste Option von allen: ein schneller Whey Shake mit Reismilch.

Hier kommen wir auf folgende Makronährstoffe:
- Kohlenhydrate: 39 g
- Eiweiß: 23 g
- Fett: 4 g
- Ballaststoffe: 1 g

Besonders hervorheben muss ich hier den unfassbar geilen Geschmack - vor allem in der Diät ist dies einer meiner absoluten Höhepunkte. Dieser Shake ist in Sekunden zubereitet, hat alles, was man braucht, und schmeckt fantastisch - go for it!

Ernährung nach dem Sport

Nach dem Training müssen wir unseren ermüdeten Muskeln ordentlich Futter geben, und nach einer guten Pre-Workout Mahlzeit bildet die Nahrungsaufnahme nach dem eigentlichen Training die zweitwichtigste Mahlzeit des Tages. Aber auch hier haben sich viele Mythen und Unwahrheiten breitgemacht - wie zum Beispiel das "anabole Fenster". Auch wenn eine regelmäßige Proteinzufuhr durchaus einen Einfluss auf den Muskelaufbau haben wird, ist der Effekt des anabolen Zeitfensters mehr Mythos als Realität. Früher glaubte man so, dass sich nach dem Training ein ungefähr 30-minütiges Zeitfenster auftut, in dem man unbedingt schnell Protein zu sich nehmen müsste, da das Training ansonsten im Grunde vollkommen wirkungslos gewesen sei. So bin auch ich früher nach dem Training so schnell es nur ging in die Umkleidekabine gestürzt und habe mir rasch meinen großen Protein-Shake hinuntergekippt ... Heute wissen wir jedoch, dass dies weitestgehend ein Mythos ist. [17]

Zwar spielt die Post-Workout-Mahlzeit durchaus eine wichtige Rolle und es tut sich auch ein „Fenster" der Möglichkeiten für den besseren Muskelaufbau auf -

jedoch ist dieses Fenster deutlich größer als einst angenommen und unsere Muskeln sind bis zu 24 Stunden nach dem Training deutlich sensibler gegenüber einer Proteinzufuhr. Anstatt sich also unnötig zu stressen und zu versuchen, binnen 30 min direkt eine große Mahlzeit nach dem Training zu haben, werden wir auch gut Muskeln aufbauen können, wenn die Post-Workout-Mahlzeit erst zwei bis drei Stunden nach dem Training gegessen wird. Die mögliche Zeitspanne ist umso größer, je mehr Wert auf die Pre-Workout-Mahlzeit gelegt wurde. Je besser und hochwertiger die Mahlzeit vor dem eigentlichen Krafttraining war, desto mehr verliert die Post-Workout-Mahlzeit an Bedeutung. Die Ausnahme bildet hier allerdings ein gefastetes Training – hier sollte man tatsächlich schnell dem Körper Proteine zuführen. Dazu aber gleich mehr. [18]

Auch wenn wir aus der Wissenschaft wissen, dass das anabole Zeitfenster weitestgehend ein Mythos ist, bedeutet dies jedoch nicht, dass die Post-Workout-Mahlzeit komplett unwichtig wäre – denn das ist sie definitiv nicht. Zwar finden wir in modernen Fitnesstrends oft einen leicht naiven Nihilismus wieder und dass eigentlich überhaupt gar nichts mehr wichtig wäre, doch dies ist hier absolut nicht der Fall. Während und nach dem Training setzt ein Prozess ein, bei dem der Körper beginnt, die eigenen Muskelproteine abzubauen. Wenn man diesen Prozess nicht frühzeitig stoppt, dann resultiert das im extremsten Fall in einem Abbau der Muskelzellen. Diesen Prozess nennt man die Proteolyse. [19]

Auch wenn der Abbau von Muskelproteinen per se nichts Schlechtes, sondern vollkommen natürlich ist, so sollten wir dennoch die Proteolyse nicht überreizen und somit einen möglichen Muskelabbau riskieren ... Das schaffen wir durch das Essen nach dem Krafttraining. Somit hat die Post-Workout Mahlzeit zwei Ziele:

- Auffüllen der Glykogenspeicher
- Auslösen einer anabolen Muskelproteinsynthese bei einer gleich-zeitigen Minimierung der Proteolyse

Während uns Kohlenhydrate nach dem Training ausreichend Energie für den Rest des Tages liefern und den Abbau von Muskulatur verhindern sollen, sind Proteine dafür verantwortlich, dass die geschädigten Muskelfasern repariert werden und der Körper sich in einem bestmöglichen anabolen Zustand befindet. Auch hier spielen Kohlenhydrate und Proteine wieder eine deutlich größere Rolle, als es Nahrungsfette tun werden. Aus diesem Grund werden wir uns im Folgenden wieder nur primär diesen beiden Makronährstoffen widmen.

Eiweiß nach dem Training

Beginnen möchte ich mit dem wichtigsten Makronährstoff nach dem Training – dem Protein. Ähnlich wie schon bei der Pre-Workout-Mahlzeit sollten wir hier besonders Wert auf schnell verdauliche Proteinquellen legen. Dies wird für vermehrte und stärkere anabole Signale im Körper sorgen als zum Beispiel Proteinquellen, die deutlich langsamer vom Körper aufgespalten und absorbiert werden. [20]

Die beste Wahl ist hier tatsächlich Proteinpulver. Im idealen Fall in Form von Whey Protein, aber auch pflanzliche Quellen sind hier eine gute Wahl. Sicherlich kannst du auch eine große Mahlzeit mit einer hochwertigen Proteinquelle zu dir nehmen, wie zum Beispiel Eier oder Fleisch, dennoch würde ich dir raten, selbst dann ein wenig Whey dazu zu trinken, um wirklich die anabolen Stoffwechselprozesse maximal auf Hochtouren laufen zu lassen. Dies wird die Proteolyse am besten unterbinden und somit den Muskelaufbau stark begünstigen. [21]

Nur die Frage nach der idealen Menge lässt sich nicht ganz so leicht beantworten. Grund hierfür scheint eine Art Obergrenze dessen zu sein, wie stark eine einzige Muskelproteinsynthese tatsächlich arbeiten kann. Sobald diese Grenze erreicht ist, werden die zusätzlichen Aminosäuren nicht weiter zum Muskelaufbau verwendet, sondern eher zur Oxidation. [22]

So scheinen zum Beispiel nach Untersuchungen aus dem Jahr 2019 von Trommeln et al. 40 g Whey Protein nur eine 10 bis 20 % höhere Muskelproteinsynthese zur Folge haben, als es zum Beispiel nur 20 g tun - und nicht die doppelte Menge (wie man ja annehmen könnte). Viel mehr scheint hier nicht direkt mehr zu sein. [23]

Auf der anderen Seite wissen wir aber auch, dass das Protein nach dem Training um ein Vielfaches besser vom Körper absorbiert und genutzt werden kann, als wenn wir es in einem ausgeruhten Zustand zu uns nehmen. [24]

20 g bis 40 g Protein aus Whey scheinen hier also das Optimum zu sein. Die genaue Zahl ist dabei stark abhängig von individuellen Faktoren. Generell würde ich zu mehr Protein nach dem Training raten, je mehr Muskelmasse man hat und je schwerer man ist, je niedriger der Körperfettanteil ist und je härter und fordernder das Training war. Auch ist es zum Beispiel eine sehr gute Idee, eine große und proteinreiche Mahlzeit nach dem Training zu sich zu nehmen und einfach einen kleinen Whey-Shake dazu zu trinken (z. B. 20 g Whey). Damit ist man auf der absolut sicheren Seite und man nimmt sowohl eine reale Mahlzeit mit vielen Kalorien und auch Kohlenhydraten zu sich, man stimuliert aber ebenso auch maximal anabol die eigene Muskelproteinsynthese. Für das Proteinpulver rate ich dir zu einem reinen Whey-Isolat. Dies stimuliert die Muskelproteinsynthese am stärksten, während es weniger Fette und Zucker (und somit Kalorien) als ein Whey-Konzentrat hat. Meine Wahl ist hierbei das ISO WHEY von Quantum Leap Nutrition. (mehr Infos: www.QuantumLeapFitness.de)

Kohlenhydrate nach dem Training

Kohlenhydrate nach dem Training sind aus zweierlei Gründen interessant für uns. Zum einen senken sie die Rate der Proteolyse und zum anderen erhöhen sie in Kombination mit Proteinen den Wachstumshormonspiegel in einem größeren Ausmaß, als es bei der alleinigen Einnahme von Protein der Fall ist. Dies schafft ein anaboleres Umfeld und hilft somit direkt beim Muskelaufbau. [25][26]

Ebenfalls wie schon bei der Pre-Workout Mahlzeit sind hier Quellen mit einem hohen glykämischen Index-Wert vorteilhafter für uns.

Lebensmittel mit einem hohen glykämischen Wert werden nach einem intensiven Training nachweislich den schnellsten Anstieg des Muskelglykogens liefern, im Vergleich zu Kohlenhydraten mit niedrigerem glykämischen Index. [27]

Gute Quellen sind somit wieder Bananen, Reis, Kartoffeln, Datteln, Reiswaffeln, Rosinen und dergleichen. Entscheidender als die Quelle ist jedoch die Menge an Kohlenhydraten. Deine Post-Workout-Mahlzeit sollte eine relativ große Mahlzeit sein, gerne auch die größte Mahlzeit des Tages. In Zahlen sprechen wir hier von 20 bis 30 % der gesamten Zufuhr an Kohlenhydraten in dieser Mahlzeit, mindestens aber 30 g Kohlenhydraten. Bei Fetten verhält es sich in der Post-Workout Mahlzeit neutral. Neueste Untersuchungen aus dem Jahr 2020 zeigen so auf, dass die Aufnahme von Nahrungsfetten die anabolen Signale nicht mindern oder sich in irgendeiner negativen Form auf diese auswirken würde. Fühle dich hier also frei, so viel Fett zu essen, wie es deine Makronährstoffverteilung zulässt. [28]

Wie sieht die perfekte Post-Workout-Mahlzeit aus?

Ich hoffe, du hast auf den vorherigen Seiten ein gewisses Feingefühl zwischen den Zeilen herauslesen können und gesehen, dass das jeweilige Timing immer stark von der jeweiligen individuellen Situation abhängig ist und mehrere Faktoren sich gegenseitig beeinflussen.

Grundsätzlich lässt sich aber Folgendes sagen:

- Die Pre-Workout-Mahlzeit scheint die wichtigste Mahlzeit des Tages zu sein, und je besser diese ist, umso mehr verliert die Post-Workout-Mahlzeit an Relevanz. Im besten Falle nimmst du 30 bis 60 Minuten vor dem Training eine Mahlzeit zu dir, die zwischen 20 g und 40 g Protein enthält und zwischen 30 g und 40 g Kohlenhydrate. Achte hierbei auf ein schnell absorbierbares Protein und eine Kohlenhydratquelle mit einem hohen glykämischen Wert.
- Solltest du gefastet ins Training gehen (was ich dir nicht empfehlen kann), dann solltest du deine Post-Workout-Mahlzeit so schnell wie nur möglich nach dem Training zu dir nehmen, um weitere katabole Prozesse schnellstmöglich zu unterbinden.
- Hast du eine sehr gute Pre-Workout-Mahlzeit gehabt, dann kannst du auch erst 60 bis 90 Minuten nach dem Training eine Mahlzeit zu dir nehmen. Im besten Falle ist dies die kohlenhydratreichste Mahlzeit des Tages, falls nicht, achte aber darauf, dass die Mahlzeit mindestens 30 g Kohlenhydrate beinhaltet. Für die Proteinversorgung würde ich persönlich lieber auf Nummer sicher gehen und die höhere Grenze der Empfehlung anstreben, welche bei 20 g bis 40 g liegt. Habe gerne einen Whey-Shake mit 20 g Protein und esse zusätzlich eine große Mahlzeit.

Achtung:
Wenn du diese Empfehlung in die Praxis und in deinen Ernährungsplan miteinfließen lassen möchtest, dann musst du dies jedoch genauso miteinberechnen und nicht einfach "zusätzlich" konsumieren. All diese Maßnahmen haben natürlich ebenfalls eine Kalorienzufuhr zur Folge, und diese müssen wir, wie wir bereits wissen, absolut im Check haben.

Mit Wissenschaft zu noch besseren Resultaten

Wer wirklich alles aus seinem Training herausholen will und den bestmöglichen Muskelaufbau mitnehmen möchte, dem empfehle ich außerdem meine speziell kreierte Formel, das ***RECOVERY PRO*** von Quantum Leap Nutrition, nach jedem Workout! Das ***RECOVERY PRO*** setzt auf verschiedene wissenschaftlich bewiesene und korrekt dosierte Inhaltsstoffe, um den Muskelaufbau und die eigene Regeneration zu beschleunigen. Die stärksten Wirkstoffe sind dabei: *Leucin, Creatin-Monohydrat, L-Carnitine und das Betain.*

Leucin ist wahrscheinlich die potenteste essenzielle Aminosäure und einer der effektivsten Wege, um den Proteinabbau in der Muskulatur nach einem harten Workout zu beenden. Studien zeigen klar, dass die Zufuhr von zusätzlichem Leucin direkt die Muskelproteinsynthese anregt, den Abbau von Proteinen hemmt und den Muskelaufbau fördert, indem Leucin das Molekül mTOR aktiviert.

Creatin ist vermutlich das bekannteste und meist erforschte Sport- und Fitness-Supplement mit weit mehr als 200 Studien, die immer wieder belegen: Creatin hilft beim Muskel- und Kraftaufbau, es vermindert die Schäden und Ermüdung der Muskulatur nach dem Training und verbessert die anaerobe Ausdauer. In meinen Augen sollte wirklich jeder Athlet täglich Creatin konsumieren.

L-Carnitin ist eine Verbindung, die der Körper aus den Aminosäuren aus Lysin und Methionin produziert. Aktuelle Studien zeigen zudem, dass die zusätzliche Ergänzung von L-Carnitin ebenfalls die Schäden und Ermüdung an der Muskulatur vermindert, die Muskelregeneration fördert und die eigene Insulinsensibilität verbessert, welche wichtig ist, damit wir den größten Vorteil aus unserer Post-Workout-Mahlzeit ziehen werden.

Betain erhöht synergetisch die Funktion und Vorteile des Creatins und erhöht somit ebenfalls die anaerobe Kraft und Ausdauer.

All diese Inhaltsstoffe und weitere (z. B. Kalzium und Magnesium, welche ebenfalls im *RECOVERY PRO* vorhanden sind) werden dir dabei helfen, das Bestmögliche aus deinen Workouts herauszuholen, und können somit deinen Muskelaufbau entscheidend unterstützen.

Wenn du schneller regenerieren und mehr Leistung abrufen willst, dann sollte das RECOVERY PRO deine Wahl sein.

Mehr Infos dazu auf: www.QuantumLeapFitness.de

Dein eigener Ernährungsplan in sieben Schritten

Nach all den vielen Formeln und Erläuterungen sind wir nun endlich beim Praxisteil angelangt. In der Praxis spielt es keine Rolle, ob du weißt, dass Zucker gut oder schlecht ist, du zu viele Kalorien isst oder was auch immer - in der Praxis zählt tatsächlich nur, was du tust und was du jeden Tag isst. Einen ersten maßgeschneiderten Ernährungsplan zu erstellen, ist dabei viel einfacher als häufig angenommen und geht wie folgt: Oft machen Personaltrainer oder Fitnessmagazine ein regelrechtes Geheimnis daraus, dabei kannst du dir ganz einfach binnen weniger Minuten einen eigenen Plan erstellen, mit dem du auch zu 100 % zufrieden sein wirst. Dies ist unfassbar wichtig für deinen langfristigen Erfolg.

Zuerst musst du natürlich dein körperliches Ziel kennen und daraufhin deine Kalorien und Makronährstoffe anpassen. Um einen genauen Plan und eine detaillierte Übersicht zu haben, nutze ich diese Website:

1. Zunächst musst du dir einen kostenlosen Account auf www.myfitnesspal.de erstellen.

2. Dann gehst du oben auf den Reiter "Ziele" (Startseite > Ziele).

3. Im oberen linken Kästchen "Tägliche Ernährungsziele" dann auf "Bearbeiten".

4. Dort trägst du nun deine Kalorienmenge ein und stellst die einzelne Verteilung der Makronährstoffe ein.

5. Nun gehst du auf den Reiter "Ernährung".

6. Jetzt kannst du alle beliebigen Lebensmittel eintragen, die dir schmecken und reich an Mikronährstoffen und Makronährstoffen sind.

   Orientiere dich dabei ruhig an der folgenden Lebensmittelliste, auch wenn diese unmöglich vollständig sein kann und dich nicht eingrenzen sollte. Unten auf der Seite von Myfitnesspal.de findest du dann die Gesamtsumme der einzelnen Makronährstoffe. Verändere die Mengen der Lebensmittel so lange, bis sie genau deinem Tagesziel entsprechen und du damit zufrieden bist.

7. Fertig, so einfach kann es sein!

<u>Anmerkungen zu deinem Ernährungsplan:</u>

Mit der Zeit hat Myfitnesspal einen Premium-Account eingeführt. Nur noch mit diesem ist es möglich, die exakte Makronährstoffverteilung einzugeben. Das ist jedoch nicht weiter schlimm, und auch ich nutze weiterhin die kostenfreie Version. Mithilfe der Prozentangaben kommst du deinen errechneten Werten trotzdem sehr nah und in der eigentlichen Tagesübersicht kannst du genau ablesen, wie viel du wovon isst. Orientiere dich daran.

- Der Plan muss nicht zu 110 % genau deinen ausgerechneten Werten entsprechen und kleine Schwankungen sind möglich und in Ordnung. Beim Eiweiß kannst du Abweichungen von +/- 10 g haben, beim Fett +/- 5 g und bei den Kohlenhydraten +/- 15 g.

- Trage wirklich jedes einzelne Lebensmittel und jedes kalorienhaltige Getränk ein. Einfach alles, was in deinen Mund geht, sollte auch in Myfitnesspal aufgelistet werden - sonst wirst du dich immer irren und niemals genau wissen, wie viel Kalorien du tatsächlich zu dir nimmst und warum die Formeln nicht so für dich funktionieren, wie sie eigentlich müssten.

- Meide fetthaltige Soßen und ersetze sie durch Gewürze. Gewürze haben in der Regel keine Kalorien - im Gegensatz zu Soßen. Sie sind in der Regel voller Zucker und Fett und deshalb oft eine echte Kalorienbombe. Lerne also das Kochen mit Gewürzen lieben!

- Ganz egal, was du isst - iss noch mehr Gemüse. Tu es einfach. Achte darauf, dass du mindestens eine große gemüsereiche Mahlzeit einplanst und isst. Gutes Gemüse wären Paprika, Kohlrabi, Feldsalat, Spinat, Brokkoli, Grünkohl, Süßkartoffeln, Karotten etc.

- Beziehe auch Lebensmittel ein, die du wirklich gerne isst. Dies kann auch bedeuten, dass du einen süßen Joghurt oder ein Stück Schokolade isst. Solange es deiner Makronährstoffverteilung entspricht und du diese nicht bis zum Maximum mit stark verarbeiteten Lebensmitteln füllst, dann ist alles gut.

- Du kannst so viele Mahlzeiten essen, wie du willst. Ich persönlich empfinde es dagegen am angenehmsten, zwischen drei bis vier Mahlzeiten über den Tag hinweg verteilt zu essen.

- Häufiger Eiweiß zu essen, ist besser, als das gesamte Eiweiß des Tages mit einer Mahlzeit zu konsumieren. Versuche folglich, deine Gesamtmenge an Eiweiß auf mehrere Mahlzeiten zu verteilen. Drei bis vier Mahlzeiten scheinen hier das Optimum zu sein.

- Plane eine gute Pre-Workout-Mahlzeit mit ein, die dir ausreichend Protein und Kohlenhydrate für das schwere Training liefert.

Außerdem empfehle ich dir, jeden Tag mehr oder weniger dasselbe zu essen und dir einen festen Plan zu gestalten. Dies hat mehrere Vorteile. Zum einen weißt du immer ganz genau, was du essen musst, und brauchst dein Essen nicht jeden Tag aufs Neue tracken. Zum anderen ersparst du dir viel Denken und Grübeln, ob du denn wohl richtig isst und deinem Ziel näherkommst.
Ich persönlich esse seit Jahren zu 90 % das Gleiche - einfach weil es funktioniert und es mir schmeckt. Ich freue mich immer noch auf jede einzelne Mahlzeit, und wenn dein Ernährungsplan wirklich gut ist, wirst auch du deines Essens nicht überdrüssig. Im Folgenden findest du einige Beispiele, wie solch ein Ernährungsplan aussehen kann. Orientiere dich dennoch bitte nicht zu stark an diesen Plänen, da sie lediglich zur Veranschaulichung dienen.

BEISPIEL-ERNÄHRUNGSPLAN DIÄT: 2.000 kcal

ERNÄHRUNGSFORM	KALORIEN	CARBS	FETT	PROTEIN
Omnivor	2.196	254g	43g	179g

MAHLZEIT	LEBENSMITTEL	KALORIEN	CARBS	FETT	PROTEIN
Mahlzeit 1	2 Scheiben Pumpernickel Brot	196 kcal	35g	2g	5g
	60g Forellenfilets	86 kcal	0g	3g	14g
	160g Pfirsich	128 kcal	30g	0g	1g
Mahlzeit 2	500g Magerquark	340 kcal	20g	2g	60g
	10g Leinöl	82 kcal	0g	9g	0g
	100g Blaubeeren	42 kcal	7g	1g	1g
	Stevia	-	-	-	-
Pre Workout	30g Whey Protein *(Ich empfehle *ISO WHEY* von *QUANTUM LEAP NUTRITION*)	104 kcal	1g	1g	23g
	300 ml Reismilch	141 kcal	29g	3g	0g
Sport					
Post Workout	30g Whey Protein *(Ich empfehle *ISO WHEY* von *QUANTUM LEAP NUTRITION*)	104 kcal	1g	1g	23g
	400ml Wasser	-	-	-	-
	100g Banane	90 kcal	20g	0g	1g
	*Extra Shake mit *RECOVERY PRO*	58 kcal	6g	1g	1g
Mahlzeit 3	100g Basmati Reis (ungekocht)	358 kcal	80g	1g	7g
	400g TK-Kaisergemüse	128 kcal	12g	3g	8g
	100g Hühnchenbrust	101 kcal	0g	1g	23g
Snack	200g Kohlrabi	54 kcal	12g	0g	3g
	30g Mandeln	184 kcal	1g	15g	3g

es kann zu geringen Abweichungen kommen

*Mehr Infos:

www.FITNESSFIBELKOCHBUCH.de | www.QUANTUMLEAPFITNESS.de

SjardRoscher
"Jeder Tag ist eine neue Chance"

BEISPIEL-ERNÄHRUNGSPLAN DIÄT: 2.500 kcal

ERNÄHRUNGSFORM	KALORIEN	CARBS	FETT	PROTEIN
Vegetarisch	2.496	292g	58g	174g

MAHLZEIT	LEBENSMITTEL	KALORIEN	CARBS	FETT	PROTEIN
Mahlzeit 1	250g Magerquark	170 kcal	10g	1g	30g
	100g Heidelbeeren	42 kcal	7g	1g	1g
	200g Apfel	104 kcal	23g	1g	1g
	10g Leinöl	82 kcal	0g	9g	0g
Mahlzeit 2	2 Scheiben Vollkornbrot	120 kcal	21g	1g	3g
	100g Lachs-Stremel	221 kcal	0g	15g	22g
	40g Mandeln	245 kcal	2g	20g	12g
Pre Workout	30g Whey Protein *(Ich empfehle *ISO WHEY* von *QUANTUM LEAP NUTRITION*)	104 kcal	1g	1g	23g
	300 ml Reismilch	141 kcal	29g	3g	0g
Sport					
Post Workout	30g Whey Protein *(Ich empfehle *ISO WHEY* von *QUANTUM LEAP NUTRITION*)	104 kcal	1g	1g	23g
	400ml Wasser	-	-	-	-
	100g Banane	90 kcal	20g	0g	1g
	*Extra Shake mit *RECOVERY PRO*	58 kcal	6g	1g	1g
Mahlzeit 3	125g Basmati Reis (ungekocht)	448 kcal	100g	1g	9g
	100g rote Linsen (ungekocht)	348 kcal	52g	2g	26g
	200g Möhren	52 kcal	14g	0g	2g
	50g Erbsen	46 kcal	6g	0g	3g
Snack	Kleiner Garnelen Salat *(Rezept aus Fitness Fibel Kochbuch)	121 kcal	0g	1g	17g

es kann zu geringen Abweichungen kommen

*Mehr Infos:
www.FITNESSFIBELKOCHBUCH.de | www.QUANTUMLEAPFITNESS.de

SjardRoscher
"Jeder Tag ist eine neue Chance"

BEISPIEL-ERNÄHRUNGSPLAN AUFBAU: 2.750 kcal

ERNÄHRUNGSFORM	KALORIEN	CARBS	FETT	PROTEIN
Omnivor	2.749	367g	60g	181g

MAHLZEIT	LEBENSMITTEL	KALORIEN	CARBS	FETT	PROTEIN
Pre Workout	30g Whey Protein *(Ich empfehle *ISO WHEY* von *QUANTUM LEAP NUTRITION*)	104 kcal	1g	1g	23g
	400 ml Reismilch	188 kcal	38g	4g	0g
	Sport				
Post Workout	30g Whey Protein *(Ich empfehle *ISO WHEY* von *QUANTUM LEAP NUTRITION*)	104 kcal	1g	1g	23g
	400ml Wasser	-	-	-	-
	150g Banane	135 kcal	30g	0g	2g
	*Extra Shake mit *RECOVERY PRO*	58 kcal	6g	1g	1g
Mahlzeit 1	Shake der Götter *(Rezept aus Fitness Fibel Kochbuch)	560 kcal	55g	20g	40g
Mahlzeit 2	125g Haferflocken	465 kcal	73g	9g	17g
	200 ml fettarme Milch	94 kcal	10g	3g	7g
	100g Bananen	90 kcal	21g	1g	2g
Mahlzeit 3	100g Avocado	160 kcal	9g	15g	7g
	150g Paprika	30 kcal	5g	0g	2g
Mahlzeit 4	130g Basmati Reis (ungekocht)	465 kcal	104g	1g	9g
	TK-Gemüse Asia Wok	90 kcal	14g	2g	6g
	200g Hühnchenbrust	206 kcal	0g	2g	47g

es kann zu geringen Abweichungen kommen

SjardRoscher
"Jeder Tag ist eine neue Chance"

*Mehr Infos:
www.FITNESSFIBELKOCHBUCH.de | www.QUANTUMLEAPFITNESS.de

BEISPIEL-ERNÄHRUNGSPLAN AUFBAU: 3.000 kcal

ERNÄHRUNGSFORM	KALORIEN	CARBS	FETT	PROTEIN
VEGETARISCH	3.003	394g	64g	185g

MAHLZEIT	LEBENSMITTEL	KALORIEN	CARBS	FETT	PROTEIN
Mahlzeit 1	10g Leinöl	82 kcal	0g	9g	0g
	100g Heidelbeeren	42 kcal	7g	1g	1g
	200g Apfel	104 kcal	23g	1g	1g
	25g Mandeln	153 kcal	1g	13g	7g
	450g Skyr Himbeere-Cranberry	369 kcal	44g	1g	41g
	Zimt oder Stevia	-	-	-	-
Mahlzeit 2	1 Thunfisch-Brötchen *(Rezept aus Fitness Fibel Kochbuch)	366 kcal	33g	14g	27g
Mahlzeit 3	2 Eier	156 kcal	1g	11g	13g
	250g TK-Blattspinat	63 kcal	2g	1g	8g
	400g Kartoffeln (vor dem Kochen)	310 kcal	62g	1g	8g
Mahlzeit 4 (Pre Workout)	30g Whey Protein *(Ich empfehle *ISO WHEY* von *QUANTUM LEAP NUTRITION*)	104 kcal	1g	1g	23g
	400 ml Reismilch	188 kcal	38g	4g	0g
Sport					
Mahlzeit 5 (Post Workout)	30g Whey Protein *(Ich empfehle *ISO WHEY* von *QUANTUM LEAP NUTRITION*)	104 kcal	1g	1g	23g
	400ml Wasser	-	-	-	-
	150g Banane	135 kcal	30g	0g	2g
	*Extra Shake mit *RECOVERY PRO*	58 kcal	6g	1g	1g
Mahlzeit 6	160g Nudeln Vollkorn (ungekocht)	562 kcal	109g	3g	14g
	100g Tomatenmark	128 kcal	22g	1g	6g
	300g Zucchini	51 kcal	9g	1g	4g
	100g Zwiebeln	28 kcal	5g	0g	1g

es kann zu geringen Abweichungen kommen

*Mehr Infos:

www.FITNESSFIBELKOCHBUCH.de | www.QUANTUMLEAPFITNESS.de

SjardRoscher
"Jeder Tag ist eine neue Chance"

Essen richtig tracken - So geht's

Kalorien zu zählen und sein Essen zu tracken ist eines der besten Dinge, die man tun kann, damit man aktiv und kontrolliert seinem Traumkörper gezielt jeden Tag näher kommt. In diesem weiteren Kapitel will ich dir nun die Kunst des richtigen Trackens zeigen, damit es in Zukunft auch für dich wie von selbst geht. Das tägliche Zählen meiner Kalorienzufuhr ist ein essenzieller Bestandteil jeder meiner Diäten, und wenn es darum geht meine Muskeln und Hüften vom überschüssigen Fett zu befreien, dann will ich meine Resultate niemals dem Zufall überlassen. Doch das korrekte Tracken will geübt sein, damit es in der Praxis wirklich so kinderleicht von der Hand geht - ansonsten ist es für viele eher eine weitere lästige Aufgabe, die schon nach ein paar Tagen beiseitegelegt wird ...

Wer dagegen das Tracken der Kalorien perfektioniert und den Kniff wirklich raus hat, der wird am Tag kaum mehr als drei Minuten damit verbringen und gleichzeitig die besten und entspanntesten Resultate seines Lebens erzielen. Aus meiner Sicht als Fitnessmodel und Coach ist das Zählen von Kalorien eine fundamentale Fähigkeit, die jeder Athlet unbedingt beherrschen sollte. Zwar muss man sie nicht immer und zu jeder Zeit anwenden, doch sollte man zur richtigen Zeit in der Lage sein, das Richtige zu tun.

Warum Kalorienzählen und Tracken so wichtig sind

Auf den vorherigen Seiten haben wir ja schon viel über das Thema Kalorien und Energiebilanz gesprochen, ich möchte in diesem Abschnitt aber nochmals genauer auf das eigentliche Tracken, sprich das Zählen der Kalorienzufuhr, eingehen. Beginnen möchte ich diesen Abschnitt mit zwei sehr interessanten und wie ich finde bahnbrechenden Studien und den daraus folgenden Erkenntnissen. Das Kalorienzählen geht in den meisten Fällen mit dem Versuch einer Körperfettreduktion einher, und um diese erfolgreich zu bewerkstelligen, müssen wir uns natürlich ganz genau die Kalorienzufuhr anschauen.

Wer erfolgreich abnehmen will, der muss mehr Kalorien verbrauchen, als er zu sich nimmt. Oder anders herum: Wer abnehmen will, muss weniger Kalorien essen, als er über den Tag hinweg verbraucht hat. Das ist ein wissenschaftlicher Fakt und ganz sicher keine neue Erkenntnis - aber dennoch ist dies die absolute Grundlage, warum man seine Kalorien zählen und sein Essen richtig tracken sollte. [1]

Den mit Abstand größten Hebel zur Transformation werden wir durch die eigene Ernährung haben, weshalb das Tracken der Kalorienzufuhr in meinen Augen so essenziell ist. Die erste Studie für dieses Kapitel stammt aus dem Jahr 2019 und dem Obesity Society Research Journal, in der die Probanden der Studie über 6 Monate ihre gesamte Ernährung von A bis Z tracken sollten. [2]

Den Forschern ging hierbei auch nicht um die Wahl der Lebensmittel oder primär darum, dass die Probanden Gewicht verlieren sollten - Es ging lediglich darum, einen möglichen Zusammenhang zwischen dem Tracken des Essens mithilfe eines Programmes und einem dann eventuell auftretenden Fettverlust feststellen.

Folgende Daten wurden gesammelt und ausgewertet:

- Anzahl der Log-ins pro Tag
- Anzahl der Log-ins pro Monat
- im Programm verbrachte Gesamtzeit
- möglicher Gewichtsverlust

Die Resultate: Die Personen, die sich am häufigsten einloggten und am meisten ihre Kalorienzufuhr dokumentierten, haben nach den sechs Monaten auch das meiste Gewicht verloren. In dieser Studie waren es 10 % ihres Ausgangsgewichts oder mehr. Im Schnitt loggten sich diese erfolgreichen Probanden 21-mal pro Monat und immerhin 3-mal am Tag in das Programm ein - dennoch verbrachten sie täglich selten mehr als 16 Minuten auf der gegebenen Plattform (und es handelte sich hier um keine smarte App fürs Handy - das ginge noch viel schneller).

Die Probanden, die hier am wenigsten Fett verloren und somit am schlechtesten abgeschnitten haben, loggten sich im Schnitt nur 9-mal pro Monat und nur 1.5-mal am Tag in das Programm ein - und mehr als 50 % dieser Gruppe gab das Tracken sogar komplett auf. Es besteht also ein klarer Zusammenhang zwischen dem Zählen der Kalorien und dem Verlauf des eigenen Gewichtes.

Die Ergebnisse einer weiteren Studie sind dabei jedoch wenig verwunderlich und decken sich wunderbar mit folgender weiteren Studie zu diesem Thema. [3]

Bereits 1992 fanden Forscher heraus, dass besonders die Menschen, die nach eigenen Angaben einfach nicht abnehmen können, ihre eigene Energiebilanz katastrophal selbst einschätzen. Im Schnitt überschätzen diese Menschen ihren Kalorienverbrauch um circa 50 %, während sie gleichzeitig ihre Kalorienzufuhr um circa 50 % unterschätzen. In dieser Studie verschätzten sich so die Probanden im Schnitt immerhin täglich um ganze 764 Kalorien.

Knappe 800 Kalorien sind extrem viel und werden definitiv den Unterschied zwischen Erfolg und Misserfolg während einer Diät ausmachen!

Dies bedeutet jedoch auch, dass viele Menschen anstatt ihrer geglaubten 2.000 Kalorien viel eher 3.000 Kalorien am Tag zu sich nehmen, und wenn man sich dann noch ebenfalls so fatal bei der eigenen Bewegung verschätzt, dann wird ein erfolgreiches Abnehmen ganz schnell ganz schwer ... Genau hier kommt einem das Zählen der Kalorien aber zur Hilfe, und das regelmäßige Tracken erzielt deshalb so fantastische Resultate. Nicht weil die Menschen plötzlich eine total tolle Diät machen - sondern einfach, weil sie sich selbst nicht mehr so schwerwiegend verschätzen und endlich die Kontrolle übernehmen.

Für diese tollen Ergebnisse in der Praxis muss man jedoch auch was tun - weshalb wir uns jetzt noch schnell die größten Fehler beim Kalorienzählen und beim Tracken anschauen.

Fünf unnötige Fehler beim Tracken

Wenn man es einmal raus hat, sind das Tracken und Kalorienzählen tatsächlich kinderleicht und geht binnen weniger Minuten spielend von der Hand. Dennoch können sich hier und dort kleine Fehler einschleichen, weshalb man selbst vielleicht (noch) nicht die gewünschten Resultate erzielt.

Deshalb hier eine kleine Aufzählung von unnötigen aber häufigen Fehlern, die ich die letzten Jahre immer wieder beobachtet und teilweise auch selbst gemacht habe.

Fehler Nr. 1: Zu wenig Kalorien essen wollen

Viele Leute assoziieren das Zählen von Kalorien damit, dass sie plötzlich nichts mehr essen wollen oder sollen, und sind nun bemüht, dass möglichst wenig auf dem eigenen Teller landet. Doch das ist totaler Unfug und war und ist niemals die Intension des Zählen der Kaloriens gewesen.

Zu wenig essen zu wollen, ist im Übrigen einer der Hauptgründe, warum viele Menschen frustriert das Handtuch in einer Diät werfen und ein typischer Fehler, den es unbedingt zu vermeiden gilt. Bestimme dein Ziel, rechne sauber die dafür notwendige Kalorienmenge aus, optimiere die Makronährstoffverteilung und du bist verdammt gut unterwegs. Hungern und leiden braucht wirklich niemand dafür.

Fehler Nr. 2: Das gekochte Essen wiegen

Ganz wichtiger Punkt: sämtliches Essen stets vor dem Kochen abwiegen. Nudeln, Reis, Couscous, Quinoa und Co. ziehen während des Kochens enorm viel Wasser und wiegen im Nachhinein deutlich mehr - und das macht eine genaue Schätzung der Kalorien so gut wie unmöglich.

So haben beispielsweise 100g ungekochte Nudeln circa 350 Kalorien, während 100g gekochte Nudeln deutlich weniger haben - nämlich nur circa 150 Kalorien. Bei einigen Kohlenhydratquellen kann sich das Gewicht so bis zu verdreifachen. Das kann gut oder schlecht sein - je nach Interpretation. Dennoch erschwert es ein genaues Tracken der Kalorien immens, weshalb du alle Lebensmittel bitte unbedingt vor dem Kochen abwiegen und tracken solltest.

Fehler Nr. 3: Nicht alles tracken

Das Kalorienzählen funktioniert nur in dem Moment, in dem du zu 100 % ehrlich und genau mit dir bist. Ja, das Abbeißen an dem Brötchen deines Freundes zählt wirklich. Ebenso wie das kleine Stück Schokolade auf der Arbeit oder der Mini-Snack an der Tankstelle. Alles, ich meine wirklich alles, was es in deinen Mund schafft, zählt.

Ohne Ausnahme (dein Körper schaut schließlich auch nicht weg und lässt irgendwelche Kalorien ungenutzt). Ebenso wie das Öl in der Pfanne zum Anbraten oder der Schuss Milch im Kaffee. Es geht nicht darum, diese Dinge zu vermeiden - es geht darum, diese Dinge bewusst wahrzunehmen und sie ebenfalls zu tracken und auf dem Schirm zu haben. Kleinvieh macht nämlich bekanntlicherweise auch Mist ...

Underreporting ist ein klassisches Problem und wird direkt zum Misserfolg führen. Mache deine Hausaufgaben gründlich, mache sie gewissenhaft und du wirst dafür belohnt - ganz so, wie es uns die Studien oberhalb bewiesen haben.

Fehler Nr. 4: Lebensmittelquellen nicht geprüft

Ich liebe moderne Fitness-Apps wie MyFitnessPal und Co. und es sind Apps wie diese, die uns das Zählen von Kalorien so einfach wie nur möglich machen. Ein Grund dafür sind die enormen Datenbanken im Hintergrund, die scheinbar jedes nur erdenkliche Lebensmittel beinhalten. Da diese Datenbanken stets von Usern der App immer weiter ausgebaut und gefüllt werden, findet man häufig auch jedes noch so unbekannte Lebensmittel und kann es in Sekundenschnelle zum Tracken verwenden.

Nicht nur ist dies eine der größten Stärken solcher Apps - es ist zugleich auch eine der größten Schwachstellen. Eben weil die Daten von ihren Usern eingepflegt werden, besteht hier alles andere als eine Garantie auf Korrektheit. So kann ein Lebensmittel gut und gerne mehrere Hunderte Kalorien Unterschied haben, einfach weil jemand zuvor Fehler beim Eintragen gemacht hat.

Ist nicht schlimm - man muss es einfach nur wissen. Deshalb kann ich jedem nur raten, die eingefügten Lebensmittel in der App kurz mit den Angaben auf der Verpackung kurz gegenzuchecken, sodass es auch hier nicht zu Fehlern oder wieder zu einem unbemerkten Underreporting kommt.

Fehler Nr. 5: Sich auf die Empfehlungen der Apps verlassen

Moderne Fitness-Apps wollen uns das Leben immer leichter machen und uns in diesem Zuge auch erzählen, wie viel wir denn von was genau essen sollten, damit wir unser körperliches Ziel erreichen.

Nun ... diese Vorschläge würde ich milde gesagt als "okay" betiteln - aber ganz sicher nicht als empfehlenswert für uns Kraftsportler und für Menschen, die eine beeindruckende Body Recomposition erreichen wollen.

Deshalb halte dich an die Empfehlungen aus diesem Buch und meinen Beiträgen. Nicht nur basieren diese auf wissenschaftlichen Studien explizit für uns Kraftsportler, sondern sie decken sich ebenso mit meiner eigenen jahrelangen Praxiserfahrung als Athlet und Coach von hunderten erfolgreichen Transformationen.

Wie zählt man richtig Kalorien?

Meine absolut liebste App zum Tracken meiner Kalorienzufuhr ist MyFitnessPal. Ich habe viele andere Apps getestet und ausprobiert - doch dank der neuesten Features überzeugt mich MyFitnessPal wie keine zweite App, und das Tracken geht hier so schnell und so einfach, wie ich es bisher bei keiner anderen App erlebt habe.

Dazu habe ich dir ein kleines Video aufgenommen, um dir die schnellsten und effizientesten Kniffe in MyFitnessPal zu demonstrieren, damit das Zählen der Kalorien für dich in Zukunft auch leicht und schnell von der Hand geht. Wenn du dies einmal beherrschst, wirst du dich flexibler und entspannter durch deine Ernährung bewegen können und gleichzeitig alles zu 100 % unter Kontrolle haben - besser geht es wirklich nicht mehr.

Dieses Video kannst du dir auf meinem Blog anschauen. Öffne dazu einfach deine Handykamera und scanne folgenden Barcode ein, und du gelangst auf meinen Blog inklusive dem Video:

Die besten Lebensmittel zum Abnehmen

Viele Beiträge im Internet und diverse Magazine am Kiosk lieben Headlines wie: „Die 10 besten Fettkiller-Lebensmittel" oder „29 ungewöhnliche Lebensmittel zum Abnehmen" und „Vermeide diese 5 Lebensmittel, wenn du Fett verlieren willst". Doch gibt es so etwas überhaupt? Worauf du viel eher achten solltest, darauf möchte ich in diesem Abschnitt eingehen. Die Wahrheit lautet, dass es keine bestimmten Lebensmittel zum Abnehmen oder dergleichen gibt! Jedes einzelne Lebensmittel ist für dieses Vorhaben geeignet. Vieles von dem, was nun folgt, habe ich auf den vorherigen Seiten schon leicht angeschnitten oder benannt, dennoch möchte ich mich an dieser Stelle erneut mit dieser Thematik beschäftigen, einfach weil es in den Köpfen so vieler Menschen fest verankert ist ... Anstatt dir eine simple Aufzählung aus erlaubten und verbotenen Lebensmitteln vor die Nase zu setzen, liefere ich dir wertvolles Hintergrundwissen rund um das Thema Abnehmen und Ernährung, gepaart mit weiteren wertvollen Hinweisen, welche Lebensmittel du denn tatsächlich in der Praxis essen kannst, damit du erfolgreich Fett verlierst. Was sich zunächst vielleicht verwirrend anhört, sind in Wirklichkeit großartige Neuigkeiten: Du kannst (fast) alles essen, was du magst, und trotzdem einen schlanken, definierten und gesunden Körper bekommen. Wie das möglich ist und warum Konzepte wie "Lebensmittel zur Fettverbrennung" längst überholte Konzepte sind, das klären wir nun auf den folgenden Seiten.

Warum es keine bestimmten Lebensmittel zum Abnehmen gibt:

Der Gedanke, dass bestimmte Lebensmittel zum Fettverlust führen, ist leider vollkommen irreführend und der Grund, warum scheinbar nur so wenige Menschen erfolgreich abnehmen können. Das ist die wichtigste Nachricht dieses Abschnittes und vielleicht liest du diesen Satz nun noch ein zweites Mal. So dachte ich früher zum Beispiel auch, dass ein großer Salat zu meinem Fettverlust beisteuern und eine Portion Pasta direkt ins Bauchfett wandern würde. Die Annahme, dass bestimmte Lebensmittel zum Abnehmen geeignet sind, ist jedoch fundamental falsch und sorgt dafür, dass sich so viele Leute während einer Diät geißeln, leiden und häufig deshalb ihre Ziele einfach nicht erreichen.

Dies ist auch Teil des schockierenden Faktes, dass gerade einmal 5 Prozent aller Diätversuche langfristig erfolgreich sind. [1][2][3]

Dabei ist es im Grunde ganz einfach. Am Ende des Tages zählt einzig und allein die Energiebilanz, ob unser Körper Fett abbaut oder ob er Fett aufbaut. Egal was wir gegessen haben, egal wann wir gegessen haben und egal wie viel Sport wir gemacht haben - oder eben nicht. Führen wir dem Körper mehr Energie zu, als er verbraucht hat, dann wird er die überschüssige Energie nutzen und für schlechte Zeiten einlagern (Fettaufbau). Führen wir dem Körper dagegen weniger Energie zu, als er über den Tag verbraucht hat, dann füllt er dieses Energiedefizit mit den eigenen Energiereserven auf (Fett) und dies resultiert am Ende des Tages in einem Fettverlust. Das sind sehr gute Neuigkeiten und wer dies in voller Konsequenz verstanden hat, der ist seinem Traumgewicht schon einen gewaltigen Schritt näher gekommen und hat verstanden, was den meisten Menschen leider für immer verborgen bleibt.

Es spielt für den Körper dabei auch keinerlei Rolle, aus welchen Quellen er diese Energie bezieht. Mithilfe des Insulins bricht der Körper sämtliche Kohlenhydrate in Glukose auf, Fette in Fettsäuren und Proteine in Aminosäuren und am Ende wird (fast) alles zum selben Brei. All diese Nährstoffe führen dann zu der Energiebilanz, welche am Ende einzig und allein entscheidend ist über den Verlauf unseres Gewichts und wie viel Fett wir mit uns herumtragen. Sicherlich, manche Lebensmittel eignen sich in der Praxis besser zum Abnehmen und manche weniger - das war es dann aber auch schon. Eine weitere Anomalie im Wilden Westen der verrücktesten Diäten ist Pasquale Cozzolino, welcher die sogenannte Pizza-Diät durchführte. Cozzolino begann auf Anraten eines Doktors eine Diät und wollte sein überschüssiges Fett verlieren, da ihm ansonsten ein baldiger Herzinfarkt drohen würde. [4]

Da Cozzolino selbst Pizzabäcker ist, wollte er folglich auch auf diese nicht verzichten und aß so jeden einzelnen Tag eine Pizza. Am Ende nahm der Pizzaliebhaber unglaubliche 50 kg ab, erfreut sich bester Gesundheit und fühlt sich nach eigenen Aussagen so fit wie nie. Das ist natürlich wieder ein extremes Beispiel und jeden Tag eine ganze Pizza zu essen, wird die eigene Diät nicht unbedingt leichter machen. Doch hier muss man sich fragen, was eine Pizza überhaupt ist. Eine Pizza hat Kohlenhydrate, Proteine und Fette und eine verhältnismäßig hohe Kaloriendichte, bedingt durch das Fett. Mehr aber auch nicht. Eine Pizza hat keine magischen Dinge, die uns dick machen oder fetteinlagernde Attribute besitzen. Ebenso war auch Cozzolinos Diät-Erfolg kein Zufall. Er stellte sicher, dass er am Ende des Tages nicht mehr als 2.700 Kalorien konsumierte und befand sich somit in einem Kaloriendefizit. Das ist das Ende vom Lied und ein wissenschaftlicher Fakt. Wer dasselbe tut, wird ebenfalls abnehmen und anders habe ich es selbst auch nie gemacht. [5]

Theorie und Praxis sind jedoch leider häufig nicht ganz das Gleiche und vielen wird allein schon bei dem Gedanken an eine Diät mulmig, einfach, weil viele dies in ihren Köpfen sofort mit einer trostlosen Zeit assoziieren, in der sie hungern und nur noch Blattsalat essen. Zwei Dinge müssen wir jedoch noch klären, bevor ich dir eine Liste mit meinen liebsten Lebensmitteln zum Abnehmen mit auf den Weg gebe, und zwar sind es die Themen Gesundheit und Konsistenz in einer Diät bzw. einer alltäglichen Fitnessernährung.

Gute versus schlechte Lebensmittel - was ist der Unterschied?

Wenn wir nun akzeptiert haben (und mir ist bewusst, dass dies zunächst ein durchaus merkwürdiger Gedanke sein kann), dass wir mit allen verfügbaren Lebensmitteln abnehmen können, sollten wir uns nun mit der Frage beschäftigen, was denn ein gutes Lebensmittel von einem schlechten Lebensmittel unterscheidet.

„Ich ernähre mich doch aber schon gesund und verzichte auf sämtlichen Zucker. Warum kann ich trotzdem nicht abnehmen?"

Dies ist wirklich einer der häufigsten Gründe, weshalb so viele Leute verzweifelt versuchen, abzunehmen, und es einfach nicht schaffen. Gute und gesunde Lebensmittel können nämlich auch voll mit Kalorien sein und uns sehr schnell und sehr einfach in einen ungewollten Kalorienüberschuss versetzen. Man denke hier nur an Nüsse oder Trockenfrüchte.

Dies sind beides Lebensmittel, bei den meisten Menschen die die Betitelung "gesund" genießen. So haben beispielsweise 100 Gramm Mandeln schon 576 kcal und 100 Gramm Rosinen ganze 299 kcal. Leider wird von dieser Menge kaum ein Mensch satt, viele Kalorien und viel Energie liefern diese Lebensmittel aber trotzdem und dies ist, wie bereits erwähnt, entscheidend für den Fettabbau bzw. den Fettaufbau. Ernähren wir uns einen Großteil des Tages von solchen Lebensmitteln, dann befinden wir uns plötzlich sehr schnell in einem Kalorienüberschuss und nehmen ungewollt zu. Um die Frage nach einem guten bzw. schlechten Lebensmittel klären zu können, müssen wir deshalb zunächst herausfinden, was denn das Schlimmste sein könnte, was ein Lebensmittel uns antun kann. Das Schlimmste, was ein Lebensmittel uns Menschen antun kann, und warum es somit die Betitelung schlecht verdient hätte, ist, dass es uns lediglich Kalorien ohne jegliche Mikronährstoffe liefert.

Denken wir nochmals an die Gummibärchen. Gummibärchen gelten gemeinhin als schlechtes Lebensmittel, welches "dick" macht. Gummibärchen allein machen nicht dick, sie tragen aber auch nicht gerade zu unserer allgemeinen Gesundheit bei. Woran liegt das? Der Grund hierfür ist der Mangel an Mikronährstoffen und nur, weil man auch mit Oreos und Pizza abnehmen KANN, sollte man es NICHT gleich tun. Unser Körper braucht mehr als nur Kalorien aus den Kohlenhydraten, Proteinen und Fetten. Er braucht außerdem Vitamine, Ballaststoffe, Spurenelemente und Minerale.

Verpassen wir es, ihm diese essenziellen Dinge zu geben, dann werden wir auf die eine oder andere Art krank werden. [6]

Wirklich ungesund sind im Grunde nur Transfette. Je mehr Transfette wir essen, desto höher ist die Gefahr, einen Herzinfarkt zu erleiden oder an Diabetes oder Unfruchtbarkeit zu erkranken. [7][8][9]

Besonders stark verarbeitete Lebensmittel sind voll mit Transfetten, weshalb es großen Sinn ergibt, diese weitgehend zu vermeiden. [10][11]

Das ist also das Schlimmste, was wir uns selbst antun können: mikronährstoffreiche Lebensmittel vermeiden, viele Kalorien zu uns nehmen und viele Transfette essen. Wenn wir uns nur noch von Fast Food ernähren, tritt exakt dieses Szenario ein und wir werden mit hoher Wahrscheinlichkeit krank und dick. Wenn wir dagegen jeden Tag Lebensmittel essen, die reich an Mikronährstoffen sind und unseren täglichen Bedarf abdecken, dann spielt es darüber hinaus keine Rolle, ob wir noch „ungesunde" Lebensmittel dazu essen (vorausgesetzt, es passt in unsere Energiebilanz).

Diese Dinge solltest du bei der Lebensmittelwahl beachten

Folgende Dinge haben wir bisher geklärt, die wichtig für das Verständnis sind:

- Warum es keine bestimmten Lebensmittel gibt, die zum Abnehmen geeignet sind.
- Warum wir uns dennoch nicht nur von Fast Food ernähren sollten (selbst wenn wir es könnten).

Die besten Lebensmittel für eine Diät sind die Lebensmittel, die uns schmecken, die im besten Fall ein hohes Volumen und eine geringe Kaloriendichte haben. Dies sorgt dafür, dass wir immer schön voll und satt sind und unsere Diät somit nicht am Hunger scheitern wird. Besonders Gemüse wäre hier hervorzuheben, da viele Gemüsesorten nicht nur eine geringe Kaloriendichte haben, sondern auch sehr reich an Mikronährstoffen sind. Doppelt gut also - zum Abnehmen und für unsere Gesundheit. Dazu sollte man über den Tag verteilt auch Lebensmittel wählen, die eben diesen Kriterien entsprechen. Hält man sich zu 80 Prozent seiner Ernährung an solche Lebensmittel, so ist eine Diät sogar verblüffend einfach und kinderleicht auch auf Dauer umsetzbar. Meine liebsten Lebensmittel sind:

- mikronährstoffreiche Gemüsesorten wie Süßkartoffeln, Spinat, Brokkoli, Karotten, Kohlrabi, Paprika oder diverse Bohnen

- fettarme Proteinquellen wie Hühnchen, Magerquark, körniger Frischkäse, fettarmer Joghurt, Proteinpulver und Eier oder pflanzliche Alternativen wie zum Beispiel Linsen oder rote Bohnen

- langkettige und sättigende Kohlenhydratquellen wie Haferflocken, Kürbis, Reis oder Vollkornbrot

Aus all diesen Lebensmitteln kann man sich jeden Tag tolle und leckere Variationen kochen und muss auf nichts verzichten.

Ich persönlich bin ein großer Fan von großen Gemüse-Reis-Pfannen und das Gleiche kann ich dir auch nur ans Herz legen. Wenn ich mir etwas Süßes gönnen will, dann mische ich beispielsweise gerne ein paar Rosinen oder Bananen unter meine Haferflocken oder streiche etwas Marmelade auf mein Brot. Vermeiden solltest du dagegen alle Lebensmittel mit einer extrem hohen Kaloriendichte - und ja, stark verarbeitete Lebensmittel haben im Schnitt eine deutlich höhere Kaloriendichte und machen eine Diät somit deutlich schwerer. [12]

Häufig trifft die folgende Aussage genau zu: Je stärker ein Lebensmittel verarbeitet ist, umso höher ist die Kaloriendichte und desto niedriger ist die Anzahl an Mikronährstoffen.

All dies sind Lebensmittel wie Schokolade, Chips, Pizza, Brownies und so weiter und so fort. Auch wenn diese Lebensmittel uns nicht direkt dick machen, so erschweren sie dennoch enorm eine Diät und bewirken zudem, dass wir es nicht schaffen, in unserem Kalorienrahmen zu bleiben und gleichzeitig genügend Mikronährstoffe zu uns zu nehmen.

Ich sage nicht, dass wir komplett auf diese Lebensmittel verzichten sollten oder dass sie böse sind - ich sage lediglich, dass Lebensmittel wie diese maximal 10 bis 20 Prozent der gesamten Kalorienmenge ausmachen sollten. Hält man sich an diesen Rahmen, dann kann man problemlos sündigen - ohne Folgen bzw. ohne seine Fortschritte zu ruinieren.

Cheat Days

Nach vielen Tagen der Diät und der Selbstdisziplin ist es endlich so weit - der Cheat Day steht vor der Tür. Dass es hier einiges zu beachten gibt, und dass ein Cheat Day den gesamten Fortschritt sogar vollständig zunichtemachen kann, wissen dabei nur die wenigsten. Wie es wirklich geht, und wie du das Beste aus dir herausholst, das verrate ich dir in diesem Kapitel. Mit dem Konzept der Cheat Days wird man in der Regel eher früher als später konfrontiert und für viele Athleten ist dies das absolute Highlight der Woche, zumindest aus ernährungstechnischer Sicht. So wird zu Pizza und Schokolade gegriffen, der nächste Supermarkt wird geplündert, das Kalorienzählen über Bord geworfen und es ist endlich an der Zeit, mal wieder so richtig reinzuhauen. Das scheint wirklich jeder zu machen. Wir sehen es ständig auf Social Media, The Rock beispielsweise ist bekannt für seine legendären Cheat Days und überhaupt - einmal in der Woche ist doch ein wahrer Cheat Day erlaubt, oder?

Ja und nein! Oder um noch etwas (un)genauer zu sein: Es kommt darauf an (der Klassiker unter allen Antworten auf gängige Fitnessfragen). Warum Cheat Days deinen kompletten Fortschritt beim Abnehmen verhindern können, welches dabei die fatalsten Fehler sind und wie du es in Zukunft richtig machst und deinen Fortschritt dabei sogar noch beschleunigst, das alles will ich dir nun ausführlich verraten.

Warum Cheat Days keine gute Idee sind und gleichzeitig doch

Cheat Days sind ein zweischneidiges Schwert, welches einiges an Erfahrung, Selbstwahrnehmung und gewissenhafter Planung von einem erfordert. Auf der einen Seite fördern sie auf unterschiedlichen Ebenen die Konsistenz und den Erfolg einer Diät bzw. der eigenen Fitnessernährung, während sie auf der anderen Seite den Fortschritt als Ganzes sogar komplett im Keim ersticken lassen können. Dies hat unterschiedliche Gründe und ein gewisses Hintergrundwissen über die einzelnen Vor- und Nachteile ist einfach vonnöten, damit besonders in einer Definitionsphase bzw. in einer Diät der Cheat Day tatsächlich von Erfolg gekrönt ist. Eine gezielte Ernährung beruht meiner Meinung nach auf drei festen Standbeinen: einer gewissen Genauigkeit in der Ernährung, einer notwendigen Flexibilität und insbesondere der Konsistenz bzw. Adhärenz.

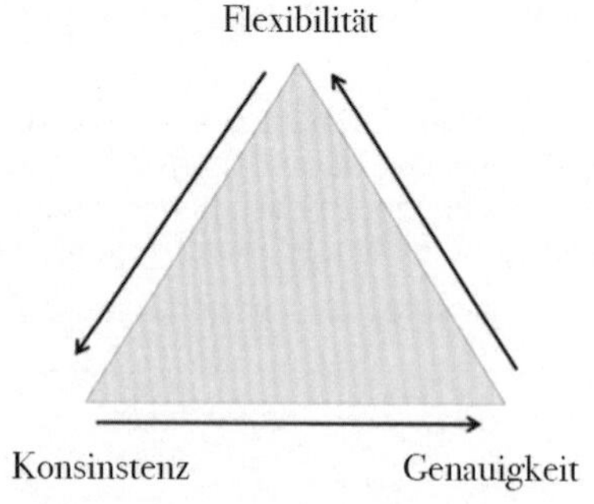

Diese drei Teilbereiche beeinflussen sich stets und kontinuierlich gegenseitig, und missachten wir über einen längeren Zeitraum nur einen dieser drei Teilbereiche, so wird das Kartenhaus namens zielgerichtete Fitnessernährung regelrecht in sich zusammenbrechen. Die langfristigen Resultate und Veränderungen werden auf der Strecke bleiben. Hier kommt einem der Cheat Day zugute. Durch eine kurze Pausierung der Diät und dem Konsumieren leckerer und favorisierter Lebensmittel werden wir die Konsistenz unserer sonstigen Ernährung stärken - und das ist wichtig und auch gut so. Niemand von uns ist wie eine eiskalte Maschine ohne Gelüste und Emotionen, und einfach nur auf die eigene Willenskraft zu vertrauen, geht in der Regel auf Dauer nicht gut. Ein Cheat Day kann dabei alles Mögliche sein. Es kann sein, dass du zu Burgern und Pommes greifst oder aber einfach nur deutlich mehr Haferflocken als sonst isst. Immer genau das, was du in der Praxis am liebsten isst, und dies dann eben auch tust. Der Rahmen eines Cheat Days ist dabei nicht fest: Auch sich an Obst oder anderen „gesunden Lebensmitteln" zu überessen, ist ein Cheat Day. Sprich, all das, was die normale Kalorienzufuhr und Makronährstoffverteilung sprengt und unkontrolliert gegessen wird, könnte man als Cheat Day betrachten.

Zwei größere Probleme sehe ich in der Praxis mit den lieben Cheat Days: Binge Eating und eine katastrophal erhöhte Kalorienzufuhr.

1. Binge Eating: Unter dem Begriff Binge Eating versteht man eine Essstörung, bei der man an starken Heißhunger- und Fressattacken leidet. Gängigerweise verliert man hier die bewusste Kontrolle über sein eigenes Verhalten und stopft so ziemlich alles in sich hinein, bis man quasi platzt und einfach nicht mehr essen kann. Viele können mit dem Binge Eating erst dann aufhören, wenn buchstäblich kein Essen mehr vorhanden ist. Man ist wie im Blutrausch und macht sich im Anschluss arge Vorwürfe, wie man nur so handeln konnte und wieso man nur so undiszipliniert ist. Binge Eating ist kein Spaß und sicher kein Problem, was man selbst gern hätte. Es kann zu Übergewicht führen, depressiven Verstimmungen, Verlust des Gefühls für körperliche Sättigung und es steht selbstverständlich dem Erfolg einer guten Diät im Wege. [1]

2. (Zu) stark erhöhte Kalorienzufuhr: Hier liegt das große Problem in der Fehlinterpretation, wie ein Cheat Day denn funktionieren müsste, einfach weil es uns komplett verkehrt vorgelebt wird. So sehen wir auf YouTube 10.000-Kalorien-Challenges oder unseren liebsten Bodybuilder, der sich ein Burger nach dem anderen reinpfeift, geschweige denn, was uns alles so auf Social Media vorgelebt wird. Hier entsteht dann wieder der häufige Fehlgedanke „Wenn die das machen können, kann ich das doch sicher auch ..." - Leider nicht ... (!) Bodybuilder auf Steroiden haben so oder so schon oftmals einen unfassbar hohen Kalorienverbrauch von 6.000 bis 8.000 kcal am Tag und all diese vielen YouTube-Videos sind nichts als reines Sensations-entertainment und ganz sicher nichts, was irgendwer im echten Leben nachmachen sollte. Wer erfolgreich abnehmen oder seinen Körper transformieren will, der muss sich über eine große Dauer im Kaloriendefizit befinden. Hier gibt es keine Abkürzung und dies ist ein unumstößlicher wissenschaftlicher Fakt. Zu viele Athleten machen dabei leider den Fehler, dass sie die Wochenbilanz der Kalorienzufuhr komplett außer Acht lassen und so leider auch übersehen, dass tatsächlich ein bis zwei Cheat Days die gesamte Wochenbilanz an Kalorien aus dem Gleichgewicht bringen und den langfristigen Erfolg zunichtemachen können. [2]

Die Lösung für diese beiden Probleme ist im Grunde dieselbe: Bewege dich nicht in einem Extrem in deiner Ernährung.

Mache keine Crash-Diäten, habe stets ein nur kleines und moderates Kaloriendefizit von 300 bis 500 kcal, übertreibe es nicht mit dem Ausdauertraining und verzichte nicht immer wieder auf die Lebensmittel, die dir eigentlich am besten schmecken - sondern baue diese geschickt in deinen täglichen Ernährungsplan mit ein. Zudem solltest du keine Cheat Days haben, an denen du komplett ausrastest!

Cheat Meals statt Cheat Days

In der echten Welt sind klassische Cheat Days mehr ein Mythos als alles andere und keineswegs eine Sache, die eine feste Routine in deinem Leben darstellen sollte. Das beutetet aber nicht, dass du für immer auf all die Schweinereien verzichten musst und nie wieder Pizza und Co. essen darfst oder solltest. Das stimmt nämlich auch nicht. Dennoch solltest du in Zukunft eher in Cheat Meals denken, nicht in Cheat Days. Sprich, lieber ein bis zwei Mahlzeiten pro Woche zu cheaten, anstelle direkt ganze Tage oder Wochenenden zu cheaten. Auf diese Weise wirst du deutlich weniger Kalorien zu dir nehmen und bleibst so eher im Rahmen deiner zielführenden Energiebilanz - vorausgesetzt, du machst es richtig. Hier einige Tipps zum perfekten Cheat Meal:

<u>1. Habe maximal ein bis zwei Cheat Meals pro Woche</u>

Wie wir gleich sehen werden, kann ein einziges Cheat Meal enorm viele Kalorien haben und natürlich gefährden wir mit jeder Cheat-Mahlzeit ebenso die gesamte Kalorienzufuhr - weshalb wir nicht zu oft cheaten sollten. Ein bis zwei Cheat Meals pro Woche halte ich dabei für angebracht. Sicherlich ist dies auch abhängig von deinem aktuellen Fortschrittsgrad - zum Beispiel der eigenen Diät - aber wenn alles gut läuft, spricht tendenziell wenig bis gar nichts dagegen.

<u>2. Cheate nicht zu extrem</u>

Je nachdem, wo man essen geht und welche Art von Küche man bevorzugt, muss man ernsthaft aufpassen, was man sich bestellt und auf welche Wahl denn das eigene Cheat Meal fällt. So kann nämlich schon eine einzige Mahlzeit gerne zwischen 2.000 bis 3.000 kcal haben, was die täglich verfügbare Kalorienbilanz bereits sprengen würde. Und häufig kommen trotzdem noch die restlichen Mahlzeiten des Tages obendrauf. Der Grund für diese extremen Kalorienmengen ist meist der, dass so ziemlich alle Restaurants ihre Gerichte mit Unmengen an Fett, Zucker und Öl verfeinern. All dies sind stark kalorienreiche Geschmacksträger bzw. Geschmacksverstärker und sie sorgen für ein leckeres Esserlebnis in den jeweiligen Restaurants - und das ist schließlich deren Hauptaufgabe, und nicht, dass wir schlanker und definierter werden. Eine große und wirklich herausragende Pizza kann so gerne mal um die 2.000 kcal oder mehr haben. Wenn einem dieser Fakt nicht bewusst ist und man sich zusätzlich über den Rest des Tages ganz normal ernährt hat, dann kann man hier wirkliche Probleme bekommen.

So viele Kalorien esse ich in der Diät an einem gesamten Tag ... Vorsicht ist also geboten und du solltest eher nach Lebensmitteln und Gerichten Ausschau halten, die fettarm sind. Zu meinen Favoriten zählt dabei auf jeden Fall Sushi. Die gesamte asiatische Küche eignet sich im Grunde wunderbar für ein gelungenes Cheat Meal. Sollte dir das nicht zusagen, dann achte wenigsten darauf, dass du so wenig Fett wie möglich konsumierst und den Fokus eher auf Kohlenhydrate legst. Allein schon von der Kaloriendichte her ist es deutlich schwieriger, in einen enormen Überschuss mit Kohlenhydraten zu gelangen, als es mit Fetten der Fall ist. Zudem zeigen Studien, dass ein Überschuss an Kohlenhydraten auf kurze Sicht schlechter eingelagert werden kann als ein großer Überschuss an Fetten. Greife deshalb lieber zu Kohlenhydraten - und wie du dies am besten gestaltest, das schauen wir uns nun als nächsten Punkt an. [3]

Da Cheat Days kein gutes Konzept und Cheat Meals nur eher semi-gut sind, bleibt dennoch die Frage bestehen, was man denn im idealen Fall tun sollte?

Die beste Lösung sind Refeed-Tage. Wo genau das Problem bei einer Diät liegt, wie Refeed-Tage uns dabei helfen und wie du sie perfekt umsetzt, darauf möchte ich nun noch genauer eingehen.

Refeed

Jede Diät hat ein Problem. Mit der Zeit werden wir hungriger und hungriger, die Diät zu halten, fällt einem immer schwerer und die Gelüste nach schlichtweg mehr Essen werden größer und größer. Manchmal reicht selbst die größte Willenskraft nicht mehr aus, damit wir uns an unseren Plan und unsere Kalorienmenge halten können. Einer der Hauptgründe für dieses ziemlich lästige Problem ist das Hormon Leptin.

Leptin ist ein mächtiges Hormon, welches unter anderem unseren Stoffwechsel, unseren Appetit, unseren Hunger, unseren Willen und unsere Motivation reguliert. [1][2][3]

Je höher dabei unsere Leptinwerte sind, desto besser. Hier ist die Herausforderung: Sobald wir uns in einem Kaloriendefizit befinden und unseren Körperfettanteil beginnen zu reduzieren, sinken auch unsere Leptinwerte und alle eben bereits aufgezählten Marker verschlechtern sich. [4]

Wir werden hungriger, der Stoffwechsel fährt langsam runter, unsere Motivation sinkt und von der anfänglichen Euphorie zum Start unserer Diät bleibt dann an manchen Tagen wenig bis gar nichts mehr übrig. Dieses Problem gefährdet nun massiv den Erfolg jeglicher Diät, einfach weil es an einem der wichtigsten Grundpfeiler jeglichen Erfolgs sägt - der Konsistenz bzw. Adhärenz. Was können wir also tun? Dass Cheat Days keine wirklich gute Option sind, habe ich dir eben bereits beschrieben, einfach weil sie uns komplett aus dem Kaloriendefizit heben werden und sogar die gesamte negative Wochenenergiebilanz zunichtemachen können.

Quizfrage: Wie kann man also trotzdem seine Diät erträglicher gestalten, hin und wieder sehr viel essen, seine hormonellen Marker wieder verbessern und gleichzeitig herausragende Ergebnisse mit seiner Diät erzielen?

Richtig, es ist der Refeed-Tag. Refeed-Tage sind bestimmte und geplante Tage, an denen wir uns kontrolliert „überessen“ und deutlich mehr zu uns nehmen als sonst. Wir essen also eine ganze Menge, werden richtig pappsatt ins Bett gehen können und gleichzeitig den Erfolg unserer Diät unterstützen. Klingt zu schön, um wahr zu sein? Gute Neuigkeiten - denn es ist wirklich so! Zum einen werden wir durch das viele Essen und dem Refeed-Tag unsere Motivation steigern, auf der psychischen Ebene einfach viel besser drauf sein und so unsere Diät deutlich länger durchstehen können. Wir bringen zudem das wichtige Hormon Leptin wieder auf Vordermann, steigern unsere Testosteron- und Dopaminwerte und verbessern sogar unsere Fettverbrennung. [5][6][7][8][9]

Anstatt also durch unkontrollierte Cheat Days unseren gesamten Diätfortschritt zu gefährden, verbessern wir mit dem Refeed-Tag sogar den Fettverlust und steigern somit auch wieder direkt die Konsistenz unserer Diät. Dieses wunderbare Kunststück gelingt uns durch zwei Anpassungen in der Ernährung:

- Erhöhung der Kalorienzufuhr auf Erhalt
- spezielle Neuanordnung der Makronährstoffverteilung

Die genauen Berechnungen zum Refeed-Tag und was es alles zu beachten gibt, schauen wir uns gleich ganz exakt an. Vorher müssen wir jedoch klären, für wen ein Refeed-Tag überhaupt infrage kommt und wie oft man solch einen Tag einbauen sollte. Die Frage, wie oft man einen Refeed-Tag einlegen sollte, ist abhängig von der jeweiligen Ausgangssituation des Athleten, dem aktuellen Körperfettanteil, wie lange die Diät schon andauert und wie die eigene Stimmung hinsichtlich der eigenen Ernährung ist. Zu Beginn einer Diät reicht ein Refeed-Tag alle 10 bis 14 Tage vollkommen aus. Hier haben wir in der Regel noch mehr als genügend Fettreserven und unsere Leptinwerte sind noch ausreichend erhöht. Man könnte sogar argumentieren, dass ein Refeed-Tag im ersten Monat der eigenen Diät überhaupt nicht nötig ist.

Je definierter und niedriger der Körperfettanteil jedoch wird, desto öfter sollte man einen Refeed-Tag durchführen. Ab 12 % Körperfettanteil bei den Männern und 22 % bei den Frauen sollte man über wöchentliche Refeed-Tage nachdenken und wer mit seiner Diät noch weiter fortschreiten und den Körperfettanteil noch weiter senken möchte, der kann sogar jeden dritten bis vierten Tag einen Refeed-Tag durchführen. Hier solltest du für dich selbst einschätzen können, wann die Zeit für einen Refeed-Tag ist. Ich habe sogar gelegentlich Zeiten, an denen jeder zweite Tag ein Refeed-Tag ist - und zwar immer dann, wenn ich bei um die 8 % Körperfettanteil angelangt bin und beispielsweise feste Fotoshooting-Termine habe, an denen ich Bestleistungen abliefern will. Hier kann ich es mir einfach nicht leisten, rückfällig mit meiner Ernährung zu werden, da ich ansonsten niemals den harten Look erreichen werde, den ich ja selbstverständlich anstrebe.

Ab einem gewissen Punkt geht es auch nicht mehr primär darum, nur noch definierter zu werden und noch mehr Körperfettanteil zu verlieren. Sondern viel eher darum, nicht rückfällig zu werden und eine gewisse niedrige Kalorienmenge noch weitere ein bis zwei Tage durchzuhalten - ohne Fressattacken zu bekommen und deshalb die definierte Figur zu gefährden.

Der psychologische Faktor des Refeed-Tages sollte zudem auch nicht unterschätzt werden und ab einem bestimmten Punkt ist es unfassbar wertvoll, einfach noch eine weitere Woche durchziehen zu können - besonders, wenn es Richtung Ende der Diät geht. Deshalb betrachte ich Refeeds auch tatsächlich als einen Pflichttag, den früher oder später jeder regelmäßig in seine Diät einbauen sollte. Andernfalls steigt einfach immens und unnötig die Gefahr, dass man in unkontrollierbare Fressattacken abrutscht und sich mit seinem Hintern versaut, was man vorher so mühsam mit seinen Händen aufgebaut hat.

Hier meine Richtlinie, wie oft man einen Refeed-Tag machen sollte:

- alle 2 bis 3 Wochen zu Beginn der Diät
- 1- bis 2-mal pro Woche, wenn man einen Körperfettanteil ab unter 12 % (Männer) bzw. 22 % (Frauen) erreicht hat

Darüber hinaus kann man Refeeds auch einlegen, sobald man merkt, dass der eigene Hunger kaum noch auszuhalten ist und man sich immer müder und schlapper fühlt. Dies kann zwar ebenso daran liegen, dass man schlichtweg viel zu wenig Kalorien während seiner Diät isst (typisches Problem in den meisten Diät-Versuchen), es kann jedoch auch ein gutes Indiz dafür sein, dass es nun Zeit für einen guten Refeed ist. Manchmal können auch 2 Refeed-Tage hintereinander sinnvoll sein.

Die Makronährstoffverteilung beim Refeed-Tag

Das wirkliche Geheimnis bzw. der wirkliche Trick des Refeed-Tages liegt in der neuen Makronährstoffverteilung für diesen ganz speziellen Tag. Auf der einen Seite erhöhen wir leicht unsere Kalorienmenge - und zwar so, dass wir exakt auf Erhalt essen. Sprich, wir sind weder im Defizit noch im Überschuss und werden an diesem einen Tag dann ebenso weder zu- noch abnehmen. Zumindest was den Körperfettanteil anbelangt, denn eine leichte Gewichtszunahme kann durchaus geschehen. Dies ist dann aber primär Wasser und schlichtweg mehr Essen im Magen und im Darm - das Gewicht geht schnell wieder. Wenn dein täglicher Kalorienumsatz zum Beispiel bei 2.500 kcal liegt und du dich in der Diät befindest und beispielsweise aktuell lediglich 2.200 kcal pro Tag isst, dann erhöhst du nun - wie bereits geschrieben - die Kalorienzufuhr für den Refeed Day auf 2.500 kcal. Dies ist der Schritt Nummer 1. Im nächsten Schritt gilt es, für den Refeed-Tag eine neue Makronährstoffverteilung festzulegen, die all die vielen Vorteile überhaupt ermöglicht.

Welcher Makronährstoff hat wohl die Macht, all die beschriebenen Benefits für uns zu ermöglichen? Richtig (oder falsch) - es sind die Kohlenhydrate. Kohlenhydrate sind der effektivste Weg, die eigenen Leptinwerte wieder zu erhöhen. Außerdem füllen die vielen Kohlehydrate die eigenen Glykogenspeicher in der Muskulatur wieder ordentlich auf, was in der Praxis zu härteren und besseren Workouts führt. Zudem kommt der Fakt, dass ein möglicher Kalorienüberschuss durch Kohlenhydrate kurzfristig schlechter als Körperfettanteil eingelagert werden kann als beispielsweise ein Überschuss primär aus Fetten - wir können hier also nur gewinnen. [10]

So sollte die Makronährstoffverteilung für den idealen Refeed-Tag aussehen:

- 1,6 g Protein je Kilogramm Körpergewicht
- so wenig Fett wie möglich (abhängig vom Körpergewicht, aber ich strebe 20 bis 35 g Fett an diesen Tagen an)
- der Rest: Kohlenhydrate

Fette benötigen wir für den Refeed-Tag kaum, da sie keinen Einfluss auf das Leptin haben werden. Proteine jedoch schon, da sie auch an diesen Tagen essenzieller Bestandteil für unsere Muskulatur und die Muskelproteinsynthese sind.

Bei einer Kalorienzufuhr von 2.500 kcal und einem 85 kg schweren Athleten würden die Refeed-Day-Makros wie folgt aussehen:

- 136 g Protein
- 25 g Fett
- 432 g Kohlenhydrate

Über 400 g Kohlenhydrate an einem einzigen Tag während der Diät werden uns immens sättigen, befriedigen und die Leptinwerte anheben - genau das also, was wir wollen. Diese Makronährstoffverteilung ist also ideal für einen Refeed-Tag. Warum aber nicht einfach jeden Tag so essen, wenn es doch so gut für uns ist? Schlichtweg aus dem Grund, dass diese Makronährstoffverteilung auf Dauer dann eben doch nicht ganz ideal ist. Auf lange Sicht sind es einfach zu wenig Proteine und zu wenig Fette, damit unser Körper wirklich ideal Hormone herstellen und Muskelmasse während der Diät halten kann. Für einen Tag hin und wieder ist dies jedoch kein Problem (wie eben beschrieben sogar ausschließlich vorteilhaft) - auf Dauer ist es aber eben dann doch nicht ideal, weshalb du dich ansonsten an die Angaben für die Diät halten solltest, wie ich sie im Kapitel über die Makronährstoffe beschrieben habe. Nachdem wir nun die Makronährstoffverteilung für den Refeed-Tag kennen, können wir uns im Grunde frei ausleben und all die Dinge essen, die uns in den Sinn kommen und uns gleichzeitig helfen, unsere Makros zu treffen. Dennoch muss man hier genauer hinschauen, denn um auf 35 g Fett oder weniger am Tag zu kommen, muss man sich schon anstrengen. Ein Refeed-Tag erfordert also auch einen gewissen Grad an Planung und wir müssen hier natürlich besonderen Fokus auf Low-Fat-Gerichte bzw. -Mahlzeiten setzen.

Gute Lebensmittel für den Refeed-Tag wären hier Kohlenhydrate wie Nudeln, Reis, Kartoffeln, Süßkartoffeln sowie sämtliches Gemüse von A bis Z und viel Obst. Aber auch einfache Kohlenhydratquellen wie Reiswaffeln, Maiswaffeln oder Cornflakes eignen sich wunderbar, um auf seine Anzahl an Kohlenhydraten zu kommen und gleichzeitig den Fettgehalt niedrig zu halten. Gute Proteinquellen wären zum Beispiel fettarme Milchprodukte wie Magerquark, körniger Frischkäse, Harzer Käse und Whey Protein oder mageres Fleisch wie Pute und Huhn. Refeed-Tage sind großartig und ich möchte sie in keiner meiner Diäten mehr missen. Durch geplante Refeed-Tage wird man sich besser fühlen, man fördert immens die Konsistenz seiner Diät und verbessert gleichzeitig seine hormonellen Marker, um weiterhin effizient abnehmen zu können. Wir werden widerstandsfähiger gegenüber sämtlichen Versuchungen, können uns mal wieder so richtig vollessen und werden deshalb eine harte Diät problemlos weitere Tage durchhalten - bis zum nächsten Refeed-Tag sozusagen.

Refeed-Tage sind die deutlich besseren Cheat Days, weil sie uns wirklich weiterhelfen - und uns nicht im Wege stehen, unseren Fortschritt eventuell ruinieren oder uns ein schlechtes Gewissen verschaffen. Dennoch muss auch ein Refeed-Tag gut geplant und durchdacht sein, sodass man auch hier nicht in ein unkontrollierbares Verhalten abdriftet und alle möglichen Kalorien in sich hineinstopft. Halte dich an die Kalorienangaben und die vorgegebene Makronährstoffverteilung - und jeder Refeed-Day sollte ein voller Erfolg für deinen Fortschritt werden.

In der Praxis kann das beispielsweise dann so ausschauen:

NAHRUNGSMITTEL	Kalorien	Kohlenhydrate	Fette	Protein	Cholesterin	Natrium	Zucker	Ballaststoffe
Frühstück								
Gut & Günstig - Best Flakes classic, 45 Gramm	169	32g	1g	7g	0mg	0mg	5g	2g
haferflocken - Haferflocken, 90 g	335	53g	6g	12g	0mg	0mg	1g	9g
Quantum Leap Nutrition - Iso Whey Schoko, 20 g	69	1g	0g	15g	--mg	9mg	0g	1g
Alpro - Reismilch, 150 ml	71	14g	2g	0g	0mg	0mg	6g	0g
Paprika - Paprika, 200 g	40	6g	1g	2g	0mg	0mg	0g	0g
Mittagessen								
Apfel - Natur, 200 g	104	23g	1g	1g	0mg	2mg	21g	5g
Magerquark - Magerquark, 500 g	340	20g	2g	60g	0mg	0mg	20g	0g
Beeren - Blaubeeren, 50 g	21	4g	0g	0g	0mg	1mg	4g	2g
Abendessen								
Basmati - Reis, 200 gr	656	123g	2g	13g	0mg	16mg	0g	2g
Quantum Leap Nutrition - Recovery Pro, 25 g	58	6g	1g	1g	--mg	13mg	5g	1g
Gemüse - Grünkohl, 200 g	74	5g	2g	9g	0mg	84mg	5g	8g
Edeka - Pfannengemüse Bauern Art, 400 g	140	18g	3g	4g	0mg	1.180mg	14g	0g
Ekoplaza - Champignons, 200 grams	31	5g	0g	4g	--mg	--mg	2g	1g
Iglo - Blatt-Spinat Natur, 100 g	21	1g	1g	3g	--mg	--mg	1g	2g
Snack								
Marmelade - Erdbeer-marmelade, 65 g	98	39g	1g	3g	--mg	--mg	20g	6g
Frische - Banane, 200 g	178	46g	1g	2g	0mg	2mg	24g	5g
Maiswaffeln - Maiswaffeln, 25 ,5g	105	24g	1g	2g	0mg	0mg	0g	0g
GESAMT:	**2.510**	**420g**	**25g**	**138g**	**0mg**	**1.307mg**	**128g**	**44g**

Idealerweise planst du deinen Refeed-Tag für den Tag, bevor du wieder ins Krafttraining gehst. Auf diese Weise werden deine Glykogenspeicher schön voll sein und du wirst viel Kraft für ein intensives und progressives Krafttraining haben. Do it!

Die Skinny-Fat-Lösung

Skinny fat - nicht dünn, nicht dick. Weder sportlich, noch wirklich unsportlich ... Vermutlich hast du schon vieles probiert, doch das lästige Bauchfett will einfach nicht verschwinden. Doch es gibt gute Nachrichten und in diesem Kapitel erfährst du Schritt für Schritt, wie du dein Skinny Fat Dilemma beendest und einen wirklich sportlichen und athletischen Körper aufbaust.

Da wir uns nun langsam, aber sicher dem Ende für dieses Buch nähern, möchte ich nun noch detailliert auf dieses spannende Thema eingehen, denn aus Erfahrungsberichten weiß ich sehr gut, wie viele Männer und Frauen besonders dieses Thema interessiert. Du wirst überrascht sein, aber das Phänomen Skinny Fat ist absolut normal und ein Großteil meiner Leser sah sich in der Vergangenheit genau mit diesem Problem konfrontiert. Eigentlich haben wir auch schon alles diesbezüglich besprochen, du kannst deshalb die folgenden Seiten als eine Art Zusammenfassung betrachten und dich anhand derer orientieren und auch beruhigt sein, denn selbst dein mögliches Skinny-Fat-Dasein gehört schon bald der Vergangenheit an. Die gute Nachricht lautet, die Lösung ist verhältnismäßig simpel - zumindest in der Theorie.

Definition Skinny Fat - Was ist überhaupt Skinny Fat?

Skinny Fat loswerden - bevor wir das können, müssen wir kurz einige Begrifflichkeiten definieren. Skinny Fat, dünnfett oder aber auch slim fat sind im Endeffekt die Begriffe dafür, wenn man auf der einen Seite noch zu viel Fett mit sich herumträgt, während man auf der anderen Seite zu wenig Muskulatur hat. Im T-Shirt und Pullover wirkt man verhältnismäßig schlank (vielleicht sogar auch eher dünn), während man nackt schnell erkennt, dass man dann eben doch nicht so sportlich ist und leider einen deutlich zu hohen Fettanteil besitzt. Häufig sind Menschen, die an dem Skinny-Fat-Problem leiden, alles andere als faul oder untätig, sondern ganz im Gegenteil, sie sind oftmals sehr eifrig dabei - nur machen sie leider die meiste Zeit das komplett Falsche und bekommen deshalb niemals die Resultate, die sie gerne hätten.

Grundsätzlich liegt die Lösung in folgenden zwei Punkten:

- dem Erhöhen der Muskelmasse
- dem Senken des Körperfettanteils

Na, kommt dir das mittlerweile bekannt vor? Dies ist halt einfach das ultimative Rezept zur eigenen Traumfigur, und es wird einem immer genau den Körper bescheren, den man sich wirklich wünscht. Immer. Egal ob als Mann oder als Frau.

Nur abzunehmen reicht nicht aus. Nur Muskulatur aufzubauen reicht nicht aus. Wir brauchen beides und bevor ich erkläre, worauf du zunächst deinen Fokus legen solltest, müssen wir uns die wahren Ursachen des Skinny-Fat-Dilemmas anschauen, um dann exakt diese Problem zu lösen und den Weg für eine erfolgreiche Transformation ebnen zu können.

Gefahr erkannt, Gefahr gebannt ... quasi.

Drei Ursachen für das Skinny-Fat-Problem

Mehr Muskelmasse und weniger Fettmasse - das ist die Lösung des Problems, und alles, was dem im Grunde im Wege steht, kann als *schlecht* betrachtet werden. So sind die Ursachen eines Skinny-Fat-Körpers nämlich häufig exakt dieselben Gründe, weshalb viele Menschen eben nicht fit und sportlicher werden, sondern viele Jahre komplett frustriert auf der Stelle treten. Häufig reicht es hier dann schon aus, wenn man einfach weniger falsch macht, um schon die ersten besseren Resultate zu erzielen, und so erläutern wir nun die häufigsten Ursachen, die eben nicht zum Erfolg führen.

Skinny Fat Problem Nr. 1
Zu wenig Krafttraining

50 Prozent des Problems liegen im Fehlen von ausreichend Muskelmasse, welche gleichzeitig einen gewissen Körperfettanteil absolut und direkt relativiert. Der alleinige Fettverlust kann und sollte deshalb niemals das Ziel sein. Selbst wenn also die Fettmasse exakt gleich bleiben würde, werden wir dennoch schon drastische optische positive Änderungen an unserem Körper feststellen können, wenn wir einfach nur mehr Muskulatur aufbauen.

Wie genau das geht, das haben wir in der ersten Hälfte dieses Buches bereits ausführlich besprochen, und dieses Wissen gilt es ja schließlich nun von dir umzusetzen. Do it. Wenn du diese wichtigen Prinzipien in deinem Training einhältst und es schaffst, dauerhaft zwischen zwei und vier Trainingseinheiten pro Woche zu absolvieren, wirst du viel Muskulatur und Stärke aufbauen und dem Ende deines Skinny-Fat-Daseins ein ganzes gutes Stück näher gekommen sein.

Skinny Fat Problem Nr. 2
Zu viel Cardiotraining

Nach dem stetigen Vermeiden des progressiven Krafttrainings steht das übermäßige Cardiotraining als nächstes Problemkind im Raum. Zu viele Menschen wiegen sich noch immer in der festen Annahme, dass man einfach viel joggen gehen und Cardiotraining absolvieren müsste, um effektiv und nachhaltig Fett verbrennen zu können.

Oder aber sogar, dass dies der einzige Weg wäre. Auch dies ist mehr ein Mythos als alles andere, und selbst große Meta-Analysen kommen wieder und wieder zu dem Schluss, dass reines Cardiotraining an sich keine ideale Strategie ist, um effektiv sein Körperfett zu verbrennen und Gewicht abnehmen zu können. [1]

Wie schon beschrieben, verbrennt das Cardiotraining simpel gesagt deutlich weniger Energie, als man üblicherweise annimmt, während es gleichzeitig die anderen Alltagsbewegungen in der Regel reduziert. [2]

Es ist nicht so, dass das Cardiotraining nichts bringen würde - aber es ist bei weitem nicht so effizient, wie man es irrtümlicherweise annimmt. Somit führt leider das reine Cardiotraining in der Praxis nicht zwangsläufig zum Kaloriendefizit, wenn man seine Ernährung nicht im Griff hat, und es hilft somit auch nicht bei der Fettverbrennung. Zu alldem kommt noch der sogenannte Interference-Effekt, und das ist eigentlich das größere Problem. Je mehr Cardiotraining wir machen, desto schlechter reagiert der Körper auf die anabolen Signale des Krafttrainings und umso langsamer bauen wir Muskulatur auf. [3][4]

Zudem haben wir weniger Energie übrig für das Krafttraining und können hier nicht das absolute Maximum herausholen, sprich keinen maximal möglichen Muskelaufbau. Dies in Kombination mit dem ersten Fehler, dem stetigen Vermeiden des Krafttrainings, ist der direkte Weg zu einem Dasein mit einem Körper, der mittelmäßig und skinny fat ist - und das trotz des vielen Sportes und der vielen Bewegung. Grundsätzlich kannst du ein wenig Cardio machen, es sollte aber nicht zu viel sein. Ein bis zwei lockere Cardioeinheiten pro Woche halte ich dabei für eine gute Idee, welche dennoch rein optional sind.

Skinny Fat Problem Nr. 3
Zu strikte Diäten

Mit diesem dritten Punk schließt sich der Teufelskreis namens Skinny Fat, und wenn in der Praxis all das viele Cardiotraining nicht zum Erfolg führt (was es halt einfach nicht tut), was hilft dann noch? Richtig, oftmals eine weitere extreme Senkung der Kalorienzufuhr und somit häufig einhergehend auch der Proteinzufuhr. Dies resultiert nicht nur in einem nicht möglichen Muskelaufbau, sondern häufig in einem realen Verlust von Muskelmasse. [5][6]

Anstatt also muskulöser zu werden, wird man so immer dünner und dünner, während man kaum Körperfett verliert und buchstäblich eine Art Anti-Transformation hinlegt, sprich weniger Muskelmasse und mehr Fettmasse ... Da nun häufig das Fett einfach nicht schmelzen will, beginnt man, noch weniger essen zu wollen, es fehlt zunehmend mehr die Kraft für die Trainingseinheiten, man verliert Muskelmasse anstatt neue Muskulatur aufzubauen, der tägliche Energieverbrauch sinkt immer noch weiter und weiter ab und man beginnt sich *"genetisch verflucht"* zu fühlen. [7]

"Ich habe doch alles probiert, aber es will einfach nichts funktionieren" - sagen sich dann viele Menschen. Doch das stimmt nicht, und nichts könnte ferner von der Wahrheit liegen. Wie es nun aber wirklich funktioniert, was man in der Praxis tatsächlich tun sollte und welche zwei Phasen ich dir für deine Transformation empfehle, das besprechen wir jetzt.

Erfolgreiche Skinny-Fat-Transformation in zwei Phasen

Eine erfolgreiche Skinny-Fat-Transformation besteht in der sogenannten Body Recomposition. Unter dem Begriff der Body Recomposition versteht man klassischerweise den Aufbau von Muskulatur, während man gleichzeitig Fett verliert. Mit den richtigen Strategien und Methoden ist dies nicht nur möglich, es wird sogar erwartet und ist in der wissenschaftlichen Literatur absolut normal. [8][9]

Doch besonders, wenn du skinny fat bist, rate ich dir das Problem in zwei Phasen zu lösen, um so das Fundament für deinen langfristigen Erfolg zu legen. Diese Strategien beziehen sich primär auf die Ernährung, während folgende Dinge im Training so gut wie immer identisch sein sollten:

- viel Widerstands- und Krafttraining mit einer guten Übungsauswahl
- stetige progressive Überladung
- so wenig Cardio wie möglich, so viel wie nötig

Für jetzt und auch für die Zukunft. Was wir nun mithilfe der Ernährung angehen müssen, sind die Reduzierung des Körperfettanteils und der Aufbau neuer Muskulatur.

Dies empfehle ich dir in folgenden zwei Phasen anzugehen:

*Body Recomposition Phase I:
Die Fettreduktion*

Zum Start hat man im Grunde zwei Möglichkeiten:

- Man fokussiert sich zuerst auf den Fettverlust.
- Man fokussiert sich zuerst auf den Muskelaufbau.

Dies ist im Grunde eine Frage der persönlichen Präferenzen, ich bin jedoch stark davon überzeugt, dass man zunächst die Fettreduktion für einen Zeitraum von etwa 10 bis 12 Wochen anvisieren sollte. Sicherlich haben hier viele Menschen die Sorge, dass sie einfach nur dürr und noch magerer werden - diese Sorge ist jedoch in der Praxis häufig vollkommen unbegründet. Wir wissen ganz genau, dass besonders am Anfang ein deutlich höheres Muskelaufbau-Potenzial besteht und wir sogar in einem leichten Kaloriendefizit neue Muskulatur aufbauen werden.

Vorausgesetzt:

- Wir haben eine hohe tägliche Proteinzufuhr. [10]
- Wir befinden uns in einem Kaloriendefizit. [11]

Die reale Herausforderung in der gelebten Praxis besteht allerdings darin, dass der Muskelaufbau ein echtes Geduldsspiel ist, während wir aber deutlich schneller Resultate beim Fettverlust erzielen werden.

Diese ersten Resultate sind dabei allerdings besonders wichtig. Denn was wir vor allem am Anfang unserer Fitnessreise brauchen, ist eine Art Beweis am eigenen Körper und am eigenen Leib, dass das eigene Handeln tatsächlich zu einer positiven Veränderung führt. Was wir dringend brauchen, sind erste kleine Erfolge und Beweise. Das macht Mut und hat mir, ebenso wie unzähligen Lesern, die Disziplin gegeben, langfristig am Ball zu bleiben. Denn nichts ist frustrierender, als wenn das eigene Tun und Handeln (scheinbar) gar keine Ergebnisse und Resultate mit sich bringt, und wäre dies bei mir der Fall, dann hätte auch ich sicher schon längst aufgegeben.

Zudem kommt der Fakt, das wir mit einem höheren Körperfettanteil auch eine vermehrte Aktivität der Aromatase haben. Das ist schlecht für die eigenen Testosteronwerte und somit indirekt auch für den Muskelaufbau. [12]

Aus diesem Grund empfehle ich für den Start und für den ersten Lösungsansatz des Skinny-Fat-Problems folgende Strategie in der Ernährung:

- 12 Wochen Fokus auf Body Recomposition mit dem Ziel der Fettverbrennung
- minimales Kaloriendefizit von circa 300 Kalorien am Tag
- eine hohe tägliche Proteinzufuhr
- regelmäßige Refeed-Tage

Achte darauf, dass du langsam Fett verlierst (schätzungsweise ist ein Gewichtsverlust von 300 bis 500 Gramm pro Woche anzustreben), während du gleichzeitig aktiv im Krafttraining an ca. 3 bis 4 festen Tagen in der Woche bist. Habe außerdem deine Proteinzufuhr im Blick und strebe so um die 2.0 bis 2.4 Gramm je Kilogramm Körpergewicht pro Tag an. Dies ist das beste Fundament für einen gleichzeitigen Muskelaufbau und Fettverlust.

Body Recomposition Phase II:
Der aktive Muskelaufbau

Nach der Phase der Fettreduktion folgt nun die Phase des aktiven Muskelaufbaus, sprich: du solltest bewusst und aktiv in einen Kalorienüberschuss gehen und mehrere Kilos an Muskulatur aufbauen. Diese Phase kann gut und gerne um die neun Monate dauern, bevor du mit einer erneuten Fettreduktion beginnst.

Mit einem dann niedrigeren Körperfettanteil bist du zudem auch in der bestmöglichen Ausgangslage dafür. Sowohl optisch als auch hormonell betrachtet. Mit einem Körperfettanteil als Mann mit um die 10-12 % wirst du die höchsten Testosteronwerte haben, um aktiv und sehr gut neue Muskulatur aufzubauen. [13][14][15]

Bei Frauen ist dies bei einem Körperfettanteil von 20-24 % der Fall.

Zudem wird die eigene Insulinsensibilität mit einem geringen Körperfettanteil sehr gut sein, weshalb besonders der möglichst fettfreie Muskelaufbau zu diesem Zeitpunkt wunderbar funktionieren wird. [16][17]

Folgende Strategien solltest du dabei mithilfe der Ernährung umsetzen:

- Erhöhe wochenweise Schritt für Schritt und nur langsam die Kalorienzufuhr.
- Visiere nach circa 3 bis 5 Wochen einen aktiven täglichen Kalorienüberschuss von 300 bis maximal 500 Kalorien an.
- Optimiere die Kalorienzufuhr so lange, bis du circa 500 Gramm bis 1.000 Gramm Körpergewicht pro Monat zunimmst (Frauen die Hälfte).
- Achte auf dein Protein-Timing und strebe eine tägliche Proteinzufuhr von 1.8 bis 2.0 Gramm je Kilogramm Körpergewicht an.

Ein weiterer Punkt liegt mir allerdings ebenfalls sehr am Herzen, wieso du in meinen Augen zuerst dein Fett verlieren und erst dann in den Aufbau gehen solltest ...

Es ist die Adhärenz und der Beweis am eigenen Leibe dafür, dass das eigene Handeln tatsächlich eine Veränderung und einen ersten sichtbaren Erfolg mit sich bringt. Besonders am Anfang unserer Fitnessreise ist es so wichtig, dass wir diese ersten kleinen entscheidenden Resultate erzielen und am eigenen Leibe erfahren, dass all der Quatsch mit den Kalorien und Proteinen und dem ganzen Training überhaupt irgendetwas bringt. Diese ersten kleinen Beweise bilden das Fundament für deine gesamte Zukunft, und hätte ich damals nicht auch diese ersten kleinen Resultate erzielt, dann wäre ich wohl nie Fitnessmodel geworden und auch dieses Buch wäre niemals entstanden.

Zu Beginn wirst du dich vielleicht eher dünn und auch etwas mager fühlen, aber halte dir stets vor Augen, dass wir für den langfristigen Erfolg angetreten sind, und etwas anderes gibt es nicht. Alles andere ist eine reine Illusion. Es geht allein darum, dich in die bestmögliche Ausgangssituation zu bringen und das Fundament für die Zukunft zu legen.

Sicherlich wirst du auch in der Phase der Fettreduktion Muskulatur aufbauen und deinen Körper straffen und deine Muskeln ordentlich betonen, aber du wirst nicht "über dich hinauswachsen" und an Körpergewicht zulegen. Doch dies ist für den Beginn auch nicht notwendig.

Eins nach dem anderen.

Fitness ist eine Reise, und du solltest den ganzen Weg gehen. Genau dies schaffst du mit der hier vorgestellten Strategie - meiner Skinny-Fat-Lösung.

Schlaf optimieren

Schlaf ist wichtig, und wir alle sollten mehr schlafen - das ist nichts Neues. Dass viele von uns in der Praxis aber katastrophal in diesem Bereich unseres Lebens abschneiden, ist ebenfalls bekannt, weshalb dieses Kapitel tatsächlich wichtiger für dein Leben ist, als du es jemals vermuten würdest. Viele von uns können zwar hart trainieren und auch fleißig ihr Protein essen, doch wer nicht die gleiche Disziplin in den frühen Abendstunden aufbringen kann, für den wird die Fitnessreise leider niemals so erfolgreich und erfüllend werden, wie sie es sein könnte, und der eigene Mangel an Schlaf wird zu einer echten Achillessehne werden.

Ein gesundes, kraftvolles und erfülltes Leben mit einer hohen Vitalität, mehr körperlicher Stärke und einem hohen Grad an Produktivität - Dinge, die jeder sicherlich so in der ein oder anderen Form für sich und sein Leben gerne hätte. Im Zuge unserer Leistungsgesellschaft sind wir so stets auf der Suche nach Abkürzungen und Optimierungen ... Viele Menschen wollen länger und intensiver arbeiten, mehr Zeit für Training, Arbeit, Freunde und Familie haben - und abends dann halt trotzdem noch Netflix und Co. genießen. Da der Tag leider immer noch nur 24 Stunden hat, müssen wir wohl oder übel Abstriche machen, um all das unter einen Hut zu bekommen ... Diese Abstriche nehmen die meisten Menschen dann bei ihrem Schlaf vor, und selbst Arnold Schwarzenegger rät uns in diesem Falle, einfach "schneller" zu schlafen. Doch die Wissenschaft beweist, dass diese Rechnung nicht aufgeht und wir uns durch einen chronischen Schlafmangel unser Leben regelrecht ruinieren können.

Dieses letzte Kapitel ist eine Art Appel an dich, und ich will dir im Folgenden darlegen, warum ausreichender Schlaf essenziell für einen guten Athleten und somit deine Figur ist, und auch, wie du mithilfe von fünf bewiesenen Strategien ab heute besser und mehr schlafen kannst.

Wie wichtig ist Schlaf wirklich?

Schlaf hat ein Problem: Genügend Schlaf zu bekommen, ist weder sexy noch cool. Man bekommt keine Trophäe für ausreichenden Schlaf und so wirklich interessieren tut sich auch niemand dafür. Dabei sollte es eine Person ganz besonders interessieren ... nämlich dich.

Auch wenn Schlaf scheinbar bisher keine gute Marketing-Abteilung abbekommen hat, so ist genügend Schlaf dennoch eines der Fundamente für eine langes, gesundes und erfülltes Leben mit mehr Muskelmasse und weniger Fett. Viele Menschen schneiden jedoch furchtbar ab, wenn es um ihre eigene Schlafqualität und Schlafquantität geht - und das, obwohl Schlaf eine absolut essenzielle Rolle für unser gesamtes Leben spielt. Unser Schlaf ist mitunter dafür verantwortlich, wie schnell wir altern, wie gut oder schlecht wir Fett verlieren können, ob wir an Krebs erkranken und ob wir unser volles Potenzial ausnutzen können - oder eben nicht.

Meinen eigenen Schlaf taufe ich liebevoll "Schlaf für Muskelaufbau" und sehe es somit als Anlehnung an alle anderen wichtigen Dinge, die ebenfalls zum Muskelaufbau führen (Ernährung/Training/Supplemente). Schlaf für Muskelaufbau ist dabei auch der vollkommen korrekte und zutreffende Begriff, wie Studien über Studien immer wieder feststellen.

So zeigte beispielsweise eine Studie aus dem Jahr 2018, dass bereits circa 40 Minuten weniger Schlaf an jeweils 5 Tagen in der Woche während einer Diät dazu führen, dass 80 Prozent des verlorenen Gewichts der Probanden-Gruppe Muskelmasse waren - während die Vergleichsgruppe, die mehr schlief, dasselbe Gewicht verlor, jedoch waren es hier nur 20 Prozent Magermasse bzw. Muskelmasse, der Rest Fett. [1]

Diese negativen Effekte des Schlafmangels konnten auch nicht wettgemacht werden, indem am Wochenende einfach mehr geschlafen wurde bzw. versucht wurde, den Schlafmangel aufzuholen. In einer anderen Studie verringerte das Schlafen von 5,5 Stunden im Vergleich zu 7,5 Stunden pro Tag den Anteil der Gewichtsabnahme von Fett um 55 Prozent und erhöhte den Verlust der fettfreien Masse um 60 Prozent. [2]

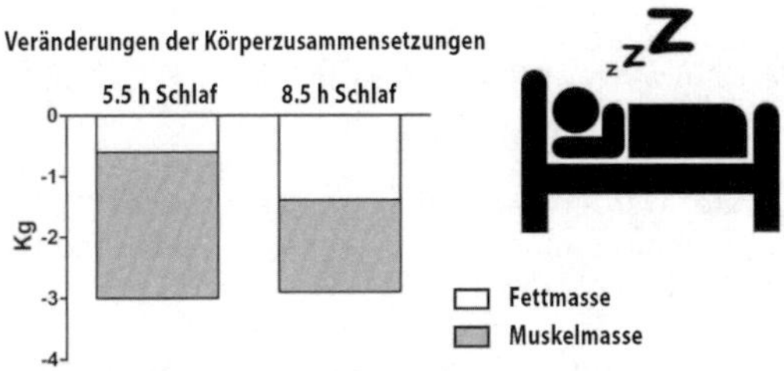

Diese Zahlen sollten uns als ambitionierte Athleten regelrecht schockieren. Ausreichender und guter Schlaf ist so viel wichtiger, als wir es selbst jemals einschätzen würden, und dieser eine Teilbereich des Lebens ist maßgeblich dafür verantwortlich, ob wir im Laufe der Jahre kiloweise mehr Muskeln oder mehr Fett aufbauen werden. Doch nicht nur aus Sicht eines Athleten ist genügend Schlaf enorm wichtig. [3]

Weitere Vorteile sind so:

- Die eigene Lebenserwartung steigt. [4]
- Unsere kognitiven Fähigkeiten verbessern sich. [5]
- Wir erinnern uns besser an Dinge. [6]
- Wir werden uns leichter an unsere Diät halten können. [7]
- Wir werden resistenter gegen Krankheiten. [8]
- Wir werden bessere körperliche Leistungen erbringen. [9]

Du merkst also schon relativ schnell, dass genügend Schlaf ein enorm wichtiger Bereich unseres Leben und unserer Gesundheit ist, dem in der Regel viel zu wenig Aufmerksamkeit geschenkt wird.

Die Gesundheitszentren in den USA erklärten so zum Beispiel, dass unzureichender Schlaf eine aktuelle Epidemie darstellt - und davon müssen wir uns dringend lösen.

Was sind die Folgen von Schlafmangel?

Wenn dich all die positiven Vorteile noch nicht zum Nachdenken angeregt haben, dann hoffentlich doch sicher all die negativen Effekte, die sich bei einem Schlafmangel einstellen. Auf der einen Seite haben wir hier die gesundheitlichen Folgen von einem Schlafmangel:

- erhöhtes Krebsrisiko [10]
- Depressionen [11]
- Infektionen [12]

Dazu kommen selbstverständlich all die Umkehrungen bzw. die Abwesenheit der positiven Vorteile und auch, dass ein Schlafmangel die Wahrscheinlichkeit eines Autounfalls erhöht und dafür sorgt, dass wir ganz allgemein vermutlich früher sterben werden. [13]

Wir werden mehr Fett zunehmen, schlechter Muskeln aufbauen, in der Diät deutlich langsamer abnehmen können und senken unsere Testosteronlevel - all das dank eines Schlafmangels. [14][15][16]

Auf der anderen Seite werden wir niemals unser volles Potenzial als Mensch ausschöpfen können, wenn wir chronisch zu wenig schlafen und hier - bewusst oder unbewusst - stets Abstriche vornehmen. Wer chronisch übermüdet ist, wird schlechtere Leistungen abrufen, weniger produktiv und kreativ sein und nicht annähernd der Mensch sein, der er in seinem Leben hätte sein können. In der Praxis scheinen ausgerechnet die Menschen viel eher ihr Leben zu verschlafen, die länger wach sind und weniger schlafen. So verschwenden wir unser Potenzial, versuchen, den Schlafmangel mit Koffein zu überdecken, und scheitern doch - und das alles wofür noch gleich? Für eine Netflix-Folge mehr am Abend ... das ist ein ziemlich mieser Deal, wenn du mich fragst.

Mein Rat: Überlege dir gut, ob du den wahren Preis eines Schlafmangels in deinem Leben zahlen willst, und überlege dir besser zweimal, wie schwer die Entscheidung wiegt, am Abend später ins Bett zu gehen ...

Nun denn ...

Wie viel Schlaf brauchen wir aber und ab wann kann man von einem Schlafmangel reden? Diese Frage schauen wir uns nun als nächsten Punkt an, um dann endlich zu klären, was du ab heute sofort besser machen kannst.

Wie viel Schlaf braucht ein Mensch?

Wie viel Schlaf jeder einzelne Mensch wirklich braucht, hängt natürlich von unterschiedlichen individuellen Faktoren ab. Dennoch kann man mit großer Sicherheit behaupten, dass erwachsene Menschen zwischen 7 und 9 Stunden Schlaf pro Nacht benötigen, um die positiven Effekte des Schlafens zu bekommen bzw. um die negativen Effekte eines Schlafmangels zu vermeiden. [17]

Sicherlich variiert der tatsächliche Schlafbedarf auch nach dem Härtegrad des Trainings, wie oft wir zum Sport gehen und wie viele Kalorien wir uns zuführen und ob wir aktuell diäten oder nicht, weshalb besonders wir ambitionierten Athleten uns sicherheitshalber am oberen Ende der Skala orientieren sollten. Leider schaffen es nur die wenigsten Menschen, auf diese Summe an Schlaf zu kommen, und im Schnitt leiden rund 50 Prozent der Menschen an einem Schlafmangel unterhalb der Woche und 60 Prozent aller Befragten in Studien berichten, dass sie sogar jede einzelne Nacht an Schlafproblemen leiden. [18]

Doch nicht nur die Quantität unseres Schlafes zählt, die Qualität ebenso.

So bringt es zum Beispiel nichts, sich mithilfe von Medikamenten in den Schlaf zu zwingen und jede Nacht Pillen um Pillen zu schlucken. Diverse Studien zeigen nämlich auch hier, dass Schlafmedikamente ebenfalls das Risiko auf Mortalität, Infektion, Depression und Krebs erhöhen, während sie keinen realen Nutzen für uns zu haben scheinen. [19]

Ein spannendes Zitat aus der Studie:

"Die empfohlenen Dosen (von Schlafmedikamenten) erhöhen objektiv den Schlaf wenig, wenn überhaupt, die Tagesleistung wird oft verschlechtert (nicht besser) und der Mangel an allgemeinen gesundheitlichen Vorteilen wird in der Werbung häufig falsch dargestellt."

Dazu kommt, dass wenn man bereits nur 20-mal pro Jahr Schlafmedikamente konsumiert, sich ebenfalls schon die Wahrscheinlichkeit eines frühzeitigen Todes erhöht. [20]

Wie du siehst, gibt es keine Abkürzung für echten und guten Schlaf, und gesunder Schlaf ist ein weitaus wichtigerer Protagonist in unserem Leben, als wir es selbst jemals für möglich halten würden.

Damit dein Schlaf in Zukunft besser und tiefer wird, du dein Leben und deine Gesundheit auf das nächste Level heben kannst und ein rundum besseres Leben führen kannst, schauen wir uns nun fünf bewiesene Strategien für einen besseren Schlaf an.

Fünf wissenschaftliche Strategien, um sofort besser zu schlafen

Es ist einfach schlecht, wenig zu schlafen - doch mit den richtigen Strategien ist es ebenso einfach, mehr und besser zu schlafen ... man muss es nur machen (wie mit so vielen Dingen im Leben). Da Schlaf jedoch ausnahmslos alle Bereiche des Lebens verbessern wird, solltest du bereits heute Nacht mit den ersten Optimierungen beginnen und somit deinen Schlaf auf das nächste Level heben.

1. Die richtige Zimmertemperatur

Die erste Strategie lässt sich sofort und noch heute umsetzen und besteht darin, die ideale Zimmertemperatur zum Schlafen zu schaffen. Die optimale Zimmertemperatur zum Schlafen beträgt dabei ungefähr 19° C. Dies ist in der Regel etwas kälter, als man es selbst als komfortabel einschätzen würde - es ist jedoch nachweislich die beste Temperatur für einen tiefen und erholsamen Schlaf. [21][22]

Zusätzlich solltest du noch folgende Maßnahmen in deinem Schlafzimmer vornehmen:

- Es sollte so dunkel wie möglich sein (zappenduster).
- Es sollte so leise wie möglich sein (mucksmäuschenstill).

Schon die kleinsten Ablenkungen, Geräusche oder Lichter können unsere Schlafqualität negativ beeinflussen, selbst dann, wenn wir nicht dadurch aufwachen. Solltest du dein Zimmer nicht verdunkeln oder mögliche Geräusche vermindern können, lohnt sich hier durchaus eine Investition in eine gute Schlafmaske bzw. in Ohrenstöpsel. [23]

2. Limitiere elektronische Geräte vor dem Schlafengehen

Der Schlaf-wach-Rhythmus des Menschen orientiert sich hauptsächlich am Tageslicht bzw. dessen Abwesenheit. Sobald das Tageslicht schwindet, bildet der Körper langsam die nötigen Schlafhormone und bereitet uns so für die Nacht vor. Dies funktioniert in der freien Natur ganz wunderbar seit Millionen von Jahren - nur heutzutage nicht mehr beim Menschen, da dieser schlau genug war, sich seine eigenen Lichtquellen abseits der Sonne zu schaffen. Das Problem ist jedoch, dass jedes zusätzliche Licht ein weiteres Zeichen für den Körper ist, dass es noch gar nicht so recht an der Schlafenszeit ist, und so jede Lichteinwirkung die Produktion des Schlafhormons Melatonin verschlechtert, welches uns dabei hilft, dass wir einschlafen können. [24]

Je heller die Lichtquelle, desto schlimmer leidet unsere Schlafqualität darunter. [25]

Wenn du dein Zimmer bereits abgedunkelt und mögliche Lichtquellen abgedeckt hast, solltest du nun als Nächstes den Konsum von elektrischen Geräten überdenken bzw. genauer gesagt das Schauen auf Displays aller Art (Laptop, Smartphone, TV, etc.). Elektronische Geräte aller Art haben eine derart starke Lichteinwirkung, dass sie unseren Biorhythmus bzw. Schlaf-wach-Rythmus erheblich durcheinanderbringen. Besonders schlimm ist hier das sogenannte Blaulicht, welches unseren Rhythmus am negativsten beeinflusst. [26][27][28]

Die blauen Lichter in Displays und Co. veranlassen den Körper zur Ausschüttung von Cortisol, welches direkt die Produktion des so wichtigen Melatonins unterdrückt. Im Idealfall verbannen wir alle elektronischen Geräte mit dem Untergehen der Sonne, um optimal Melatonin zu produzieren und so den Schlaf unseres Lebens zu ermöglichen. [29]

Dass dies in einer derart drastischen Form in der Praxis wohl kaum umsetzbar ist, ist auch mir bewusst. Deshalb hier zumindest drei Methoden um sich vor den Einwirkungen des Blaulichtes zu schützen:

1. Nutze keine elektronischen Geräte mindestens eine Stunde vor dem Schlafengehen.

Schalte den Fernseher aus, lege das Smartphone beiseite (nimm es auf keinen Fall mit ins Bett) und pack das Tablet weg. Ja, selbst E-Reader (z. B. Amazon Kindle) solltest du vermeiden, da selbst diese unseren Schlaf-wach-Rhythmus stören und unseren Schlaf negativ beeinflussen werden. [30]

Echte Bücher zu lesen vor dem Schlafengehen bleibt also die beste Variante des Runterfahrens und der Entspannung - und wenn du schon liest, dann doch gerne anabole Bücher wie dieses.

2. Installiere die Software f.lux auf deinem PC und Smartphone.

F.lux ist eine tolle Software, die ich selber schon seit Jahren nutze. F.lux ist kostenfrei, in Sekunden installiert und reguliert die Farbspektren des Monitors so, dass zu den späten Abendzeiten automatisch weniger bis kein blaues Licht mehr ausgestrahlt wird. Auf diese Weise kann der Körper besser Melatonin produzieren und wir werden unsere Schlafqualität erhöhen können.

Bei neueren iPhone-Modellen ist diese Funktion auch vorinstalliert, du findest die Optionen dazu in den Einstellungen deines Gerätes.

3. Trage am Abend eine Brille, die blaues Licht herausfiltert.

Die dritte Alternative besteht in einer Brille, die den Blaulichtfilter bereits in ihren Gläsern hat. Diverse Angebote findest du auf Amazon, die Preise reichen hier in der Regel von 20 bis 40 Euro.

3. Die richtige Mahlzeit vor dem Schlafengehen

Eine High-Carb-/Low-Fat-Mahlzeit zwei bis vier Stunden vor der Bettruhe scheint uns am besten zu einem ruhigeren Schlaf zu verhelfen. [31][32]

Die ideale Wahl an Kohlenhydraten sind hierbei stärkehaltige Kohlenhydrate, wie Reis, Kartoffeln oder Süßkartoffeln. Dies hat verschiedene Ursachen. Zum einen haben wir oft eine gewisse Müdigkeit nach einer großen Mahlzeit, und je größer diese Mahlzeit ist, umso entspannter und müder wird man in der Regel sein. Große Mengen an Kohlenhydraten scheinen dabei den größten Effekt zu haben. Hinzu kommt, dass Kohlenhydrate und Proteine auch die Aufnahme von Tryptophan ins Gehirn erhöhen, welches in Serotonin und schließlich in Melatonin umgewandelt wird, was wiederum zu einem besseren Schlaf führt. Wenn es also für dich möglich ist, dann sollte die größte Mahlzeit des Tages an letzter Stelle stehen. Wenn dies auch noch deine Post-Workout-Mahlzeit ist, umso besser. Dass die letzte Mahlzeit auch gleichzeitig die größte ist, hat dabei noch weitere Vorteile:

- Wir werden satt ins Bett gehen (essenziell für das Wohlbefinden in einer Diät)
- Wir werden besser und erholsamer schlafen können
- Wenn wir dann Creatin konsumieren, werden wir noch besser Muskeln aufbauen können

Leckere und auf die Fitness optimierte Gerichte findest du in meinen beiden Kochbüchern "Das Fitness Fibel Kochbuch" bzw. "Das Fitness Fibel Kochbuch Vegan und Vegetarisch", welche beide insgesamt 101 fantastische Gerichte zum einfachen Nachmachen enthalten.

Schau gerne einmal hier vorbei: quantumleapfitness.de

4. Gehe regelmäßig zum Kraftsport

Auch wenn wir hier vermutlich alle bereits treue Anhänger des Krafttrainings sind, will ich in diesem Zuge noch weitere wunderbare Aspekte des regelmäßigen Krafttrainings beleuchten, um dich so zum ewigen Training und einer lebenslangen Gesundheit zu motivieren. Regelmäßiges Krafttraining verbessert so gut wie alle Bereiche des Lebens, und so ist es kein Wunder, dass sich ebenfalls die eigene Schlafqualität verbessert - sowohl bei Leuten mit Schlafproblemen als auch bei Leuten, die bisher keine haben. [34][35]

Forscher der Stanford University untersuchten die Vorteile des Schlafes für die sportliche Leistungsfähigkeit sowie für die Stimmung und das Niveau der Tagesschläfrigkeit.

Die Teilnehmer dieser Studie waren Spieler des Basketballteams der Männer in Stanford, und nachdem man die Schlafdauer im Schnitt auf 8.5 Stunden gehoben hat, fand man folgende spannende Resultate: [36][37]

- Die Athleten konnten deutlich schneller rennen.
- Ihre Trefferquote hat sich signifikant verbessert.
- Sie fühlten sich weniger müde und weniger schläfrig am Tag.
- Ihre allgemeine Stimmung und ihr Wohlbefinden haben sich verbessert.

Interessant ist auch, dass Elite-Athleten wie LeBron James, Roger Federer, Usain Bold oder Venus Williams im Schnitt zwischen 8 und 10 Stunden pro Nacht schlafen (eine Zahl, die vermutlich auch für mich unerreicht bleibt).

So oder so verbessert Krafttraining immens die Qualität des eigenen Schlafes und ist definitiv ein wichtiger Teil der gesamten Gleichung – sowohl für ein gutes und erfülltes Leben als auch für einen geilen und fitten Körper. Eine weitere Studie des Journal of Clinical Sleep Medicine fand nämlich in diesem Zuge ebenfalls heraus, dass Probanden, die mit dem Krafttraining begannen folgende Auswirkungen auf ihren Schlaf erzielten:

- 55 % Verbesserung der Latenzzeit zum Schlafbeginn (sie schliefen schneller ein)
- 33 % Verringerung der gesamten Wachzeit im Schlaf während der Tests
- 18 % längere insgesamte Schlafdauer
- 13 % bessere Schlafqualität

Und all das ohne Medikamente oder Wundermittelchen – lediglich regelmäßiges Krafttraining. Auch wenn diese Effekte nicht immer sofort bei jedem eintreten müssen, nach Wochen und Monaten des regelmäßigen Trainings werden sie kommen. [38]

Also sei geduldig und bleib im Training!

5. Nutze zusätzlich Melatonin als Supplement

Besonders dann, wenn die vorherigen Ratschläge nicht dafür sorgen, dass du in der Regel innerhalb von 15 bis 20 Minuten einschlafen kannst, und es auch nicht möglicher Stress oder Unruhen sind, die dich wach halten. Melatonin ist das Schlüsselhormon, welches andere Hormone und den Schlafprozess einleitet und uns somit ultimativ in den Schlaf läutet. Die Studienlage zeigt hier klar, dass die Ergänzung mit Melatonin die Schlafqualität verbessert und uns das Einschlafen erleichtert – und das ohne nennenswerte Nebenwirkungen oder eine mögliche Suchtgefahr. [39][40][41]

Melatonin ist vollkommen harmlos, führt nicht zu einer möglichen Sucht und unterbindet auch nicht unsere eigene natürliche Produktion – es unterstützt sie lediglich. Auch wenn es die letzte Option der verfügbaren Möglichkeiten sein sollte, so ist es dennoch eine kraftvolle Option, und viele Menschen nutzen sie jeden Tag.

Dennoch sollte eine Supplementierung von Melatonin nicht als Entschuldigung dafür genommen werden, all die anderen Punkte nicht umzusetzen und nicht seine Hausaufgaben zu machen (!).

Denn selbst, wenn wir Melatonin zusätzlich ergänzen, stören helle Lichteinwirkung und das Einwirken von Blaulicht verschiedener Displays vor dem Schlafengehen weiterhin den Schlaf-wach-Rhythmus und die eigene Schlafqualität. [42]

Aus meiner eigenen Not und weil ich selber auf die Power von ausreichend Schlaf schwöre, wollten wir nur natürliche Wirkstoffe kombinieren, die einem nachweislich zu einem besseren und tieferen Schlaf verhelfen, deren Wirkung dabei glasklar belegt ist und die absolut sicher sind. Denn wie wir gelernt haben, sind Schlafmedikamente aus der Apotheke nicht unbedingt die beste Wahl ... So ist über die Jahre unser DEEP SLEEP entstanden. Die Zutaten des DEEP SLEEP basieren auf den neuesten wissenschaftlichen Erkenntnissen und enthalten die klinisch korrekten und notwendigen Dosierungen, um wirklich seinen Schlaf zu optimieren und all die vielen Vorteile eines ausreichenden Schlafes zu erfahren.

Mehr Informationen dazu findest du hier:

quantumleapfitness.de/produkt/deep-sleep

Schlaf optimieren: Das zählt wirklich

Egal ob mehr Muskeln, weniger Fett, eine höhere Lebenserwartung, mehr Lebensqualität, mehr Gesundheit, mehr Fokus oder eine höhere Produktivität - mehr Schlafen wird uns dabei helfen, und es ist ein weiteres wichtiges Puzzlestück in unserem Leben - nicht nur auf dem Weg zu unserem Traumkörper.

Die wichtigste Lektion aus diesem Abschnitt sollte jedoch allein schon das Bewusstsein über die Notwendigkeit des ausreichenden Schlafes sein. Das Wissen darüber, wie essenziell Schlaf wirklich für jeden Einzelnen von uns ist - auch für dich, lieber Leser. Allein eine Einsicht kann bereits für viele den Unterschied machen, und es zahlt sich definitiv aus, Fokus auf diesen wichtigen, aber unterschätzten Aspekt unseres Lebens zu legen.

Erhebe also ab heute deinen Schlaf zu einer hohen Priorität, welche essenziell für dein erfolgreiches Leben ist. Betrachte Schlaf als eine Art Supplement, welches nachweislich fast schon magische Fähigkeiten mit sich bringt. Überlege dir eine feste Schlaf- und Bettroutine, setze meine fünf Strategien aus diesem Abschnitt um und schlafe dich zu einem besseren Leben ... du wirst dir in Zukunft sehr dafür danken.

Mehr ist hier tatsächlich mehr.

Suche nicht nach Hacks oder Abkürzungen, um weniger schlafen zu müssen - die gibt es nicht, und alles, was du kürzen wirst, ist die Qualität deines Lebens.

Abschließende Gedanken und Worte

Jeder Tag ist eine neue Chance, dein gesamtes Leben zu verändern.
Sjard Roscher

Damit sind wir am Ende dieses Buches angekommen. Am Ende des Home-Fit-Buches und ich hoffe sehr, dass dich dieses Buch besonders auf zwei Wegen unterstützt:

- mehr Muskelmasse
- weniger Fettmasse

Auch wenn ich stets betone, wie simpel Kraftsport doch im Grunde ist, so gibt es dennoch sehr viele kleine Dinge, die man beachten sollte - doch diese sind in meinen Augen weitaus simpler und unkomplizierter, als es dir so manches Magazin weismachen möchte. Einer meiner Leser schrieb mir einmal: *„Je mehr Wissen man hat, desto größer wird der eigene Bizeps sein."* - Ich glaube, kein Ausspruch könnte wahrer sein. Als Autor und Fitnessmodel habe ich natürlich immer ein besonderes Auge auf die Dinge, die all die anderen Athleten täglich um mich herum tun. Ich beobachte Menschen beim Training, studiere ihre Übungsauswahl, analysiere dabei ihre körperliche Statur und gleiche all dies mit meinem Wissen und den stetigen Erkenntnissen aus den unzähligen Studien ab. Auch beobachte ich all die Menschen im Supermarkt um mich herum, was sie essen und ob es wohl einen direkten Zusammenhang zwischen alldem gibt, was auf dem Kassenband landet und wie ihre körperliche Statur beieinander ist. Ich höre genau hin, was meine Mitmenschen über die Ernährung vermuten, welche Glaubenssätze sie mal so nebenbei in einem Beisatz erwähnen, und auch, wie sich all das in ihrem Leben körperlich manifestiert.

Diese Beobachtungen betreibe ich seit vielen Jahren. Und es ist wahr: Die Menschen, die am meisten Wissen angehäuft haben, die am stärksten reflektiert sind und mit einem vollen Bewusstsein durchs Leben laufen, sind die Menschen, die mit Abstand die besten Resultate von allen erzielen. Sie leben am gesündesten, sind mit am stärksten, am fittesten und häufig auch am erfolgreichsten in allen Lebens-bereichen. Denn Erfolg ist niemals nur ein Zufall.

Erfolg ist immer das Resultat aus Ursache und Wirkung. Ebenso wenig sind ein niedriger Körperfettanteil oder ein athletischer Körper vom Zufall abhängig. Man kommt dort nicht einfach so hin - so war es niemals und so wird es niemals sein.

Wenn ich dir also einen Rat geben dürfte, so wäre es dieser:

Sei gewillt, ein Anfänger zu sein. Akzeptiere, dass du vermutlich erst einen Bruchteil dessen verstanden hast, was es wirklich zu verstehen gibt, und dass das große Ganze im ersten Moment vermutlich viel komplexer und umfangreicher ist, als du es bisher vermutet hast. Gehe davon aus, dass du bisher wahrscheinlich mehr falsch als richtig gemacht hast, und dass auch du noch eine Menge dazulernen kannst. Nur auf diese Weise kannst du überhaupt jemals ein Meister in alldem werden und überdurchschnittliche Resultate erzielen. All das kann und wird vermutlich zwischen ein bis drei Jahren dauern, doch dann hast du es für immer raus.

Dann gleicht Fitness deinem persönlichen Schweizer Taschenmesser und du weißt ganz genau, wie du mit diesem kraftvollen Tool umzugehen hast. Nicht nur kannst du dir dann selbst auf alle Zeiten helfen, du kannst auch deine Familie und deine Freunde unterstützen. Du kannst deinen Kindern eine vollwertige Ernährung beibringen und mehr Leistung auf der Arbeit erbringen. Du kannst ein aktiver und lebendiger Partner für deine geliebten Menschen sein und so zu einem Licht der gesamten Gesellschaft werden. Gehe diesen Weg.

Wir brauchen Menschen wie dich.

Wir brauchen Lebenshelden ...

Wir alle brauchen echte Fitness-Fibel-Athleten!

Meine Bitte an dich

Kurz vor Schluss möchte ich mich noch mit einer Bitte an dich wenden. Mit meiner Arbeit generell und insbesondere mit diesem Buch hier versuche ich so gut es geht, Klarheit und auch Begeisterung für unseren Sport bei so vielen Menschen wie nur möglich zu erwecken. Ich brenne genau für diese Sache hier. Das hier ist mein Leben. Und doch ist es ein harter Kampf, gegen all die Lügen und Mythen anzugehen und den Menschen einfach nur zu zeigen, wie der Hase denn wirklich läuft. Ein stetiger Kampf gegen die Industrie und gegen das fehlverbreitete Wissen. Wenn dir meine Arbeit gefällt, wenn du neue Motivation geschöpft hast und bereits schon jetzt spürbare Fortschritte bemerkst - dann bitte ich dich um eine kleine Unterstützung. Durch einen Post mit deiner ehrlichen Meinung auf den sozialen Medien wie Facebook oder Instagram würdest du nicht nur meine Arbeit ungemein unterstützen, sondern du trägst auch dazu bei, dass die Wahrheit und der echte Weg immer bekannter werden. Um diesen einen Gefallen bitte ich dich. Dass du einen kleinen Post über mich verfasst mit deiner ehrlichen Meinung. Auf diese Weise kann ich die Fibel immer weiter verbessern und optimieren. Ehrliches Feedback ist mein täglich Brot und macht tatsächlich alles einfach nur besser. Danke!

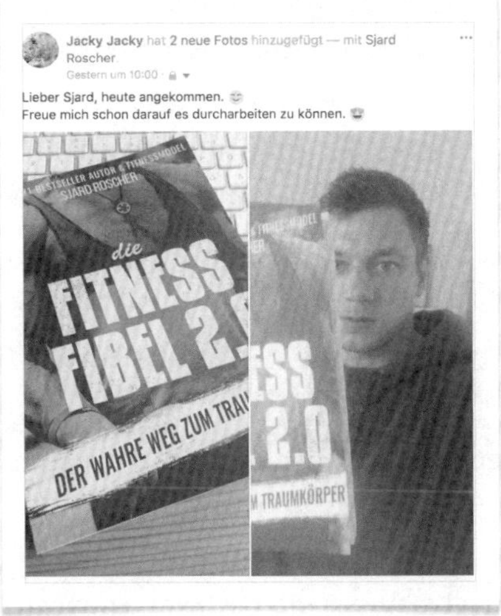
Jacky Jacky hat 2 neue Fotos hinzugefügt — mit Sjard Roscher.
Gestern um 10:00
Lieber Sjard, heute angekommen.
Freue mich schon darauf es durcharbeiten zu können.
SJARD ROSCHER
die
FITNESS
FIBEL 2.
DER WAHRE WEG ZUM TRA
2.0
TRAUMKÖRPER

Gratulation!

Du hast es bis zum Schluss geschafft, danke dafür! Ich hoffe sehr, meine Tipps und Ratschläge werden dir weiterhelfen und du wirst schnell Fortschritte in deinem Training erzielen - auch ganz ohne Fitnessstudio.

Jetzt hast du aber (vorerst) wirklich genug gelesen. Muskeln wachsen nicht vom Lesen allein - sondern durch das richtige Training und die richtige Ernährung! Also runter von der Couch, ab ins Training und fang an, für deinen Traumkörper zu kämpfen!

Denn es bleibt, wie es sein muss und wie es schon immer war:

„Vor den Erfolg haben die Götter den Schweiß gesetzt!"

In Freundschaft

Dein Coach
Sjard

Fitness von A bis Z
Dies ist nur die Spitze des Eisbergs!

Mit dem Fitness Fibel Home Fit hältst du fraglos die vermutlich beste Anleitung zu einem fitten und starken Körper in deinen Händen, welche ganz ohne Fitnessstudio auskommt. Dieses Buch sollte den Wendepunkt deiner Fitnessreise markieren, und mit diesem Wissen solltest du ohne Zweifel starten. Ich halte hier sicher nichts zurück.

Nichtsdestotrotz ist dies nur die Spitze des Eisbergs, und dich erwarten noch viel mehr Wissen und viele weitere spannende Themen, die es so in dieser Weise nicht in das Buch geschafft haben - einfach, weil sie so in dieser Form zu spezifisch sind, oder aber, weil die Informationen so brandneu sind, dass sie es noch nicht in die aktuelle Auflage geschafft haben.

Aus diesem Grund habe ich einen Blog gegründet: QuantumLeapFitness.de

Hier schreibe ich wöchentlich über die neuesten spannenden Themen in der Fitnesswelt, der Forschung und über alles, was sonst relevant für uns Kraftsportler ist. Hier findest du außerdem meinen wöchentlichen Podcast und viele weitere Tools und Hilfestellungen, die dir die Umsetzung der Inhalte so einfach wie nur möglich gestalten sollen.

Außerdem findest du weitere Produkte von mir, Zubehör und alles zum Thema Nahrungsergänzungsmittel.

Also schau doch einfach mal vorbei und stöbere ein bisschen herum:

www.QuantumLeapFitness.de

Als neuem Leser des Fitness Fibel Home Fit Buches will ich dir zudem 10 % Rabatt für deine erste Bestellung in meinem Shop schenken. Spare mit diesem Code:

FF10

Gib einfach den Code am Ende deiner Bestellung ein und spare 10 % auf deine gesamte Bestellung.

Besuche jetzt: WWW.QUANTUMLEAPFITNESS.DE und spare 10 %!

Bock auf Progression im Gym?

Falls deine Wege dich eines Tages doch ins Krafttraining in Form eines Fitnessstudios oder des Home-Gyms führen sollten, dann erfährst du in meinen beiden weiteren Büchern die komplette Wissenschaft hinter dem idealen Training mit Gewichten, diverse Trainingspläne und vieles mehr. Schaue gerne einfach mal vorbei, diese Bücher kannst du dir ebenfalls kostenlos bestellen.

Für die Frauen:

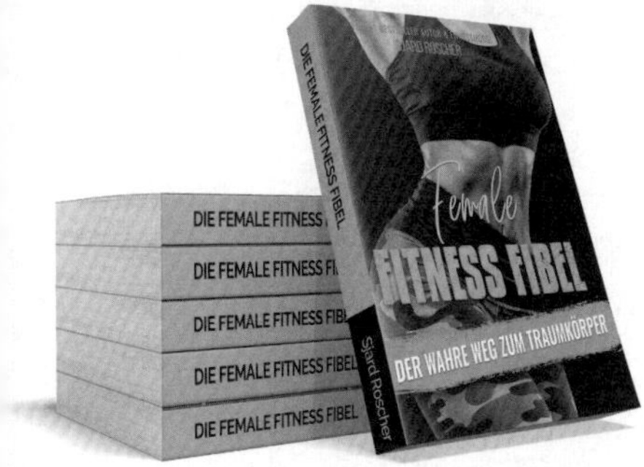

Hier gratis bestellen, verschenken oder weiterempfehlen!
(nur Logistikkosten)

www.FEMALEFITNESSFIBEL.de

Für die Männer:

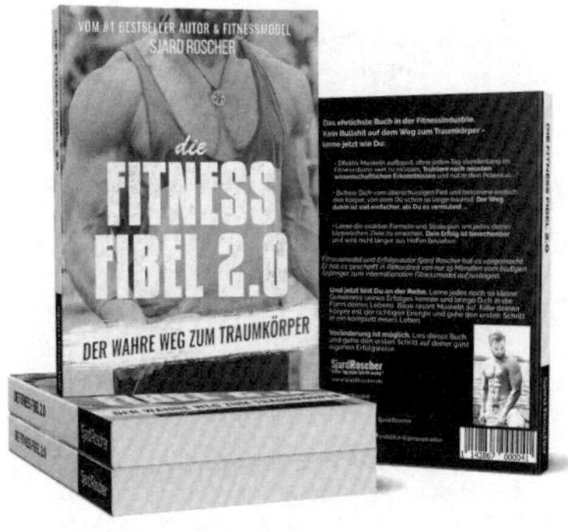

Hier gratis bestellen, verschenken oder weiterempfehlen!
(nur Logistikkosten)

www.FITNESSFIBEL.de

Quellen und Nachweise

Die unglaublichen Vorteile des Krafttrainings

1.Aagaard P, Simonsen E, Andersen J et al. Neural adaptation to resistance training: changes in evoked V-wave and H-reflex responses. J Appl Physiol. 2002;92: 2309-18.

2.Kraemer WJ, Ratamess NA. Hormonal responses and adap-tations to resistance exercise and training. Sports Med. 2005;35(4):339-61

3.Kraemer WJ, Fry AC, Warren BJ, et al. Acute hormonal responses in elite junior weightlifters. Int J Sports Med. 1992;13(2):103-9

4.Williams AG, Ismail AN, Sharma A, et al. Effects of resistance exercise volume and nutritional supplementation on anabolic and catabolic hormones. Eur J Appl Physiol. 2002;86(4):315-21

5.Crewther B, Keogh J, Cronin J, et al. Possible stimuli for strength and power adaptation: acute hormonal responses. Sports Med. 2006;36(3):215-38.

6.Fry AC, Schilling BK. Weightlifting training and hormonal responses in adolescent males: implications for program design. Strength Cond J. 2002;24(5):7-12

7.Fry AC, Kraemer WJ. Resistance exercise overtraining and overreaching. Neuroendocrine responses. Sports Med. 1997;23(2):106-29.

8.Haroy J, Clarsen B, Wiger EG, et al. The Adductor Strengthen-ing Programme prevents groin problems among male football players: a cluster-randomised controlled trial. Br J Sports Med. 2019;53(3):150-7.

9.https://www.ncbi.nlm.nih.gov/pmc/articles/PMC4035379/

10.https://pubmed.ncbi.nlm.nih.gov/32518354/

11.Pedersen BK. The diseasome of physical inactivity—and the role of myokines in muscle-fat cross talk. J Physiol. 2009;587(Pt 23):5559-68.

12.McLeod JC, Stokes T, Phillips SM. Resistance exercise train-ing as a primary countermeasure to age-related chronic disease. Front Physiol. 2019;10:645.

13.Pedersen BK, Febbraio MA. Muscles, exercise and obesity: skeletal muscle as a secretory organ. Nat Rev Endocrinol. 2012;8(8):457-65.

14.Pedersen BK, Febbraio MA. Muscles, exercise and obesity: skeletal muscle as a secretory organ. Nat Rev Endocrinol. 2012;8(8):457-65.

15.https://www.health.harvard.edu/staying-healthy/preserve-your-muscle-mass

16.Hollings M, Mavros Y, Freeston J, et al. The effect of progres-sive resistance training on aerobic fitness and strength in adults with coronary heart disease: a systematic review and meta-analysis of randomised controlled trials. Eur J Prev

17.Gordon BR, McDowell CP, Hallgren M, et al. Association of efficacy of resistance exercise training with depressive symp-toms: meta-analysis and meta-regression analysis of randomized clinical trials. JAMA Psychiatry. 2018;75(6):566-76.

18.Singh NA, Stavrinos TM, Scarbek Y, et al. A randomized con-trolled trial of high versus low intensity weight training versus general practitioner care for clinical depression in older adults. J Gerontol A Biol Sci Med Sci.

19.Deleo JA, Tanga FY, Tawfik VL. Neuroimmune activation and neuroinflammation in chronic pain and opioid tolerance/ hyper-algesia. Neuroscientist. 2004;10(1):40-52.

20.Smith BE, Hendrick P, Bateman M, et al. Musculoskeletal pain and exercise—challenging existing paradigms and introducing new. Br J Sports Med. 2019;53(14):907

21.Eckstein F, Hudelmaier M, Putz R. The effects of exercise on human articular cartilage. J Anat. 2006;208(4):491-512.

22.O'Connor JA, Lanyon LE, MacFie H. The influence of strain rate on adaptive bone remodelling. J Biomech. 1982;15(10):767-81.

23.Turner CH. Three rules for bone adaptation to mechanical stim-uli. Bone. 1998;23(5):399-407.

24.Zhao R, Zhao M, Xu Z. The effects of differing resistance training modes on the preservation of bone mineral density in postmenopausal women: a meta-analysis. Osteoporos Int. 2015;26(5):1605-18.

25.Gomez-Cabello A, Ara I, Gonzalez-Aguero A, et al. Effects of training on bone mass in older adults: a systematic review. Sports Med. 2012;42(4):301-25.

26.Ericsson YB, Roos EM, Owman H, et al. Association between thigh muscle strength four years after partial meniscectomy and radiographic features of osteoarthritis 11 years later. BMC Mus-culoskelet Disord. 2019;20(1):512.

27.Schulz JM, Birmingham TB, Atkinson HF, et al. Are we missing the target?

28.Skou ST, Pedersen BK, Abbott JH, et al. Physical activity and exercise therapy benefit more than just symptoms and impair-ments in people with hip and knee osteoarthritis. J Orthop Sports Phys Ther. 2018;48(6):439-47.

29.Bohm S, Mersmann F, Arampatzis A. Human tendon adaptation in response to mechanical loading: a systematic review and meta-analysis of exercise intervention studies on healthy adults. Sports Med Open. 2015;1(1):7.

30.Murphy M, Travers M, Gibson W, et al. Rate of Improvement of pain and function in mid-portion achilles tendinopathy with loading protocols: a systematic review and longitudinal meta-analysis. Sports Med. 2018;48(8):1875-91.

31.Head J, Mallows A, Debenham J, et al. The efficacy of loading programmes for improving patient-reported outcomes in chronic midportion Achilles tendinopathy: a systematic review. Muscu-loskelet Care. 2019;17(4):283-99.

32.MacKelvie KJ, Khan KM, McKay HA. Is there a critical period for bone response to weight-bearing exercise in chil-dren and adolescents? a systematic review. Br J Sports Med. 2002;36(4):250-7 (discussion 7).

33.Tenforde AS, Fredericson M. Influence of sports participation on bone health in the young athlete: a review of the literature. PM R. 2011;3(9):861-7.

34.Faigenbaum AD, Kraemer WJ, Blimkie CJ, et al. Youth resist-ance training: updated position statement paper from the national strength and conditioning association. J Strength Cond Res. 2009;23(5 Suppl):S60-79

35.Lloyd RS, Oliver JL. The youth physical development model: a new approach to long-term athletic development. Strength Cond J. 2012;34(3):61-72.

36.Warden SJ, Mantila Roosa SM, Kersh ME, et al. Physi-cal activity when young provides lifelong benefits to corti-cal bone size and strength in men. Proc Natl Acad Sci USA. 2014;111(14):5337-42.

37.Hernandez CJ, Beaupre GS, Carter DR. A theoretical analysis of the relative influences of peak BMD, age-related bone loss and menopause on the development of osteoporosis. Osteo-poros Int. 2003;14(10):843-7.

38.Mersmann F, Bohm S, Arampatzis A. Imbalances in the devel-opment of muscle and tendon as risk factor for tendinopathies in youth athletes: a review of current evidence and concepts of prevention. Front Physiol. 2017;8:987.

39.Goodman CA, Hornberger TA, Robling AG. Bone and skeletal muscle: key players in mechanotransduction and potential over-lapping mechanisms. Bone. 2015;80:24-36

40.Santilli V, Bernetti A, Mangone M, et al. Clinical definition of sarcopenia. Clin Cases Miner Bone Metab. 2014;11(3):177-80.

41.Clark BC, Manini TM. What is dynapenia? Nutrition. 2012;28(5):495-503.

42.Maffiuletti NA, Aagaard P, Blazevich AJ, et al. Rate of force development: physiological and methodological considerations. Eur J Appl Physiol. 2016;116(6):1091-116.

43.Boyle PA, Buchman AS, Wilson RS, et al. Association of muscle strength with the risk of Alzheimer disease and the rate of cogni-tive decline in community-dwelling older persons. Arch Neurol. 2009;66(11):1339-44.

44.Li R, Xia J, Zhang XI, et al. Associations of muscle mass and strength with all-cause mortality among US older adults. Med Sci Sports Exerc. 2018;50(3):458-67.

45.Ruiz JR, Sui X, Lobelo F, et al. Association between muscular strength and mortality in men: prospective cohort study. BMJ. 2008;337:a439.

46.Avers D, Brown M. White paper: strength training for the older adult. J Geriatr Phys Ther. 2009;32(4):148-52, 58

Mythen

1.U.S. Department of Health & Human Services, "Balance Food and Activity", February 13, 2013

2.Kempner W, Newborg BC, Peschel RL, Skyler JS., "Treatment of massive obesity with rice/reduction diet program. An analysis of 106 patients with at least a 45-kg weight loss.", Arch Intern Med. 1975 Dec;135(12):1575-84.

3.Freire R., "Scientific evidence of diets for weight loss: Different macronutrient composition, intermittent fasting, and popular diets."Nutrition. 2020 Jan;69:110549. doi: 10.1016/j.nut.2019.07.001. Epub 2019 Jul 4.

4.Thomson CA, Stopeck AT, Bea JW, Cussler E, Nardi E, Frey G, Thompson PA., "Changes in body weight and metabolic indexes in overweight breast cancer survivors enrolled in a randomized trial of low-fat vs. reduced carbohydrate diets.", Nutr Cancer. 2010;62(8):1142-52. doi: 10.1080/01635581.2010.513803.

5.Sacks FM, Bray GA, Carey VJ, Smith SR, Ryan DH, Anton SD, McManus K, Champagne CM, Bishop LM, Laranjo N, Leboff MS, Rood JC, de Jonge L, Greenway FL, Loria CM, Obarzanek E, Williamson DA., "Comparison of weight-loss diets with different compositions of fat, protein, and carbohydrates.", N Engl J Med. 2009 Feb 26;360(9):859-73. doi: 10.1056/NEJMoa0804748.

6.Phillips SA, Jurva JW, Syed AQ, Syed AQ, Kulinski JP, Pleuss J, Hoffmann RG, Gutterman DD.,"Benefit of low-fat over low-carbohydrate diet on endothelial health in obesity.",

7.Bray GA, Redman LM, de Jonge L, Rood J, Smith SR., "Effect of Three Levels of Dietary Protein on Metabolic Phenotype of Healthy Individuals With 8 Weeks of Overfeeding.", J Clin Endocrinol Metab. 2016 Jul;101(7):2836-43. doi: 10.1210/jc.2016-1313. Epub 2016 May 9.

8.Eric R Helms, David Stephen Rowlands, Scott Randall Brown, Caryn Zinn, "A Systematic Review of Dietary Protein During Caloric Restriction in Resistance Trained Lean Athletes: A Case for Higher Intakes", International Journal of Sport Nutrition and Exercise Metabolism 24(2) · October 2013

9.Freire R., "Scientific evidence of diets for weight loss: Different macronutrient composition, intermittent fasting, and popular diets.", Nutrition. 2020 Jan;69:110549. doi: 10.1016/j.nut.2019.07.001. Epub 2019 Jul 4.

10.Surwit RS, Feinglos MN, McCaskill CC, Clay SL, Babyak MA, Brownlow BS, Plaisted CS, Lin PH.,"Metabolic and behavioral effects of a high-sucrose diet during weight loss.", Am J Clin Nutr. 1997 Apr;65(4):908-15.

11.Scotto di Palumbo A, Guerra E, Orlandi C, Bazzucchi I, Sacchetti M., "Effect of combined resistance and endurance exercise training on regional fat loss.", J Sports Med Phys Fitness. 2017 Jun;57(6):794-801. doi: 10.23736/S0022-4707.16.06358-1.

12.Ramírez-Campillo R, Andrade DC, Campos-Jara C, Henríquez-Olguín C, Alvarez-Lepín C, Izquierdo M., "Regional fat changes induced by localized muscle endurance resistance training.", J Strength Cond Res. 2013 Aug;27(8):2219-24. doi: 10.1519/JSC.0b013e31827e8681.

13.Kostek MA, Pescatello LS, Seip RL, Angelopoulos TJ, Clarkson PM, Gordon PM, Moyna NM, Visich PS, Zoeller RF, Thompson PD, Hoffman EP, Price TB.," Subcutaneous fat alterations resulting from an upper-body resistance training program.", Med Sci Sports Exerc. 2007 Jul;39(7):1177-85.

14.Pasiakos SM, Vislocky LM, Carbone JW, Altieri N, Konopelski K, Freake HC, Anderson JM, Ferrando AA, Wolfe RR, Rodriguez NR., "Acute energy deprivation affects skeletal muscle protein synthesis and associated intracellular signaling proteins in physically active adults.", J Nutr. 2010 Apr;140(4):745-51. doi: 10.3945/jn.109.118372. Epub 2010 Feb 17.

15.American College of Sports Medicine.,"American College of Sports Medicine position stand. Progression models in resistance training for healthy adults.", Med Sci Sports Exerc. 2009 Mar;41(3):687-708. doi: 10.1249/MSS.0b013e3181915670.

16.Fatouros IG, Chatzinikolaou A, Tournis S, Nikolaidis MG, Jamurtas AZ, Douroudos II, Papassotiriou I, Thomakos PM, Taxildaris K, Mastorakos G, Mitrakou A.,"Intensity of resistance exercise determines adipokine and resting energy expenditure responses in overweight elderly individuals.", Diabetes Care. 2009 Dec;32(12):2161-7. doi: 10.2337/dc08-1994. Epub 2009 Sep 3.

17.Farinatti PT, Castinheiras Neto AG.,"The effect of between-set rest intervals on the oxygen uptake during and after resistance exercise sessions performed with large- and small-muscle mass.", J Strength Cond Res. 2011 Nov;25(11):3181-90. doi: 10.1519/JSC.0b013e318212e415.

18.Gerald T Mangine, Jay R Hoffman, Adam M Gonzalez, Jeremy R Townsend, Adam J Wells, Adam R Jajtner, Kyle S Beyer, Carleigh H Boone, Amelia A Miramonti, Ran Wang, Michael B LaMonica, David H Fukuda, Nicholas A Ratamess, and Jeffrey R Stout.,"The effect of training volume and intensity on improvements in muscular strength and size in resistance-trained men", Physiol Rep. 2015 Aug; 3(8): e12472.Published online 2015 Aug 13. doi: 10.14814/phy2.12472

19.Durrant ML, Garrow JS, Royston P, Stalley SF, Sunkin S, Warwick PM.,"Factors influencing the composition of the weight lost by obese patients on a reducing diet.", Br J Nutr. 1980 Nov;44(3):275-85.

20.Hunter GR, Weinsier RL, Gower BA, Wetzstein C.,"Age-related decrease in resting energy expenditure in sedentary white women: effects of regional differences in lean and fat mass.",Am J Clin Nutr. 2001 Feb;73(2):333-7.

21.Wolfe RR.,"The underappreciated role of muscle in health and disease.", Am J Clin Nutr. 2006 Sep;84(3):475-82.

22.Henry RR, Wiest-Kent TA, Scheaffer L, Kolterman OG, Olefsky JM.,"Metabolic consequences of very-low-calorie diet therapy in obese non-insulin-dependent diabetic and nondiabetic subjects.", Diabetes. 1986 Feb;35(2):155-64.

23.Anthony D. Jackson,John McLaughlin.,"Digestion and absorption", BASIC SCIENCE| VOLUME 27, ISSUE 6, P231-236, JUNE 01, 2009

24.Moore DR, Robinson MJ, Fry JL, Tang JE, Glover EI, Wilkinson SB, Prior T, Tarnopolsky MA, Phillips SM.,"Ingested protein dose response of muscle and albumin protein synthesis after resistance exercise in young men.", Am J Clin Nutr. 2009 Jan;89(1):161-8. doi: 10.3945/ajcn.2008.26401. Epub 2008 Dec 3.

25.Robert W. Morton, Chris McGlory, and Stuart M. Phillips.,"Nutritional interventions to augment resistance training-induced skeletal muscle hypertrophy", Front Physiol. 2015; 6: 245.Published online 2015 Sep 3. doi: 10.3389/fphys.2015.00245

26.Symons TB, Sheffield-Moore M, Wolfe RR, Paddon-Jones D.,"A moderate serving of high-quality protein maximally stimulates skeletal muscle protein synthesis in young and elderly subjects.", J Am Diet Assoc. 2009 Sep;109(9):1582-6. doi: 10.1016/j.jada.2009.06.369.

27.Macnaughton LS, Wardle SL, Witard OC, McGlory C, Hamilton DL, Jeromson S, Lawrence CE, Wallis GA, Tipton KD.,"The response of muscle protein synthesis following whole-body resistance exercise is greater following 40 g than 20 g of ingested whey protein.", Physiol Rep. 2016 Aug;4(15). pii: e12893. doi: 10.14814/phy2.12893.

Hypertrophie - So funktioniert der Muskelaufbau

1.George Kelley, "Mechanical overload and skeletal muscle fiber hyperplasia: a meta-analysis", J. Appl. Physiol. 81(4): 1584–1588, 1996.

2. V.B. Minamoto, S.R. Bunho, T.F. Salvini, "Regenerated rat skeletal muscle after periodic contusions", Braz J Med Biol Res, November 2001, Volume 34(11) 1447-1452 (Short Communication).

3. Anders Eriksson, Mona Lindström, Lena Carlsson, Lars-Eric Thornell, "Hypertrophic muscle fibers with fissures in power-lifters; fiber splitting or defect regeneration?", Histochem Cell Biol. 2006 Oct;126(4):409-17. doi: 10.1007/s00418-006-0176-3. Epub 2006 Apr 20.

4. Martino V Franchi, Daniel J Wilkinson, Jonathan I Quinlan, William K Mitchell, Jonathan N Lund, John P Williams, Neil D Reeves, Kenneth Smith, Philip J Atherton, Marco V Narici, "Early structural remodeling and deuterium oxide-derived protein metabolic responses to eccentric and concentric loading in human skeletal muscle", Physiol Rep. 2015 Nov;3(11):e12593. doi: 10.14814/phy2.12593.

5. A. A. Borzykh, I. V. Kuz'min, E. A. Lysenko, A. P. Sharova, O. S. Tarasova und O. L. Vinogradova, "Measures of Growth Processes and Myogenesis in Glycolytic and Oxidative Muscle Fibers in Rats after Indirect Electrical Stimulation", Neuroscience and Behavioral Physiology volume 47, pages 352–358(2017).

6. Thomas J Burkholder, "Mechanotransduction in skeletal muscle", Front Biosci. 2007 Jan 1;12:174-91. doi: 10.2741/2057.

7.Brad J Schoenfeld, "Potential mechanisms for a role of metabolic stress in hypertrophic adaptations to resistance training", Sports Med. 2013 Mar;43(3):179-94. doi: 10.1007/s40279-013-0017-1.

8. Brad J Schoenfeld, "Does exercise-induced muscle damage play a role in skeletal muscle hypertrophy?", J Strength Cond Res. 2012 May;26(5):1441-53. doi: 10.1519/JSC.0b013e31824f207e.

9. Felipe Damas, Stuart M Phillips, Cleiton A Libardi, Felipe C Vechin, Manoel E Lixandrão, Paulo R Jannig, Luiz A R Costa, Aline V Bacurau, Tim Snijders, Gianni Parise, Valmor Tricoli, Hamilton Roschel, Carlos Ugrinowitsch, "Resistance training-induced changes in integrated myofibrillar protein synthesis are related to hypertrophy only after attenuation of muscle damage", J Physiol. 2016 Sep 15;594(18):5209-22. doi: 10.1113/JP272472. Epub 2016 Jul 9.

10. Brad J Schoenfeld, Jozo Grgic, Dan Ogborn, James W Krieger, "Strength and Hypertrophy Adaptations Between Low- vs. High-Load Resistance Training: A Systematic Review and Meta-analysis", J Strength Cond Re. 2017 Dec;31(12):3508-3523. doi: 10.1519/JSC.0000000000002200.

11. S. P. Cairns, Lactic Acid and Exercise Performance, Sports Medicine 36(4):279-91 DOI: 10.2165/00007256-200636040-00001, February 2006.

12. Thomas J Burkholder, "Mechanotransduction in skeletal muscle", Front Biosci. 2007 Jan 1;12:174-91. doi: 10.2741/2057.

13. Gabriella Piazzesi, Massimo Reconditi, Marco Linari, Leonardo Lucii, Pasquale Bianco, Elisabetta Brunello, Valérie Decostre, Alex Stewart, David B Gore, Thomas C Irving, Malcolm Irving, Vincenzo Lombardi, "Skeletal muscle performance determined by modulation of number of myosin motors rather than motor force or stroke size", Cell. 2007 Nov 16;131(4):784-95. doi: 10.1016/j.cell.2007.09.045.

14. Yuki Ashida, Koichi Himori, Daisuke Tatebayashi, Ryotaro Yamada, Riki Ogasawara, Takashi Yamada, "Effects of contraction mode and stimulation frequency on electrical stimulation-induced skeletal muscle hypertrophy", Journal of Applied PhysiologyVol. 124, No. 2, 08 FEB 2018, doi.org: 10.1152/japplphysiol.00708.2017.

15. Martina Krüger, Sebastian Kötter, "Titin, a Central Mediator for Hypertrophic Signaling, Exercise-Induced Mechanosignaling and Skeletal Muscle Remodeling", Front Physiol. 2016; 7: 76.2016 Mar 1. doi: 10.3389/fphys.2016.00076.

16. Zachary K Pope, Garrett M Hester, Franklin M Benik, Jason M DeFreitas, "Action potential amplitude as a noninvasive indicator of motor unit-specific hypertrophy", J Neurophysiol. 2016 May 1;115(5):2608-14. doi: 10.1152/jn.00039.2016. Epub 2016 Mar 2.

17. Alexander Adam, Carlo J De Luca, "Recruitment order of motor units in human vastus lateralis muscle is maintained during fatiguing contractions", J Neurophysiol. 2003 Nov;90(5):2919-27. doi: 10.1152/jn.00179.2003.

18. Ina Garthe, Truls Raastad, Per Egil Refsnes, Jorunn Sundgot-Borgen, "Effect of nutritional intervention on body composition and performance in elite athletes", Eur J Sport Sci. 2013;13(3):295-303. doi: 10.1080/17461391.2011.643923. Epub 2012 Mar 1.

19. Thomas M Longland, Sara Y Oikawa, Cameron J Mitchell, Michaela C Devries, Stuart M Phillips, "Higher compared with lower dietary protein during an energy deficit combined with intense exercise promotes greater lean mass gain and fat mass loss: a randomized trial.", Am J Clin Nutr. 2016 Mar;103(3):738-46. doi: 10.3945/ajcn.115.119339. Epub 2016 Jan 27.

20. Jose Antonio, Anya Ellerbroek, Tobin Silver, Steve Orris, Max Scheiner, Adriana Gonzalez, Corey A Peacock, "A high protein diet (3.4 g/kg/d) combined with a heavy resistance training program improves body composition in healthy trained men and women – a follow-up investigation", Journal of the International Society of Sports Nutrition volume 12, Article number: 39 (2015).

21. Brad Jon Schoenfeld, Alan Albert Aragon, "How much protein can the body use in a single meal for muscle-building? Implications for daily protein distribution", Journal of the International Society of Sports Nutrition volume 15, Article number: 10 (2018).

22.Jared W Coburn, Dona J Housh, Terry J Housh, Moh H Malek, Travis W Beck, Joel T Cramer, Glen O Johnson, Patrick E Donlin, "Effects of leucine and whey protein supplementation during eight weeks of unilateral resistance training", J Strength Cond Res. 2006 May;20(2):284-91. doi: 10.1519/R-17925.1.

23. Asker E Jeukendrup, Sophie C Killer, "The myths surrounding pre-exercise carbohydrate feeding", Ann Nutr Metab. 2010;57 Suppl 2:18-25. doi: 10.1159/000322698. Epub 2011 Feb 22.

24. R V T Santos, R A Bassit, E C Caperuto, L F B P Costa Rosa, "The effect of creatine supplementation upon inflammatory and muscle soreness markers after a 30km race", Life Sci. 2004 Sep 3;75(16):1917-24. doi: 10.1016/j.lfs.2003.11.036.

25. Reinaldo Abunasser Bassit 1, Carlos Hermano da Justa Pinheiro, Kaio Fernando Vitzel, Antônio José Sproesser, Leonardo R Silveira, Rui Curi, "Effect of short-term creatine supplementation on markers of skeletal muscle damage after strenuous contractile activity", Eur J Appl Physiol. 2010 Mar;108(5):945-55. doi: 10.1007/s00421-009-1305-1. Epub 2009 Dec 3.

Progressive Überladung

1.Quintilian, Institutio oratoria 1,9,5.

2. A R Pucci, L Griffin, E Cafarelli, "Maximal motor unit firing rates during isometric resistance training in men", Exp Physiol. 2006 Jan;91(1):171-8. doi: 10.1113/expphysiol.2005.032094. Epub 2005 Oct 6.

3. Michaël Van Cutsem, Jacques Duchateau, Karl Hainaut, "Changes in single motor unit behaviour contribute to the increase in contraction speed after dynamic training in humans", The Journal of Physiology, 22 September 2004 https://doi.org/10.1111/j.1469-7793.1990.295by.x.

Leichte Gewichte zum Muskelaufbau

1.Mitchell CJ, Churchward-Venne TA, West DW, Burd NA, Breen L, Baker SK, Phillips SM., "Resistance exercise load does not determine training-mediated hypertrophic gains in young men.", J Appl Physiol (1985). 2012 Jul;113(1):71-7. doi: 10.1152/japplphysiol.00307.2012. Epub 2012 Apr 19.

2.Morton RW, Oikawa SY, Wavell CG, Mazara N, McGlory C, Quadrilatero J, Baechler BL, Baker SK, Phillips SM., "Neither load nor systemic hormones determine resistance training-mediated hypertrophy or strength gains in resistance-trained young men.", J Appl Physiol (1985). 2016 Jul 1;121(1):129-38. doi: 10.1152/japplphysiol.00154.2016. Epub 2016 May 12.

3.Schoenfeld BJ, Wilson JM, Lowery RP, Krieger JW., "Muscular adaptations in low- versus high-load resistance training: A meta-analysis.", Eur J Sport Sci. 2016;16(1):1-10. doi: 10.1080/17461391.2014.989922. Epub 2014 Dec 20.

4.Schoenfeld BJ, Grgic J, Ogborn D, Krieger JW., "Strength and Hypertrophy Adaptations Between Low- vs. High-Load Resistance Training: A Systematic Review and Meta-analysis.", J Strength Cond Res. 2017 Dec;31(12):3508-3523. doi: 10.1519/JSC.0000000000002200.

Das Training

1.Goldberg AL, Etlinger JD, Goldspink DF, Jablecki C.,"Mechanism of work-induced hypertrophy of skeletal muscle.", Med Sci Sports. 1975 Fall;7(3):185-98.

2.Schoenfeld BJ, Ogborn D, Krieger JW.,"Effects of Resistance Training Frequency on Measures of Muscle Hypertrophy: A Systematic Review and Meta-Analysis.",Sports Med. 2016 Nov;46(11):1689-1697. doi: 10.1007/s40279-016-0543-8.

3.Tipton KD, Wolfe RR.,"Exercise, protein metabolism, and muscle growth.",Int J Sport Nutr Exerc Metab. 2001 Mar;11(1):109-32.

4.Ibid

5.Antonio Paoli, Paulo Gentil, Tatiana Moro, Giuseppe Marcolin, and Antonino Bianco.,"Resistance Training with Single vs. Multi-joint Exercises at Equal Total Load Volume: Effects on Body Composition, Cardiorespiratory Fitness, and Muscle Strength", Front Physiol. 2017; 8: 1105.Published online 2017 Dec 22. doi: 10.3389/fphys.2017.01105

6.Goldberg AL, Etlinger JD, Goldspink DF, Jablecki C."Mechanism of work-induced hypertrophy of skeletal muscle.", Med Sci Sports. 1975 Fall;7(3):185-98.

7.Hansen S, Kvorning T, Kjaer M, Sjøgaard G.,"The effect of short-term strength training on human skeletal muscle: the importance of physiologically elevated hormone levels.",Scand J Med Sci Sports. 2001 Dec;11(6):347-54.

8.Kraemer WJ, Fry AC, Warren BJ, Stone MH, Fleck SJ, Kearney JT, Conroy BP, Maresh CM, Weseman CA, Triplett NT, et al.,"Acute hormonal responses in elite junior weightlifters.", Int J Sports Med. 1992 Feb;13(2):103-9.

9.Schoenfeld BJ, Grgic J, Ogborn D, Krieger JW.,"Strength and Hypertrophy Adaptations Between Low- vs. High-Load Resistance Training: A Systematic Review and Meta-analysis.", J Strength Cond Res. 2017 Dec;31(12):3508-3523. doi: 10.1519/JSC.0000000000002200.

10.Gerald T Mangine, Jay R Hoffman, Adam M Gonzalez, Jeremy R Townsend, Adam J Wells, Adam R Jajtner, Kyle S Beyer, Carleigh H Boone, Amelia A Miramonti, Ran Wang, Michael B LaMonica, David H Fukuda, Nicholas A Ratamess, and Jeffrey R Stout.,"The effect of training volume and intensity on improvements in muscular strength and size in resistance-trained men", Physiol Rep. 2015 Aug; 3(8): e12472.Published online 2015 Aug 13. doi: 10.14814/phy2.12472

11.Schoenfeld BJ, Ogborn D, Krieger JW.,"Dose-response relationship between weekly resistance training volume and increases in muscle mass: A systematic review and meta-analysis.", J Sports Sci. 2017 Jun;35(11):1073-1082. doi: 10.1080/02640414.2016.1210197. Epub 2016 Jul 19.

12.Gerald T Mangine, Jay R Hoffman, Adam M Gonzalez, Jeremy R Townsend, Adam J Wells, Adam R Jajtner, Kyle S Beyer, Carleigh H Boone, Amelia A Miramonti, Ran Wang, Michael B LaMonica, David H Fukuda, Nicholas A Ratamess, and Jeffrey R Stout.,"The effect of training volume and intensity on improvements in muscular strength and size in resistance-trained men", Physiol Rep. 2015 Aug; 3(8): e12472.Published online 2015 Aug 13. doi: 10.14814/phy2.12472

13.Jeffrey B. Kreher, MD and Jennifer B. Schwartz, MD.,"Overtraining Syndrome A Practical Guide", Sports Health. 2012 Mar; 4(2): 128–138.doi: 10.1177/1941738111434406

14.Schoenfeld BJ.,"The mechanisms of muscle hypertrophy and their application to resistance training."J Strength Cond Res. 2010 Oct;24(10):2857-72. doi: 10.1519/JSC.0b013e3181e840f3.

15.Flann KL, LaStayo PC, McClain DA, Hazel M, Lindstedt SL.,"Muscle damage and muscle remodeling: no pain, no gain?",J Exp Biol. 2011 Feb 15;214(Pt 4):674-9. doi: 10.1242/jeb.050112.

16.B. Fitzgerald and G. R. McLatchie.,"Degenerative joint disease in weight-lifters. Fact or fiction?", Br J Sports Med. 1980 Jul; 14(2-3): 97-101.doi: 10.1136/bjsm.14.2-3.97

17.Siewe J, Marx G, Knöll P, Eysel P, Zarghooni K, Graf M, Herren C, Sobottke R, Michael J.,"Injuries and overuse syndromes in competitive and elite bodybuilding.", Int J Sports Med. 2014 Oct;35(11):943-8. doi: 10.1055/s-0034-1367049. Epub 2014 Jun 2.

18.Kerr ZY, Marshall SW, Dompier TP, Corlette J, Klossner DA, Gilchrist J.,"College Sports-Related Injuries - United States, 2009-10 Through 2013-14 Academic Years."MMWR Morb Mortal Wkly Rep. 2015 Dec 11;64(48):1330-6. doi: 10.15585/mmwr.mm6448a2.

19.Kerr ZY, Collins CL, Comstock RD.,"Epidemiology of weight training-related injuries presenting to United States emergency departments, 1990 to 2007." Am J Sports Med. 2010 Apr;38(4):765-71. doi: 10.1177/0363546509351560. Epub 2010 Feb 5.

20.Shrier I.,"Stretching before exercise does not reduce the risk of local muscle injury: a critical review of the clinical and basic science literature."Clin J Sport Med. 1999 Oct;9(4):221-7.

21.Witvrouw E, Mahieu N, Danneels L, McNair P.Stretching and injury prevention: an obscure relationship.", Sports Med. 2004;34(7):443-9.

22.Phil Page, PT, PhD, ATC, CSCS, FACSM.,"CURRENT CONCEPTS IN MUSCLE STRETCHING FOR EXERCISE AND REHABILITATION", Int J Sports Phys Ther. 2012 Feb; 7(1): 109–119.

Leichtes Gewicht für Muskelwachstum oder schwere?

1.Schoenfeld BJ., "The mechanisms of muscle hypertrophy and their application to resistance training.", J Strength Cond Res. 2010 Oct;24(10):2857-72. doi: 10.1519/JSC.0b013e3181e840f3.

2.Mitchell CJ, Churchward-Venne TA, West DW, Burd NA, Breen L, Baker SK, Phillips SM.,"Resistance exercise load does not determine training-mediated hypertrophic gains in young men.", J Appl Physiol (1985). 2012 Jul;113(1):71-7. doi: 10.1152/japplphysiol.00307.2012. Epub 2012 Apr 19.

3.Morton RW, Oikawa SY, Wavell CG, Mazara N, McGlory C, Quadrilatero J, Baechler BL, Baker SK, Phillips SM.,"Neither load nor systemic hormones determine resistance training-mediated hypertrophy or strength gains in resistance-trained young men.", J Appl Physiol (1985). 2016 Jul 1;121(1):129-38. doi: 10.1152/japplphysiol.00154.2016. Epub 2016 May 12.

4.Schoenfeld BJ, Wilson JM, Lowery RP, Krieger JW.,"Muscular adaptations in low- versus high-load resistance training: A meta-analysis.", Eur J Sport Sci. 2016;16(1):1-10. doi: 10.1080/17461391.2014.989922. Epub 2014 Dec 20.

5.Schoenfeld BJ, Grgic J, Ogborn D, Krieger JW.,"Strength and Hypertrophy Adaptations Between Low- vs. High-Load Resistance Training: A Systematic Review and Meta-analysis.,J Strength Cond Res. 2017 Dec;31(12):3508-3523. doi: 10.1519/JSC.0000000000002200.

6.Schoenfeld BJ, Ogborn D, Krieger JW.,"Dose-response relationship between weekly resistance training volume and increases in muscle mass: A systematic review and meta-analysis.",J Sports Sci. 2017 Jun;35(11):1073-1082. doi: 10.1080/02640414.2016.1210197. Epub 2016 Jul 19.

7.Ibid

8.Barbosa-Netto S, d'Acelino-E-Porto OS, Almeida MB.,"Self-Selected Resistance Exercise Load: Implications for Research and Prescription.", J Strength Cond Res. 2017 Nov 1. doi: 10.1519/JSC.0000000000002287.

9.Schoenfeld BJ, Ratamess NA, Peterson MD, Contreras B, Sonmez GT, Alvar BA.,"Effects of different volume-equated resistance training loading strategies on muscular adaptations in well-trained men.",J Strength Cond Res. 2014 Oct;28(10):2909-18. doi: 10.1519/JSC.0000000000000480.

10.Barbosa-Netto S, d'Acelino-E-Porto OS, Almeida MB.,"Self-Selected Resistance Exercise Load: Implications for Research and Prescription.", J Strength Cond Res. 2017 Nov 1. doi: 10.1519/JSC.0000000000002287.

11.Antonio Jose., "Nonuniform Response of Skeletal Muscle to Heavy", Journal of Strength and Conditioning Research: February 2000 - p 102-113

12.Ibid

13.Cameron J. Mitchell, Tyler A. Churchward-Venne, Daniel W. D. West, Nicholas A. Burd, Leigh Breen, Steven K. Baker, and Stuart M. Phillips.,"Resistance exercise load does not determine training-mediated hypertrophic gains in young men", J Appl Physiol (1985). 2012 Jul 1; 113(1): 71–77.Published online 2012 Apr 19. doi: 10.1152/japplphysiol.00307.2012

14.Gerald T Mangine, Jay R Hoffman, Adam M Gonzalez, Jeremy R Townsend, Adam J Wells, Adam R Jajtner, Kyle S Beyer, Carleigh H Boone, Amelia A Miramonti, Ran Wang, Michael B LaMonica, David H Fukuda, Nicholas A Ratamess, and Jeffrey R Stout.,"The effect of training volume and intensity on improvements in muscular strength and size in resistance-trained men", Physiol Rep. 2015 Aug; 3(8): e12472.Published online 2015 Aug 13. doi: 10.14814/phy2.12472

15.Schoenfeld BJ.,"The mechanisms of muscle hypertrophy and their application to resistance training.", J Strength Cond Res. 2010 Oct;24(10):2857-72. doi: 10.1519/JSC.0b013e3181e840f3.

16.Goldberg AL, Etlinger JD, Goldspink DF, Jablecki C.," Mechanism of work-induced hypertrophy of skeletal muscle.", Med Sci Sports. 1975 Fall;7(3):185-98.

17.Gerald T Mangine, Jay R Hoffman, Adam M Gonzalez, Jeremy R Townsend, Adam J Wells, Adam R Jajtner, Kyle S Beyer, Carleigh H Boone, Amelia A Miramonti, Ran Wang, Michael B LaMonica, David H Fukuda, Nicholas A Ratamess, and Jeffrey R Stout.,"The effect of training volume and intensity on improvements in muscular strength and size in resistance-trained men", Physiol Rep. 2015 Aug; 3(8): e12472.Published online 2015 Aug 13. doi: 10.14814/phy2.12472

18.Ibid

19.Ibid

20.Ibid

21.Nardone A, Romanò C, Schieppati M.,"Selective recruitment of high-threshold human motor units during voluntary isotonic lengthening of active muscles.",J Physiol. 1989 Feb;409:451-71

Wie oft sollte man jeden Muskel pro Woche trainieren?

1.Schoenfeld BJ, Ogborn D, Krieger JW., "Effects of Resistance Training Frequency on Measures of Muscle Hypertrophy: A Systematic Review and Meta-Analysis.", Sports Med. 2016 Nov;46(11):1689-1697. doi: 10.1007/

2.Schoenfeld, B.J., et al., In uence of Resistance Training Frequency on Muscular Adaptations in Well- Trained Men. J Strength Cond Res, 2015. 29(7): p. 1821-9.

3.Raastad, T., et al., Powerlifters improved strength and muscular adaptations to a greater extent when equal total training volume was divided into 6 compared to 3 training sessions per week, in 17th annual conference of the ECSS, Brugge 4-7 2012

4.Schoenfeld BJ, Ogborn D, Krieger JW., "Effects of Resistance Training Frequency on Measures of Muscle Hypertrophy: A Systematic Review and Meta-Analysis.", Sports Med. 2016 Nov;46(11):1689-1697. doi: 10.1007/s40279-016-0543-8.

5.Schoenfeld BJ, Ratamess NA, Peterson MD, Contreras B, Tiryaki-Sonmez G.,"Influence of Resistance Training Frequency on Muscular Adaptations in Well-Trained Men.", J Strength Cond Res. 2015 Jul;29(7):1821-9. doi: 10.1519/JSC.0000000000000970.

6.Schoenfeld BJ, Ogborn D, Krieger JW.,"Dose-response relationship between weekly resistance training volume and increases in muscle mass: A systematic review and meta-analysis.", J Sports Sci. 2017 Jun;35(11):1073-1082. doi: 10.1080/02640414.2016.1210197. Epub 2016 Jul 19.

7.ibid

8.Hartman MJ, Clark B, Bembens DA, Kilgore JL, Bemben MG.,"Comparisons between twice-daily and once-daily training sessions in male weight lifters.", Int J Sports Physiol Perform. 2007 Jun;2(2):159 69.

9.Häkkinen K, Kallinen M.,"Distribution of strength training volume into one or two daily sessions and neuromuscular adaptations in female athletes.", Electromyogr Clin Neurophysiol. 1994 Mar;34(2):117-24.

10.Hartman MJ, Clark B, Bembens DA, Kilgore JL, Bemben MG.,"Comparisons between twice-daily and once-daily training sessions in male weight lifters.", Int J Sports Physiol Perform. 2007 Jun;2(2):159-69.

11.Häkkinen K, Pakarinen A.,"Serum hormones in male strength athletes during intensive short term strength training.", Eur J Appl Physiol Occup Physiol. 1991;63(3-4):194-9.

12.Hartman MJ, Clark B, Bembens DA, Kilgore JL, Bemben MG.,"Comparisons between twice-daily and once-daily training sessions in male weight lifters.", Int J Sports Physiol Perform. 2007 Jun;2(2):159-69.

13.Häkkinen K, Kallinen M.,"Distribution of strength training volume into one or two daily sessions and neuromuscular adaptations in female athletes.", Electromyogr Clin Neurophysiol. 1994 Mar;34(2):117-24.

14.Häkkinen K, Pakarinen A.,"Serum hormones in male strength athletes during intensive short term strength training.", Eur J Appl Physiol Occup Physiol. 1991;63(3-4):194-9.

15.MICHAEL H. THOMAS and STEVE P. BURNS, PhD.,"Increasing Lean Mass and Strength: A Comparison of High Frequency Strength Training to Lower Frequency Strength Training", Int J Exerc Sci. 2016; 9(2): 159-167.Published online 2016 Apr 1.

16.Damas F, Phillips S, Vechin FC, Ugrinowitsch C.,"A review of resistance training-induced changes in skeletal muscle protein synthesis and their contribution to hypertrophy.", Sports Med. 2015 Jun;45(6):801-7. doi: 10.1007/s40279-015-0320-0.

17.Schoenfeld BJ.,"The mechanisms of muscle hypertrophy and their application to resistance training.", J Strength Cond Res. 2010 Oct;24(10):2857-72. doi: 10.1519/JSC.0b013e3181e840f3.

18.Flann KL, LaStayo PC, McClain DA, Hazel M, Lindstedt SL.,"Muscle damage and muscle remodeling: no pain, no gain?", J Exp Biol. 2011 Feb 15;214(Pt 4):674-9. doi: 10.1242/jeb.050112.

19.Schoenfeld BJ.,"The mechanisms of muscle hypertrophy and their application to resistance training.", J Strength Cond Res. 2010 Oct;24(10):2857-72. doi: 10.1519/JSC.0b013e3181e840f3.

20.Krentz JR, Farthing JP., "Neural and morphological changes in response to a 20-day intense eccentric training protocol.", Eur J Appl Physiol. 2010 Sep;110(2):333-40. doi: 10.1007/s00421-010-1513-8. Epub 2010 May 22.

21.Machado M, Koch AJ, Willardson JM, Pereira LS, Cardoso MI, Motta MK, Pereira R, Monteiro AN.,"Effect of varying rest intervals between sets of assistance exercises on creatine kinase and lactate dehydrogenase responses.", J Strength Cond Res. 2011 May;25(5):1339-45. doi: 10.1519/JSC.0b013e3181d680d6.

Energiebilanz

1.Hand GA, Shook RP, Paluch AE, Baruth M, Crowley EP, Jaggers JR, Prasad VK, Hurley TG, Hebert JR, O'Connor DP, Archer E, Burgess S, Blair SN., "The energy balance study: the design and baseline results for a longitudinal study of energy balance.", Res Q Exerc Sport. 2013 Sep;84(3):275-86.

2.ibid

3.U.S. Department of Health & Human Services, "Balance Food and Activity", February 13, 2013

Muskelaufbau oder lieber Fettverlust?

1.Rohrmann S, Shiels MS, Lopez DS, Rifai N, Nelson WG, Kanarek N, Guallar E, Menke A, Joshu CE, Feinleib M, Sutcliffe S, Platz EA., "Body fatness and sex steroid hormone concentrations in US men: results from NHANES III.", Cancer Causes Control. 2011 Aug;22(8):1141-51. doi: 10.1007/s10552-011-9790-z. Epub 2011 Jun 16.

2.Veldhuis JD, Liem AY, South S, Weltman A, Weltman J, Clemmons DA, Abbott R, Mulligan T, Johnson ML, Pincus S, et al., "Differential impact of age, sex steroid hormones, and obesity on basal versus pulsatile growth hormone secretion in men as assessed in an ultrasensitive chemiluminescence assay.", J Clin Endocrinol Metab. 1995 Nov;80(11):320.9-22.

3.Griggs RC, Kingston W, Jozefowicz RF, Herr BE, Forbes G, Halliday D., "Effect of testosterone on muscle mass and muscle protein synthesis.", J Appl Physiol (1985). 1989 Jan;66(1):498-503.

4.Santosa S, Jensen MD., "Adipocyte fatty acid storage factors enhance subcutaneous fat storage in postmenopausal women.", Diabetes. 2013 Mar;62(3):775-82. doi: 10.2337/db12-0912. Epub 2012 Dec 3.

5.Dyck DJ, Heigenhauser GJ, Bruce CR., "The role of adipokines as regulators of skeletal muscle fatty acid metabolism and insulin sensitivity.", Acta Physiol (Oxf). 2006 Jan;186(1):5-16.

6.Jin Zhang, Christopher J. Hupfeld, Susan S. Taylor, Jerrold M. Olefsky & Roger Y. Tsien., "Insulin disrupts β-adrenergic signalling to protein kinase A in adipocytes", a natureresearch jounal, Published 22 September 2005

7.Shanik MH, Xu Y, Skrha J, Dankner R, Zick Y, Roth J., "Insulin resistance and hyperinsulinemia: is hyperinsulinemia the cart or the horse?", Diabetes Care. 2008 Feb;31 Suppl 2:S262-8. doi: 10.2337/dc08-s264.

8.Wang X, Hu Z, Hu J, Du J, Mitch WE., "Insulin resistance accelerates muscle protein degradation: Activation of the ubiquitin-proteasome pathway by defects in muscle cell signaling.", Endocrinology. 2006 Sep;147(9):4160-8. Epub 2006 Jun 15.

9.Bhasin S, Woodhouse L, Casaburi R, Singh AB, Bhasin D, Berman N, Chen X, Yarasheski KE, Magliano L, Dzekov C, Dzekov J, Bross R, Phillips J, Sinha-Hikim I, Shen R, Storer TW., "Testosterone dose-response relationships in healthy young men.", Am J Physiol Endocrinol Metab. 2001 Dec;281(6):E1172-81.

10.Veldhuis JD, Liem AY, South S, Weltman A, Weltman J, Clemmons DA, Abbott R, Mulligan T, Johnson ML, Pincus S, et al., "Differential impact of age, sex steroid hormones, and obesity on basal versus pulsatile growth hormone secretion in men as assessed in an ultrasensitive chemiluminescence assay.",J Clin Endocrinol Metab. 1995 Nov;80(11):3209-22.

11.Garthe I, Raastad T, Refsnes PE, Sundgot-Borgen J., "Effect of nutritional intervention on body composition and performance in elite athletes.", Eur J Sport Sci. 2013;13(3):295-303. doi: 10.1080/17461391.2011.643923. Epub 2012 Mar 1.

Fettabbau ohne Muskelverlust

1.Trexler ET, Smith-Ryan AE, Norton LE., "Metabolic adaptation to weight loss: implications for the athlete.", J Int Soc Sports Nutr. 2014 Feb 27;11(1):7. doi: 10.1186/1550-2783-11-7.

2.Marwan El Ghoch, Simona Calugi, and Riccardo Dalle Grave., "The Effects of Low-Carbohydrate Diets on Psychosocial Outcomes in Obesity/Overweight: A Systematic Review of Randomized, Controlled Studies", Nutrients. 2016 Jul; 8(7): 402. Published online 2016 Jun 29. doi: 10.3390/nu8070402

3.Donnelly JE, Jakicic J, Gunderson S., "Diet and body composition. Effect of very low calorie diets and exercise.", Sports Med. 1991 Oct;12(4):237-49.

4.Jose Antonio, Anya Ellerbroek, Tobin Silver, Steve Orris, Max Scheiner, Adriana Gonzalez & Corey A Peacock., "A high protein diet (3.4 g/kg/d) combined with a heavy resistance training program improves body composition in healthy trained men and women - a follow-up investigation", Journal of the International Society of Sports Nutrition

5.Longland TM, Oikawa SY, Mitchell CJ, Devries MC, Phillips SM., "Higher compared with lower dietary protein during an energy deficit combined with intense exercise promotes greater lean mass gain and fat mass loss: a randomized trial.", Am J Clin Nutr. 2016 Mar;103(3):738-46. doi: 10.3945/ajcn.115.119339. Epub 2016 Jan 27.

6.Garthe I, Raastad T, Refsnes PE, Koivisto A, Sundgot-Borgen J., "Effect of two different weight-loss rates on body composition and strength and power-related performance in elite athletes.", Int J Sport Nutr Exerc Metab. 2011 Apr;21(2):97-104.

Warum Cardio schlecht zum Fettabbau ist

1.Xin Wei, Xiaojun Liu, and Anthony Rosenzweig., "What do we know about the cardiac benefits of exercise?"Trends Cardiovasc Med. 2015 Aug; 25(6): 529-536. Published online 2014 Dec 31. doi: 10.1016/j.tcm.2014.12.014

2.U.S. Department of Health & Human Services, "Balance Food and Activity", February 13, 2013

3.https://lauftipps.ch/lauftraining-tools/kalorienverbrauch-berechnen/

4.Pontzer H, Durazo-Arvizu R, Dugas LR, Plange-Rhule J, Bovet P, Forrester TE, Lambert EV, Cooper RS, Schoeller DA, Luke A., "Constrained Total Energy Expenditure and Metabolic Adaptation to Physical Activity in Adult Humans.", Curr Biol. 2016 Feb 8;26(3):410-7. doi: 10.1016/j.cub.2015.12.046. Epub 2016 Jan 28.

5.Robert R Wolfe., "The underappreciated role of muscle in health and disease ", The American Journal of Clinical Nutrition, Volume 84, Issue 3, December 2006, Pages 475-482

6.Mekary RA, Grøntved A, Despres JP, De Moura LP, Asgarzadeh M, Willett WC, Rimm EB, Giovannucci E, Hu FB., "Weight training, aerobic physical activities, and long-term waist circumference change in men.", Obesity (Silver Spring). 2015 Feb;23(2):461-7. doi: 10.1002/oby.20949. Epub 2014 Dec 19.

Macht Insulin dick - Das ist die Wahrheit

1.http://en.wikipedia.org/wiki/Diabetes_mellitus_type_1

2.Sander Kersten,. Mechanisms of nutritional and hormonal regulation of lipogenesis", EMBO Rep. 2001 Apr 15; 2(4): 282-286. doi: 10.1093/embo-reports/kve071

3.Ruxton CH, Garceau FJ, Cottrell RC., "Guidelines for sugar consumption in Europe: is a quantitative approach justified?", Eur J Clin Nutr. 1999 Jul;53(7):503-13.

4.Sacks FM, Bray GA, Carey VJ, Smith SR, Ryan DH, Anton SD, McManus K, Champagne CM, Bishop LM, Laranjo N, Leboff MS, Rood JC, de Jonge L, Greenway FL, Loria CM, Obarzanek E, Williamson DA., "Comparison of weight-loss diets with different compositions of fat, protein, and carbohydrates.", N Engl J Med. 2009 Feb 26;360(9):859-73. doi: 10.1056/NEJMoa0804748.

5.Gardner CD, Trepanowski JF, Del Gobbo LC, Hauser ME, Rigdon J, Ioannidis JPA, Desai M, King AC., "Effect of Low-Fat vs Low-Carbohydrate Diet on 12-Month Weight Loss in Overweight Adults and the Association With Genotype Pattern or Insulin Secretion: The DIETFITS Randomized Clinical Trial.", JAMA. 2018 Feb 20;319(7):667-679. doi: 10.1001/jama.2018.0245.

6.Pal S, Ellis V., "The acute effects of four protein meals on insulin, glucose, appetite and energy intake in lean men.", Br J Nutr. 2010 Oct;104(8):1241-8. doi: 10.1017/S0007114510001911. Epub 2010 May 11.

7.Holt SH, Miller JC, Petocz P., "An insulin index of foods: the insulin demand generated by 1000-kJ portions of common foods.", Am J Clin Nutr. 1997 Nov;66(5):1264-76.

8.Salehi A, Gunnerud U, Muhammed SJ, Ostman E, Holst JJ, Björck I, Rorsman P., "The insulinogenic effect of whey protein is partially mediated by a direct effect of amino acids and GIP on β-cells.", Nutr Metab (Lond). 2012 May 30;9(1):48. doi: 10.1186/1743-7075-9-48.

9.Fryburg DA, Jahn LA, Hill SA, Oliveras DM, Barrett EJ., "Insulin and insulin-like growth factor-I enhance human skeletal muscle protein anabolism during hyperaminoacidemia by different mechanisms.", J Clin Invest. 1995 Oct;96(4):1722-9.

10.Gelfand RA, Barrett EJ., "Effect of physiologic hyperinsulinemia on skeletal muscle protein synthesis and breakdown in man.", J Clin Invest. 1987 Jul;80(1):1-6.

11.Denne SC, Liechty EA, Liu YM, Brechtel G, Baron AD., "Proteolysis in skeletal muscle and whole body in response to euglycemic hyperinsulinemia in normal adults.", Am J Physiol. 1991 Dec;261(6 Pt 1):E809-14.

12.Cribb PJ, Hayes A., "Effects of supplement timing and resistance exercise on skeletal muscle hypertrophy.", Med Sci Sports Exerc. 2006 Nov;38(11):1918-25.

13.Howarth KR, Phillips SM, MacDonald MJ, Richards D, Moreau NA, Gibala MJ., "Effect of glycogen availability on human skeletal muscle protein turnover during exercise and recovery.", J Appl Physiol (1985). 2010 Aug;109(2):431-8. doi: 10.1152/japplphysiol.00108.2009. Epub 2010 May 20.

14.Lane AR, Duke JW, Hackney AC., "Influence of dietary carbohydrate intake on the free testosterone: cortisol ratio responses to short-term intensive exercise training.", Eur J Appl Physiol. 2010 Apr;108(6):1125-31. doi: 10.1007/s00421-009-1220-5. Epub 2009 Dec 20.

15.Jeppesen J, Schaaf P, Jones C, Zhou MY, Chen YD, Reaven GM., "Effects of low-fat, high-carbohydrate diets on risk factors for ischemic heart disease in postmenopausal women.", Am J Clin Nutr. 1997 Apr;65(4):1027-33.

16.Willett W, Manson J, Liu S., "Glycemic index, glycemic load, and risk of type 2 diabetes.", Am J Clin Nutr. 2002 Jul;76(1):274S-80S.

17.Mohammad Perwaiz Iqbal., "Trans fatty acids - A risk factor for cardiovascular disease", Pak J Med Sci. 2014 Jan-Feb; 30(1): 194-197. doi: 10.12669/pjms.301.4525

Macht Zucker wirklich fett?

1.Spooky., "Man Loses 32 Pounds Eating Only Ice Cream for 100 Days", June 6th, 2017

2.Anna Almendrala., "Teacher John Cisna Says McDonald's Diet Helped Him Lose Weight -- But Is It Actually Healthy?", Huffpost

3.Joshua D. Brown, Ph.D., Joanna Buscemi, Ph.D., Vanessa Milsom, Ph.D., Robert Malcolm, M.D., and Patrick M. O'Neil, Ph.D., "Effects on cardiovascular risk factors of weight losses limited to 5–10 %", Transl Behav Med. 2016 Sep; 6(3): 339–346. Published online 2015 Nov 4. doi: 10.1007/s13142-015-0353-9

4.JPH Wilding., "The importance of weight management in type 2 diabetes mellitus", Int J Clin Pract. 2014 Jun; 68(6): 682–691. Published online 2014 Feb 18. doi: 10.1111/ijcp.12384

5.Juhua Luo, Michael Hendryx, and Rowan T. Chlebowski., "Intentional weight loss and cancer risk", Oncotarget. 2017 Oct 10; 8(47): 81719–81720. Published online 2017 Sep 6. doi: 10.18632/oncotarget.20671

6.Chenhan Ma, foundation year doctor, Alison Avenell, professor, Mark Bolland, associate professor, Jemma Hudson, statistician, Fiona Stewart, research fellow, Clare Robertson, research fellow, Pawana Sharma, research fellow, Cynthia Fraser, information officer and Graeme MacLennan, professor., "Effects of weight loss interventions for adults who are obese on mortality, cardiovascular disease, and cancer: systematic review and meta-analysis", BMJ. 2017; 359: j4849. Published online 2017 Nov 15. doi: 10.1136/bmj.j4849

7.Brand-Miller JC, Barclay AW., "Declining consumption of added sugars and sugar-sweetened beverages in Australia: a challenge for obesity prevention.", Am J Clin Nutr. 2017 Apr;105(4):854-863. doi: 10.3945/ajcn.116.145318. Epub 2017 Mar 8.

8.https://blogs.plos.org/globalhealth/2016/11/three-wins-this-week-for-tackling-obesity/

9.Surwit RS, Feinglos MN, McCaskill CC, Clay SL, Babyak MA, Brownlow BS, Plaisted CS, Lin PH., "Metabolic and behavioral effects of a high-sucrose diet during weight loss.", Am J Clin Nutr. 1997 Apr;65(4):908-15.

10.Guyenet SJ., "Impact of Whole, Fresh Fruit Consumption on Energy Intake and Adiposity: A Systematic Review.", Front Nutr. 2019 May 8;6:66. doi: 10.3389/fnut.2019.00066. eCollection 2019.

11.Madero M, Arriaga JC, Jalal D, Rivard C, McFann K, Pérez-Méndez O, Vázquez A, Ruiz A, Lanaspa MA, Jimenez CR, Johnson RJ, Lozada LG., "The effect of two energy-restricted diets, a low-fructose diet versus a moderate natural fructose diet, on weight loss and metabolic syndrome parameters: a randomized controlled trial.", Metabolism. 2011 Nov;60(11):1551-9. doi: 10.1016/j.metabol.2011.04.001. Epub 2011 May 31.

Eiweiß

1.Dr. A. Hepp, "Zusatzinformation zum Anorganisch Chemischen Grundpraktikum 7. Teil: Der Mensch und die Elemente (Anorganische Zusatzstoffe im Alltag) ", Uni- Münster - Zusatzinform. zum Anorganisch Chemischen Grundpraktikum von Dr. A. Hepp

2.http://kirste.userpage.fu-berlin.de/medi/suppl/mensch.html

3.Anthony JC, Yoshizawa F, Anthony TG, Vary TC, Jefferson LS, Kimball SR. Leucine stimulates translation initiation in skeletal muscle of postabsorptive rats via a rapamycin-sensitive pathway. J Nutr. 2000;130(10):2413-2419.

4.Kimball SR, Jefferson LS. Signaling pathways and molecular mechanisms through which branched-chain amino acids mediate translational control of protein synthesis. J Nutr. 2006 Jan;136(1 Suppl):227S-31S. doi: 10.1093/jn/136.1.227S.

5.Bolster DR, Crozier SJ, Kimball SR, Jefferson LS. AMP-activated protein kinase suppresses protein synthesis in rat skeletal muscle through down-regulated mammalian target of rapamycin (mTOR) signaling. J Biol Chem. 2002;277(27):23977-23980.

6.Gosby AK, Conigrave AD, Raubenheimer D, Simpson SJ., "Protein leverage and energy intake.", Obes Rev. 2014 Mar;15(3):183-91. doi: 10.1111/obr.12131. Epub 2013 Oct 28.

7.Westerterp-Plantenga MS, Lemmens SG, Westerterp KR., "Dietary protein - its role in satiety, energetics, weight loss and health.", Br J Nutr. 2012 Aug;108 Suppl 2:S105-12. doi: 10.1017/S0007114512002589.

8.Bray GA, Redman LM, de Jonge L, Rood J, Smith SR., "Effect of Three Levels of Dietary Protein on Metabolic Phenotype of Healthy Individuals With 8 Weeks of Overfeeding.", J Clin Endocrinol Metab. 2016 Jul;101(7):2836-43. doi: 10.1210/jc.2016-1313. Epub 2016 May 9.

9.Eric R Helms, Caryn Zinn, David Stephen Rowlands, Scott Randall Brown., "A Systematic Review of Dietary Protein During Caloric Restriction in Resistance Trained Lean Athletes: A Case for Higher Intakes", International Journal of Sport Nutrition and Exercise Metabolism 24(2) · October 2013

10.Bray GA, Redman LM, de Jonge L, Covington J, Rood J, Brock C, Mancuso S, Martin CK, Smith SR., "Effect of protein overfeeding on energy expenditure measured in a metabolic chamber.", Am J Clin Nutr. 2015 Mar;101(3):496-505. doi: 10.3945/ajcn.114.091769. Epub 2015 Jan 14.

11.Deutsche Gesellschaft für Ernährung e. V., "Protein"

12.Tipton KD, Wolfe RR., "Protein and amino acids for athletes.", J Sports Sci. 2004 Jan;22(1):65-79.

13.Phillips SM, Van Loon LJ., "Dietary protein for athletes: from requirements to optimum adaptation.", J Sports Sci. 2011;29 Suppl 1:S29-38. doi: 10.1080/02640414.2011.619204.

14.Lemon PW., "Beyond the zone: protein needs of active individuals.", J Am Coll Nutr. 2000 Oct;19(5 Suppl):513S-521S.

15.Longland TM, Oikawa SY, Mitchell CJ, Devries MC, Phillips SM., "Higher compared with lower dietary protein during an energy deficit combined with intense exercise promotes greater lean mass gain and fat mass loss: a randomized trial.", Am J Clin Nutr. 2016 Mar;103(3):738-46. doi: 10.3945/ajcn.115.119339. Epub 2016 Jan 27.

16.Jose Antonio, Anya Ellerbroek, Tobin Silver, Steve Orris, Max Scheiner, Adriana Gonzalez & Corey A Peacock., "A high protein diet (3.4 g/kg/d) combined with a heavy resistance training program improves body composition in healthy trained men and women - a follow-up investigation", Journal of the International Society of Sports Nutrition volume 12, Article number: 39 (2015)

17.Brad Jon Schoenfeld & Alan Albert Aragon., "How much protein can the body use in a single meal for muscle-building? Implications for daily protein distribution", Journal of the International Society of Sports Nutrition volume 15, Article number: 10 (2018)

18.Anthony JC, Yoshizawa F, Anthony TG, Vary TC, Jefferson LS, Kimball SR. Leucine stimulates translation initiation in skeletal muscle of postabsorptive rats via a rapamycin-sensitive pathway. J Nutr. 2000;130(10):2413-2419.

19.Koopman R, Wagenmakers AJ, Manders RJ, et al. Combined ingestion of protein and free leucine with carbohydrate increases postexercise muscle protein synthesis in vivo in male subjects. Am J Physiol Endocrinol Metab. 2005;288(4):E645-653.

20.Castellino, P., et al. „Effect of insulin and plasma amino acid concentrations on leucine metabolism in man. Role of substrate availability on estimates of whole body protein synthesis." Journal of Clinical Investigation 80.6 (1987):1784.

21.http://www.ajas.info/Editor/manuscript/upload/14-232.pdf

22.Norton LE, Wilson GJ, Layman DK, Moulton CJ, Garlick PJ., "Leucine content of dietary proteins is a determinant of postprandial skeletal muscle protein synthesis in adult rats.", Nutr Metab (Lond). 2012 Jul 20;9(1):67. doi: 10.1186/1743-7075-9-67.

23.ftp://ftp.fao.org/docrep/fao/meeting/009/ae906e/ae906e26.pdf

24.Jay R. Hoffman and Michael J. Falvo., "PROTEIN - WHICH IS BEST? ",International Society of Sports Nutrition Symposium, June 18-19, 2005, Las Vegas NV, USA - Symposium - Macronutrient Utilization During Exercise: Implications For Performance And Supplementation

25.Tang JE, Moore DR, Kujbida GW, Tarnopolsky MA, Phillips SM., "Ingestion of whey hydrolysate, casein, or soy protein isolate: effects on mixed muscle protein synthesis at rest and following resistance exercise in young men.", J Appl Physiol (1985). 2009 Sep;107(3):987-92. doi: 10.1152/japplphysiol.00076.2009. Epub 2009 Jul 9.

26.Dangin M, Boirie Y, Garcia-Rodenas C, Gachon P, Fauquant J, Callier P, Ballèvre O, Beaufrère B., "The digestion rate of protein is an independent regulating factor of postprandial protein retention.", Am J Physiol Endocrinol Metab. 2001 Feb;280(2):E340-8.

27.Cribb PJ, Hayes A., "Effects of supplement timing and resistance exercise on skeletal muscle hypertrophy.", Med Sci Sports Exerc. 2006 Nov;38(11):1918-25.

28.Alan Albert Aragon and Brad Jon Schoenfeld., "Nutrient timing revisited: is there a post-exercise anabolic window?", J Int Soc Sports Nutr. 2013; 10: 5.Published online 2013 Jan 29. doi: 10.1186/1550-2783-10-5

29.Willoughby DS, Stout JR, Wilborn CD., "Effects of resistance training and protein plus amino acid supplementation on muscle anabolism, mass, and strength.", Amino Acids. 2007;32(4):467-77. Epub 2006 Sep 20.

30.H. M. Farrell, Jr., R. Jimenez-Flores, G. T. Bleck, E. M. Brown, J. E. Butler, L. K. Creamer, C. L. Hicks, C. M. Hollar, K. F. Ng-Kwai-Hang, and H. E. Swaisgood., "Nomenclature of the Proteins of Cows' Milk—Sixth Revision", J. Dairy Sci. 87:1641–1674 American Dairy Science Association, 2004.

31.V R Young, P L Pellett., "Plant proteins in relation to human protein and amino acid nutrition", The American Journal of Clinical Nutrition, Volume 59, Issue 5, May 1994, Pages 1203S–1212S Published: 01 May 1994

32.Van Elswyk ME, Weatherford CA, McNeill SH., "A Systematic Review of Renal Health in Healthy Individuals Associated with Protein Intake above the US Recommended Daily Allowance in Randomized Controlled Trials and Observational Studies.", Adv Nutr. 2018 Jul 1;9(4):404-418. doi: 10.1093/advances/nmy026.

Fett

1.L B Sørensen, P Møller, A Flint, M Martens, A Raben, "Effect of sensory perception of foods on appetite and food intake: a review of studies on humans", Int J Obes Relat Metab Disord. 2003 Oct; 27(10):1152-66. doi: 10.1038/sj.ijo.0802391.

2. Deutsche Gesellschaft für Ernährung e. V., "Evidence-Based Guideline of the German Nutrition Society: Fat Intake and Prevention of Selected Nutrition-Related Diseases", Ann Nutr. Metab. 2015; 67:141-204 (DOI:10.1159/000437243).

3. Laura Pimpin, Jason H Y Wu, Hila Haskelberg, Liana Del Gobbo, Dariush Mozaffarian, "Is Butter Back? A Systematic Review and Meta-Analysis of Butter Consumption and Risk of Cardiovascular Disease, Diabetes, and Total Mortality", PLoS One. 2016 Jun 29; 11(6):e0158118. doi: 10.1371/journal.pone.0158118. eCollection 2016.

4. Thomas A B Sanders, Fiona J Lewis, Louise M Goff, Philip J Chowienczyk, RISCK Study Group, "SFAs do not impair endothelial function and arterial stiffness", Am J Clin Nutr. 2013 Sep; 98(3):677-83. doi: 10.3945/ajcn.113.063644.

5. Osaretin J Odia, Sandra Ofori, Omosivie Maduka, "Palm oil and the heart: A review", World J Cardiol. 2015 Mar 26; 7(3):144-9. doi: 10.4330/wjc.v7.i3.144.

6. A G Dulloo, M Fathi, N Mensi, L Girardier, "Twenty-four-hour energy expenditure and urinary catecholamines of humans consuming low-to-moderate amounts of medium-chain triglycerides: a dose-response study in a human respiratory chamber.", Eur J Clin Nutr. 1996 Mar; 50(3):152-8.

7. R J Stubbs, C G Harbron, "Covert manipulation of the ratio of medium- to long-chain triglycerides in isoenergetically dense diets: effect on food intake in ad libitum feeding men.", Int J Obes Relat Metab Disord. 1996 May; 20(5):435-44.

8. Charles P. Lambert, Laura L. Frank, William J. Evans, "Macronutrient considerations for the sport of bodybuilding.", Sports Med. 2004; 34(5):317-27. doi: 10.2165/00007256-200434050-00004.

9. Peter J. Joris, Ronald P. Mensink, "Role of cis-Monounsaturated Fatty Acids in the Prevention of Coronary Heart Disease", Curr Atheroscler Rep. 2016; 18: 38. 2016 May 24. doi: 10.1007/s11883-016-0597-y.

10. Lukas Schwingshackl, Georg Hoffmann, "Monounsaturated fatty acids, olive oil and health status: a systematic review and meta-analysis of cohort studies.", Lipids Health Dis. 2014 Oct 1; 13:154. doi: 10.1186/1476-511X-13-154.

11. Frank Qian, Andres Ardisson Korat, Vasanti Malik, Frank B Hu, "Metabolic Effects of Monounsaturated Fatty Acid-Enriched Diets Compared With Carbohydrate or Polyunsaturated Fatty Acid-Enriched Diets in Patients With Type 2 Diabetes: A Systematic Review and Meta-analysis of Randomized Controlled Trials", Diabetes Care. 2016 Aug; 39(8):1448-57. doi: 10.2337/dc16-0513.

12. Ilario Mennella, Maria Savarese, Rosalia Ferracane, Raffaele Sacchi, Paola Vitaglione, "Oleic acid content of a meal promotes oleoylethanolamide response and reduces subsequent energy intake in humans", Food Funct. 2015 Jan; 6(1):204-10. doi: 10.1039/c4fo00697f. Epub 2014 Oct 27.

13. Marek Vecka, Magdalena Dušejovská, Barbora Stankova, Miroslav Zeman, Lucie Vavrova, Jana Kodydkova, Adolf Slaby, Ales Zak, "N-3 polyunsaturated fatty acids in the treatment of atherogenic dyslipidemia.", Neuro Endocrinol Lett. 2012;33 Suppl 2:87-92.

14. Angela M Zivkovic, Natalie Telis, J Bruce German, Bruce D Hammock, "Dietary omega-3 fatty acids aid in the modulation of inflammation and metabolic health.", Calif Agric (Berkeley). 2011 Jul;65(3):106-111. doi: 10.3733/ca.v065n03p106.

15. Mohammed S Ellulu, Huzwah Khaza'ai, Ismail Patimah, Asmah Rahmat, Yehia Abed, "Effect of long chain omega-3 polyunsaturated fatty acids on inflammation and metabolic markers in hypertensive and/or diabetic obese adults: a randomized controlled trial.", Food Nutr Res. 2016 Jan 29;60:29268. doi: 10.3402/fnr.v60.29268. eCollection 2016.

16. M Elizabeth Sublette, Steven P Ellis, Amy L Geant, J John Mann, "Meta-analysis of the effects of eicosapentaenoic acid (EPA) in clinical trials in depression", J Clin Psychiatry. 2011 Dec;72(12):1577-84. doi: 10.4088/JCP.10m06634. Epub 2011 Sep 6.

17. William S Harris, "The omega-6/omega-3 ratio and cardiovascular disease risk: uses and abuses", Curr Atheroscler Rep. 2006 Nov;8(6):453-9. doi: 10.1007/s11883-006-0019-7.

18. William Raphael, Lorraine M Sordillo, "Dietary polyunsaturated fatty acids and inflammation: the role of phospholipid biosynthesis", Int J Mol Sci. 2013 Oct 22;14(10):21167-88. doi: 10.3390/ijms141021167.

19. Jasminka Z Ilich, Owen J Kelly, Youjin Kim, Maria T Spicer, "Low-grade chronic inflammation perpetuated by modern diet as a promoter of obesity and osteoporosis.", Arh Hig Rada Toksikol. 2014 Jun;65(2):139-48. doi: 10.2478/10004-1254-65-2014-2541.

20. P M Kris-Etherton 1, D S Taylor, S Yu-Poth, P Huth, K Moriarty, V Fishell, R L Hargrove, G Zhao, T D Etherton, "Polyunsaturated fatty acids in the food chain in the United States", Am J Clin Nutr. 2000 Jan; 71(1 Suppl):179S-88S. doi: 10.1093/ajcn/71.1.179S.

21. Penny M. Kris-Etherton, William S. Harris, Lawrence J. Appel, "Fish Consumption, Fish Oil, Omega-3 Fatty Acids, and Cardiovascular Disease", 19 Nov 2002https://doi.org/10.1161/01.CIR.0000038493.65177.94Circulation. 2002;106:2747-2757.

22.22. A P Simopoulos, "Evolutionary aspects of diet, the omega-6/omega-3 ratio and genetic variation: nutritional implications for chronic diseases", Biomed Pharmacother. 2006 Nov;60(9):502-7. doi: 10.1016/j.biopha.2006.07.080. Epub 2006 Aug 28.

23. Dariush Mozaffarian, Tobias Pischon, Susan E Hankinson, Nader Rifai, Kaumudi Joshipura, Walter C Willett, Eric B Rimm, "Dietary intake of trans fatty acids and systemic inflammation in women", Am J Clin Nutr. 2004 Apr;79(4):606-12. doi: 10.1093/ajcn/79.4.606.

24. Dariush Mozaffarian, Tobias Pischon, Susan E Hankinson, Nader Rifai, Kaumudi Joshipura, Walter C Willett, Eric B Rimm, "Dietary intake of trans fatty acids and systemic inflammation in women", Am J Clin Nutr. 2004 Apr;79(4):606-12. doi: 10.1093/ajcn/79.4.606.

25. David J Baer, Joseph T Judd, Beverly A Clevidence, Russell P Tracy, "Dietary fatty acids affect plasma markers of inflammation in healthy men fed controlled diets: a randomized crossover study", Am J Clin Nutr. 2004 Jun;79(6):969-73. doi: 10.1093/ajcn/79.6.969.

26. N M de Roos, M L Bots, M B Katan, "Replacement of dietary saturated fatty acids by trans fatty acids lowers serum HDL cholesterol and impairs endothelial function in healthy men and women", Arterioscler Thromb Vasc Biol. 2001 Jul;21(7):1233-7. doi: 10.1161/hq0701.092161.

27. E Christiansen, S Schnider, B Palmvig, E Tauber-Lassen, O Pedersen, "Intake of a diet high in trans monounsaturated fatty acids or saturated fatty acids. Effects on postprandial insulinemia and glycemia in obese patients with NIDDM", Diabetes Care. 1997 May;20(5):881-7. doi: 10.2337/diacare.20.5.881.

28.28. Kylie Kavanagh, Kate L Jones, Janet Sawyer, Kathryn Kelley, J Jeffrey Carr, Janice D Wagner, Lawrence L Rudel, "Trans fat diet induces abdominal obesity and changes in insulin sensitivity in monkeys", Obesity (Silver Spring). 2007 Jul; 15(7):1675-84. doi: 10.1038/oby.2007.200.

29. T J Horton, H Drougas, A Brachey, G W Reed, J C Peters, J O Hill, "Fat and carbohydrate overfeeding in humans: different effects on energy storage", Am J Clin Nutr. 1995 Jul; 62(1):19-29. doi: 10.1093/ajcn/62.1.19.

30. M J Reed, R W Cheng, M Simmonds, W Richmond, V H James, "Dietary lipids: an additional regulator of plasma levels of sex hormone binding globulin", J Clin Endocrinol Metab. 1987 May;64(5):1083-5. doi: 10.1210/jcem-64-5-1083.

31. D B Jump, S D Clarke, "Regulation of gene expression by dietary fat", Annu Rev Nutr. 1999;19:63-90. doi: 10.1146/annurev.nutr.19.1.63.

32. William R. Leonard, J. Josh Snodgrass, Marcia L. Robertson, Jean-Pierre Montmayeur, Johannes le Coutre, editors., "Evolutionary Perspectives on Fat Ingestion and Metabolism in Humans", Fat Detection: Taste, Texture, and Post Ingestive Effects. Boca Raton (FL): CRC Press/Taylor & Francis; 2010. Chapter 1. Frontiers in Neuroscience.

33. Glenda Lindseth, Thomas Petros, "Neurobehavioral Effects of Consuming Dietary Fatty Acids", Biol Res Nur. 2016 Oct;18(5):573-81. doi: 10.1177/1099800416657638. Epub 2016 Jul 13.

34. Mark A Tarnopolsky, "Sex differences in exercise metabolism and the role of 17-beta estradiol", Med Sci Sports Exerc. 2008 Apr;40(4):648-54. doi: 10.1249/MSS.0b013e31816212ff.

35. Dieuwerke P Bolhuis, Andrew Costanzo, Lisa P Newman, Russell SJ Keast, "Salt Promotes Passive Overconsumption of Dietary Fat in Humans", The Journal of Nutrition, Volume 146, Issue 4, April 2016, Pages 838–845.

36. Ingram DM, Bennett FC, Willcox D, de Klerk N, "Effect of low-fat diet on female sex hormone levels.", Journal of the National Cancer Institute, 01 Dec 1987, 79(6):1225-1229 PMID: 3480374.

37. Charles P Lambert, Laura L Frank, William J Evans, "Macronutrient considerations for the sport of bodybuilding", Sports Med. 2004;34(5):317-27. doi: 10.2165/00007256-200434050-00004.

38. Daniel König, Hans Braun, Anja Carlsohn, Mareike Großhauser, Alfonso Lampen, Stephanie Mosler, Andreas Nieß, Helmut Oberritter, Klaus Schäbethal, Alexandra Schek, Peter Stehle, Kiran Virmani, Rainer Ziegenhagen, Helmut Heseker, "Kohlenhydrate in der Sporternährung", Ernaehrungs Umschau international | 11/2019, DOI: 10.4455/eu.2019.044.

Aufbau nach Diät

1. Lyle McDonald., "Four Models for Genetic Muscular Potential", June 19, 2009

2. ibid

3. ibi

Mikronährstoffe

1. Xia Wang, instructor in nutrition, Yingying Ouyang, research fellow, Jun Liu, research fellow, Minmin Zhu, instructor in biostatistics, Gang Zhao, instructor in medicine, Wei Bao, postdoctoral fellow, Frank B Hu, professor., "Fruit and vegetable consumption and mortality from all causes, cardiovascular disease, and cancer: systematic review and dose-response meta-analysis of prospective cohort studies", BMJ Published 29 July 2014

2. Cordain L, Eaton SB, Sebastian A, Mann N, Lindeberg S, Watkins BA, O'Keefe JH, Brand-Miller J., "Origins and evolution of the Western diet: health implications for the 21st century.", Am J Clin Nutr. 2005 Feb;81(2):341-54.

3. Verfassung der Weltgesundheitsorganisation, Unterzeichnet in New York am 22. Juli 1946 Ratifikationsurkunde von der Schweiz hinterlegt am 29. März 1947 Von der Bundesversammlung genehmigt am 19. Dezember 19462 Für die Schweiz in Kraft getreten am 7. April 1948 (Stand am 8. Mai 2014)

4. fdddb.info

5. Mercedes Sotos-Prieto, Ph.D., Shilpa N. Bhupathiraju, Ph.D., Josiemer Mattei, Ph.D., M.P.H., Teresa T. Fung, Sc.D., et al., "Association of Changes in Diet Quality with Total and Cause-Specific Mortality", July 13, 2017 N Engl J Med 2017; 377:143-153 DOI: 10.1056/NEJMoa1613502

6. Volpe SL, „Micronutrient requirements for athletes.", Clin Sports Med. 2007 Jan;26(1):119-30.

7. Xia Wang, instructor in nutrition, Yingying Ouyang, research fellow, Jun Liu, research fellow, Minmin Zhu, instructor in biostatistics, Gang Zhao, instructor in medicine, Wei Bao, postdoctoral fellow, Frank B Hu, professor., "Fruit and vegetable consumption and mortality from all causes, cardiovascular disease, and cancer: systematic review and dose-response meta-analysis of prospective cohort studies", BMJ Published 29 July 2014

Peri-Workout Nutrition

1. Schoenfeld BJ., "The mechanisms of muscle hypertrophy and their application to resistance training.", J Strength Cond Res. 2010 Oct;24(10):2857-72. doi: 10.1519/JSC.0b013e3181e840f3.

2. Kumar V, Atherton P, Smith K, Rennie MJ., "Human muscle protein synthesis and breakdown during and after exercise.", J Appl Physiol (1985). 2009 Jun;106(6):2026-39. doi: 10.1152/japplphysiol.91481.2008. Epub 2009 Jan 22.

3. Hargreaves M, Hawley JA, Jeukendrup A., "Pre-exercise carbohydrate and fat ingestion: effects on metabolism and performance.", J Sports Sci. 2004 Jan;22(1):31-8.

4. Chad Kerksick, Travis Harvey, Jeff Stout, Bill Campbell, Colin Wilborn, Richard Kreider, Doug Kalman, Tim Ziegenfuss, Hector Lopez, Jamie Landis, John L Ivy, and Jose Antonio., "International Society of Sports Nutrition position stand: Nutrient timing", J Int Soc Sports Nutr. 2008; 5: 17. Published online 2008 Oct 3. doi: 10.1186/1550-2783-5-17

5. Tipton KD, Rasmussen BB, Miller SL, Wolf SE, Owens-Stovall SK, Petrini BE, Wolfe RR., "Timing of amino acid-carbohydrate ingestion alters anabolic response of muscle to resistance exercise.", Am J Physiol Endocrinol Metab. 2001 Aug;281(2):E197-206.

6. Coburn JW, Housh DJ, Housh TJ, Malek MH, Beck TW, Cramer JT, Johnson GO, Donlin PE., "Effects of leucine and whey protein supplementation during eight weeks of unilateral resistance training.", J Strength Cond Res. 2006 May;20(2):284-91.

7. Dangin M, Boirie Y, Garcia-Rodenas C, Gachon P, Fauquant J, Callier P, Ballèvre O, Beaufrère B., "The digestion rate of protein is an independent regulating factor of postprandial protein retention.",Am J Physiol Endocrinol Metab. 2001 Feb;280(2):E340-8.

8. Anthony JC, Yoshizawa F, Anthony TG, Vary TC, Jefferson LS, Kimball SR. Leucine stimulates translation initiation in skeletal muscle of postabsorptive rats via a rapamycin-sensitive pathway. J Nutr. 2000;130(10):2413-2419.

9.Kimball SR, Jefferson LS. Signaling pathways and molecular mechanisms through which branched-chain amino acids mediate translational control of protein synthesis. J Nutr. 2006 Jan;136(1 Suppl):227S-31S. doi: 10.1093/jn/136.1.227S.

10.Bolster DR, Crozier SJ, Kimball SR, Jefferson LS. AMP-activated protein kinase suppresses protein synthesis in rat skeletal muscle through down-regulated mammalian target of rapamycin (mTOR) signaling. J Biol Chem. 2002;277(27):23977-23980.

11.Jeukendrup AE, Killer SC., "The myths surrounding pre-exercise carbohydrate feeding.", Ann Nutr Metab. 2010;57 Suppl 2:18-25. doi: 10.1159/000322698. Epub 2011 Feb 22.

12.Hargreaves M, Hawley JA, Jeukendrup A., "Pre-exercise carbohydrate and fat ingestion: effects on metabolism and performance.", J Sports Sci. 2004 Jan;22(1):31-8.

13.Cribb PJ, Hayes A., "Effects of supplement timing and resistance exercise on skeletal muscle hypertrophy.", Med Sci Sports Exerc. 2006 Nov;38(11):1918-25.

14.Chad Kerksick, Travis Harvey, Jeff Stout, Bill Campbell, Colin Wilborn, Richard Kreider, Doug Kalman, Tim Ziegenfuss, Hector Lopez, Jamie Landis, John L Ivy and Jose Antonio., "International Society of Sports Nutrition position stand: Nutrient timing", J Int Soc Sports Nutr. 2008; 5: 17. Published online 2008 Oct 3. doi: 10.1186/1550-2783-5-17

15.Thomas DE, Brotherhood JR, Brand JC., "Carbohydrate feeding before exercise: effect of glycemic index.", Int J Sports Med. 1991 Apr;12(2):180-6.

16.Mark Hargreaves, John A Hawley, Asker Jeukendrup., "Pre-exercise carbohydrate and fat ingestion: Effects on metabolism and performance", Journal of Sports Sciences 22(1):31-8 · February 2004

17.Brad Jon Schoenfeld, PhD, CSCS, FNSCA, Alan Albert Aragon, MSc., "Is There a Postworkout Anabolic Window of Opportunity for Nutrient Consumption? Clearing up Controversies", Journal of Orthopaedic & Sports Physical Therapy Published Online:November 30, 2018

18.Pitkanen HT, Nykanen T, Knuutinen J, Lahti K, Keinanen O, Alen M, Komi PV, Mero AA., "Free amino acid pool and muscle protein balance after resistance exercise.", Med Sci Sports Exerc. 2003 May;35(5):784-92.

19.Kumar V, Atherton P, Smith K, Rennie MJ., "Human muscle protein synthesis and breakdown during and after exercise.", J Appl Physiol (1985). 2009 Jun;106(6):2026-39. doi: 10.1152/japplphysiol.91481.2008. Epub 2009 Jan 22.

20.West DW, Burd NA, Coffey VG, Baker SK, Burke LM, Hawley JA, Moore DR, Stellingwerff T, Phillips SM., "Rapid aminoacidemia enhances myofibrillar protein synthesis and anabolic intramuscular signaling responses after resistance exercise.", Am J Clin Nutr. 2011 Sep;94(3):795-803. doi: 10.3945/ajcn.111.013722. Epub 2011 Jul 27.

21.Kevin D Tipton, Arny A. Ferrando, Stuart M Phillips, DJ Doyle., "Postexercise net protein synthesis in human muscle from orally administered amino acids", The American journal of physiology 276(4 Pt 1):E628-34 · May 1999

22.Atherton PJ, Etheridge T, Watt PW, Wilkinson D, Selby A, Rankin D, Smith K, Rennie MJ., "Muscle full effect after oral protein: time-dependent concordance and discordance between human muscle protein synthesis and mTORC1 signaling.", Am J Clin Nutr. 2010 Nov;92(5):1080-8. doi: 10.3945/ajcn.2010.29819. Epub 2010 Sep 15.

23.Trommelen J, Betz MW, van Loon LJC., "The Muscle Protein Synthetic Response to Meal Ingestion Following Resistance-Type Exercise.", Sports Med. 2019 Feb;49(2):185-197. doi: 10.1007/s40279-019-01053-5.

24.Biolo G, Tipton KD, Klein S, Wolfe RR., "An abundant supply of amino acids enhances the metabolic effect of exercise on muscle protein.", Am J Physiol. 1997 Jul;273(1 Pt 1):E122-9.

25.Richard B Kreider, Conrad P Earnest, Jennifer Lundberg, Christopher Rasmussen, Michael Greenwood, Patricia Cowan & Anthony L Almada., "Effects of ingesting protein with various forms of carbohydrate following resistance-exercise on substrate availability and markers of anabolism, catabolism, and immunity", Journal of the International Society of Sports Nutrition volume 4, Article number: 18 (2007)

26.Denne SC, Liechty EA, Liu YM, Brechtel G, Baron AD., "Proteolysis in skeletal muscle and whole body in response to euglycemic hyperinsulinemia in normal adults.", Am J Physiol. 1991 Dec;261(6 Pt 1):E809-14.

27.Burke LM, Collier GR, Hargreaves M., "Muscle glycogen storage after prolonged exercise: effect of the glycemic index of carbohydrate feedings.", J Appl Physiol (1985). 1993 Aug;75(2):1019-23.

28.Tsintzas K, Jones R, Pabla P, Mallinson J, Barrett DA, Kim DH, Cooper S, Davies A, Taylor T, Chee C, Gaffney C, van Loon LJC, Stephens FB., "Effect of acute and short-term dietary fat ingestion on postprandial skeletal muscle protein synthesis rates in middle-aged, overweight, and obese men.", Am J Physiol Endocrinol Metab. 2020 Mar 1;318(3):E417-E429. doi: 10.1152/ajpendo.00344.2019. Epub 2020 Jan 7.

Essen richtig tracken

1.U.S. Department of Health & Human Services, "Balance Food and Activity", February 13, 2013

2. Jean Harvey, Rebecca Krukowski, Jeff Priest, Delia West, "Log Often, Lose More: Electronic Dietary Self-Monitoring for Weight Loss", 25 February 2019 https://doi.org/10.1002/oby.22382

3. S W Lichtman, K Pisarska, E R Berman, M Pestone, H Dowling, E Offenbacher, H Weisel, S Heshka, D E Matthews, S B Heymsfield, "Discrepancy between self-reported and actual caloric intake and exercise in obese subjects", N Engl J Med 1992 Dec 31;327(27):1893-8. doi: 10.1056/NEJM199212313272701.

Die besten Lebensmittel zum Abnehmen

1.Maclean PS, Bergouignan A, Cornier MA, Jackman MR., "Biology's response to dieting: the impetus for weight regain.", Am J Physiol Regul Integr Comp Physiol. 2011 Sep;301(3):R581-600. doi: 10.1152/ajpregu.00755.2010. Epub 2011 Jun 15.

2.Ayyad C, Andersen T., "Long-term efficacy of dietary treatment of obesity: a systematic review of studies published between 1931 and 1999.", Obes Rev. 2000 Oct;1(2):113-9.

3.Langeveld M, de Vries JH., "[The mediocre results of dieting].", Ned Tijdschr Geneeskd. 2013;157(29):A6017.

4.Claudine Ko., "How I lost nearly 100 pounds eating pizza", January 27, 2016 Published New York Post

5.U.S. Department of Health & Human Services, "Balance Food and Activity", February 13, 2013

6.Dzieniszewski J, Jarosz M, Szczygieł B, Długosz J, Marlicz K, Linke K, Lachowicz A, Ryzko-Skiba M, Orzeszko M., "Nutritional status of patients hospitalised in Poland.",Eur J Clin Nutr. 2005 Apr;59(4):552-60.

7.Zaloga GP, Harvey KA, Stillwell W, Siddiqui R., "Trans fatty acids and coronary heart disease.", Nutr Clin Pract. 2006 Oct;21(5):505-12.

8.Salmerón J, Hu FB, Manson JE, Stampfer MJ, Colditz GA, Rimm EB, Willett WC., "Dietary fat intake and risk of type 2 diabetes in women.", Am J Clin Nutr. 2001 Jun;73(6):1019-26.

9.Chavarro JE, Rich-Edwards JW, Rosner BA, Willett WC., "Dietary fatty acid intakes and the risk of ovulatory infertility.", Am J Clin Nutr. 2007 Jan;85(1):231-7.

10.Amanda MacMillan and Amanda Gardner., "The 22 Worst Foods for Trans Fat", Health October 21, 2015

11.Institute of Medicine of the National Academies, "Dietary Reference Intakes for Energy, Carbohydrate, Fiber, Fat, Fatty Acids, Cholesterol, Protein, and Amino Acids", 2005

12.Kevin D Hall., "Ultra-processed diets cause excess calorie intake and weight gain: A one-month inpatient randomized controlled trial of ad libitum food intake", Preprint · February 2019

Cheat Days

1.Xia Wang, instructor in nutrition, Yingying Ouyang, research fellow, Jun Liu, research fellow, Minmin Zhu, instructor in biostatistics, Gang Zhao, instructor in medicine, Wei Bao, postdoctoral fellow, Frank B Hu, professor., "Fruit and vegetable consumption and mortality from all causes, cardiovascular disease, and cancer: systematic review and dose-response meta-analysis of prospective cohort studies" BMJ Published 29 July 2014

2.Cordain L1, Eaton SB, Sebastian A, Mann N, Lindeberg S, Watkins BA, O'Keefe JH, Brand-Miller J., "Origins and evolution of the Western diet: health implications for the 21st century.", Am J Clin Nutr. 2005 Feb;81(2):341-54.

3.Dzieniszewski J, Jarosz M, Szczygieł B, Długosz J, Marlicz K, Linke K, Lachowicz A, Ryzko-Skiba M, Orzeszko M., "Nutritional status of patients hospitalised in Poland.", Eur J Clin Nutr. 2005 Apr;59(4):552-60.

Refeed

1.Davis JF, Choi DL, Benoit SC., "Insulin, leptin and reward.", Trends Endocrinol Metab. 2010 Feb;21(2):68-74. doi: 10.1016/j.tem.2009.08.004. Epub 2009 Oct 7.

2.Davis JF., "Adipostatic regulation of motivation and emotion.", Discov Med. 2010 May;9(48):462-7.

3.Hausman GJ, Barb CR., "Adipose tissue and the reproductive axis: biological aspects.", Endocr Dev. 2010;19:31-44. doi: 10.1159/000316895. Epub 2010 Jun 15.

4.Jéquier E1., "Leptin signaling, adiposity, and energy balance.", Ann N Y Acad Sci. 2002 Jun;967:379-88.

5.Opland DM, Leinninger GM, Myers MG Jr., "Modulation of the mesolimbic dopamine system by leptin.", Brain Res. 2010 Sep 2;1350:65-70. doi: 10.1016/j.brainres.2010.04.028. Epub 2010 Apr 22.

6.Forbes GB, Brown MR, Welle SL, Underwood LE., "Hormonal response to overfeeding.", Am J Clin Nutr. 1989 Apr;49(4):608-11.

7.Volkow ND, Wang GJ, Baler RD., "Reward, dopamine and the control of food intake: implications for obesity.", Trends Cogn Sci. 2011 Jan;15(1):37-46. doi: 10.1016/j.tics.2010.11.001. Epub 2010 Nov 24.

8.Pratley RE, Nicolson M, Bogardus C, Ravussin E., "Plasma leptin responses to fasting in Pima Indians.", Am J Physiol. 1997 Sep;273(3 Pt 1):E644-9.

9.Ceddia RB., "Direct metabolic regulation in skeletal muscle and fat tissue by leptin: implications for glucose and fatty acids homeostasis.", Int J Obes (Lond). 2005 Oct;29(10):1175-83.

10.Horton TJ, Drougas H, Brachey A, Reed GW, Peters JC, Hill JO., "Fat and carbohydrate overfeeding in humans: different effects on energy storage.", Am J Clin Nutr. 1995 Jul;62(1):19-29.

Skinny Fat Lösung

1. Daniel Hackett, Amanda D. Hagstrom, "Effect of Overnight Fasted Exercise on Weight Loss and Body Composition: A Systematic Review and Meta-Analysis", J. Funct. Morphol. Kinesiol. 2017, 2(4), 43; https://doi.org/10.3390/jfmk2040043.

2. Herman Pontzer, Ramon Durazo-Arvizu, Lara R Dugas, Jacob Plange-Rhule, Pascal Bovet, Terrence E Forrester, Estelle V Lambert, Richard S Cooper, Dale A Schoeller, Amy Luke, "Constrained Total Energy Expenditure and Metabolic Adaptation to Physical Activity in Adult Humans", Curr Biol. 2016 Feb 8;26(3):410-7. doi: 10.1016/j.cub.2015.12.046. Epub 2016 Jan 28.

3. Jackson J Fyfe, David J Bishop, Nigel K Stepto, "Interference between concurrent resistance and endurance exercise: molecular bases and the role of individual training variables", Sports Med. 2014 Jun;44(6):743-62. doi: 10.1007/s40279-014-0162-1.

4. Jeffrey C Gergley, "Comparison of two lower-body modes of endurance training on lower-body strength development while concurrently training", J Strength Cond Res. 2009 May; 23(3):979-87. doi: 10.1519/JSC.0b013e3181a0629d.

5. Victor L Fulgoni 3rd, "Current protein intake in America: analysis of the National Health and Nutrition Examination Survey, 2003-2004", Am J Clin Nutr. 2008 May; 87(5):1554S-1557S. doi: 10.1093/ajcn/87.5.1554S.

6. M L Durrant, J S Garrow, P Royston, S F Stalley, S Sunkin, P M Warwick, "Factors influencing the composition of the weight lost by obese patients on a reducing diet.", Br J Nutr. 1980 Nov;44(3):275-85. doi: 10.1079/bjn19800042.

7. Leanne M Redman, Leonie K Heilbronn, Corby K Martin, Lilian de Jonge, Donald A Williamson, James P Delany, Eric Ravussin, Pennington CALERIE Team, "Metabolic and behavioral compensations in response to caloric restriction: implications for the maintenance of weight loss.", PLoS One. 2009;4(2):e4377. doi: 10.1371/journal.pone.0004377. Epub 2009 Feb 9.

8. Jose Antonio, Anya Ellerbroek, Tobin Silver, Steve Orris, Max Scheiner, Adriana Gonzalez, Corey A Peacock, "A high protein diet (3.4 g/kg/d) combined with a heavy resistance training program improves body composition in healthy trained men and women - a follow-up investigation.", Journal of the International Society of Sports Nutrition volume 12, Article number: 39 (2015).

9. Thomas M Longland, Sara Y Oikawa, Cameron J Mitchell, Michaela C Devries, Stuart M Phillips, "Higher compared with lower dietary protein during an energy deficit combined with intense exercise promotes greater lean mass gain and fat mass loss: a randomized trial", Am J Clin Nutr. 2016 Mar;103(3):738-46. doi: 10.3945/ajcn.115.119339. Epub 2016 Jan 27.

10. Bill I Campbell, Danielle Aguilar, Laurin Conlin, Andres Vargas, Brad Jon Schoenfeld, Amey Corson, Chris Gai, Shiva Best, Elfego Galvan, Kaylee Couvillion, "Effects of High Versus Low Protein Intake on Body Composition and Maximal Strength in Aspiring Female Physique Athletes Engaging in an 8-Week Resistance Training Program", Int J Sport Nutr Exerc Meta. 2018 Nov 1; 28(6):580-585. doi: 10.1123/ijsnem.2017-0389. Epub 2018 Jul 3.

11. Ina Garthe, Truls Raastad, Per Egil Refsnes, Anu Koivisto, Jorunn Sundgot-Borgen, "Effect of two different weight-loss rates on body composition and strength and power-related performance in elite athletes", Int J Sport Nutr Exerc Metab. 2011 Apr; 21(2):97-104. doi: 10.1123/ijsnem.21.2.97.

12. DJ Wake, C Elferink, E Rask, J Westerbacka, DEW Livingstone, S Soderberg, H Yki-Jarvinen, T Olsson, R Andrew & BR Walker, "Increased aromatase expression in human subcutaneous adipose tissue in obesity", Endocrine Abstracts (2004) 7 P60.

13. J D Veldhuis, A Y Liem, S South, A Weltman, J Weltman, D A Clemmons, R Abbott, T Mulligan, M L Johnson, S Pincus, et al., "Differential impact of age, sex steroid hormones, and obesity on basal versus pulsatile growth hormone secretion in men as assessed in an ultrasensitive chemiluminescence assay", J Clin Endocrinol Metab. 1995 Nov; 80(11):3209-22. doi: 10.1210/jcem.80.11.7593428.

14. Lachlan Mitchell, Gary Slater, Daniel Hackett, Nathan Johnson, Helen O'connor, "Physiological implications of preparing for a natural male bodybuilding competition", Eur J Sport Sci. 2018 Jun;18(5):619-629. doi: 10.1080/17461391.2018.1444095. Epub 2018 Mar 1.

15. Giovanni Corona, Giulia Rastrelli, Matteo Monami, Farid Saad, Michaela Luconi, Marcello Lucchese, Enrico Facchiano, Alessandra Sforza, Gianni Forti, Edoardo Mannucci, Mario Maggi, "Body weight loss reverts obesity-associated hypogonadotropic hypogonadism: a systematic review and meta-analysis", Eur J Endocrinol. 2013 May 2;168(6):829-43. doi: 10.1530/EJE-12-0955. Print 2013 Jun.

16. B Buemann, T I A Sørensen, O Pedersen, E Black, C Holst, S Toubro, S Echwald, J J Holst, C Rasmussen, A Astrup, "Lower-body fat mass as an independent marker of insulin sensitivity--the role of adiponectin", Int J Obes (Lond). 2005 Jun;29(6):624-31. doi: 10.1038/sj.ijo.0802929.

17. Pavankumar Patel, Nicola Abate, "Body Fat Distribution and Insulin Resistance", Nutrients. 2013 Jun; 5(6): 2019-2027. 2013 Jun 5. doi: 10.3390/nu5062019.

Schlaf optimieren

1. Wang X, Sparks JR, Bowyer KP, Youngstedt SD., "Influence of sleep restriction on weight loss outcomes associated with caloric restriction.", Sleep. 2018 May 1;41(5). doi: 10.1093/sleep/zsy027.

2.Nedeltcheva AV, Kilkus JM, Imperial J, Schoeller DA, Penev PD., "Insufficient sleep undermines dietary efforts to reduce adiposity.", Ann Intern Med. 2010 Oct 5;153(7):435-41. doi: 10.7326/0003-4819-153-7-201010050-00006.

3.Amstrup AK, Sikjaer T, Pedersen SB, Heickendorff L, Mosekilde L, Rejnmark L., "Reduced fat mass and increased lean mass in response to 1 year of melatonin treatment in postmenopausal women: A randomized placebo-controlled trial.", Clin Endocrinol (Oxf). 2016 Mar;84(3):342-7. doi: 10.1111/cen.12942. Epub 2015 Oct 8.

4.Mazzotti DR, Guindalini C, Moraes WA, Andersen ML, Cendoroglo MS, Ramos LR, Tufik S., "Human longevity is associated with regular sleep patterns, maintenance of slow wave sleep, and favorable lipid profile.", Front Aging Neurosci. 2014 Jun 24;6:134. doi: 10.3389/fnagi.2014.00134. eCollection 2014.

5.Shelley D Hershner, Ronald D Chervin., "Causes and consequences of sleepiness among college students", Nat Sci Sleep. 2014; 6: 73-84.Published online 2014 Jun 23. doi: 10.2147/NSS.S62907.

6.Rasch B, Born J., "About sleep's role in memory.", Physiol Rev. 2013 Apr;93(2):681-766. doi: 10.1152/physrev.00032.2012.

7.Laurent Brondel, Michael A Romer, Pauline M Nougues, Peio Touyarou, Damien Davenne., "Acute partial sleep deprivation increases food intake in healthy men", The American Journal of Clinical Nutrition, Volume 91, Issue 6, June 2010, Pages 1550-1559

8.Ackermann K, Revell VL, Lao O, Rombouts EJ, Skene DJ, Kayser M., "Diurnal rhythms in blood cell populations and the effect of acute sleep deprivation in healthy young men.", Sleep. 2012 Jul 1;35(7):933-40. doi: 10.5665/sleep.1954.

9.Cheri D. Mah, MS, Kenneth E. Mah, MD, MS, Eric J. Kezirian, MD, MPH, and William C. Dement, MD, PhD., "The Effects of Sleep Extension on the Athletic Performance of Collegiate Basketball Players", Sleep. 2011 Jul 1; 34(7): 943-950.Published online 2011 Jul 1. doi: 10.5665/SLEEP.1132.

10.Kripke DF, Langer RD, Kline LE., "Hypnotics' association with mortality or cancer: a matched cohort study.", BMJ Open. 2012 Feb 27;2(1):e000850. doi: 10.1136/bmjopen-2012-000850. Print 2012.

11.Daniel F Kripke., "Greater incidence of depression with hypnotic use than with placebo", BMC Psychiatry volume7, Article number: 42 (2007)

12.Joya FL, Kripke DF, Loving RT, Dawson A, Kline LE., "Meta-analyses of hypnotics and infections: eszopiclone, ramelteon, zaleplon, and zolpidem.", J Clin Sleep Med. 2009 Aug 15;5(4):377-83.

13.Daniel F. Kripke., "Hypnotic drug risks of mortality, infection, depression, and cancer: but lack of benefit", Version 3. F1000Res. 2016; 5: 918.Published online 2018 Nov 12. doi: 10.12688/f1000research.8729.3

14.Nedeltcheva AV, Kilkus JM, Imperial J, Schoeller DA, Penev PD., "Insufficient sleep undermines dietary efforts to reduce adiposity.", Ann Intern Med. 2010 Oct 5;153(7):435-41. doi: 10.7326/0003-4819-153-7-201010050-00006.

15.Leproult R, Van Cauter E., "Effect of 1 week of sleep restriction on testosterone levels in young healthy men.", JAMA. 2011 Jun 1;305(21):2173-4. doi: 10.1001/jama.2011.710.

16.https://www.sleepfoundation.org/excessive-sleepiness/support/how-much-sleep-do-we-really-need

17.https://www.sleepfoundation.org/press-release/annual-sleep-america-poll-exploring-connections-communications-technology-use-and

18.Daniel F. Kripke., "Hypnotic drug risks of mortality, infection, depression, and cancer: but lack of benefit", Version 3. F1000Res. 2016; 5: 918. Published online 2018 Nov 12. doi: 10.12688/f1000research.8729.3

19.Børge Sivertsen Ida E. H. Madsen, Paula Salo, Grethe S. Tell, and Simon Øverland., "Use of Sleep Medications and Mortality: The Hordaland Health Study", Drugs Real World Outcomes. 2015 Jun; 2(2): 123-128.Published online 2015 May 5. doi: 10.1007/s40801-015-0023-8

20.A. Muzet, J. -P. Libert & V. Candas., "Ambient temperature and human sleep", Experientia volume 40, pages 425-429(1984)

21.https://www.sleep.org/articles/temperature-for-sleep/

22.https://sleepfoundation.org/sleep-news/lights-out-good-nights-sleep

23.Joshua J. Gooley, Kyle Chamberlain, Kurt A. Smith, Sat Bir S. Khalsa, Shantha M. W. Rajaratnam, Eliza Van Reen, Jamie M. Zeitzer, Charles A. Czeisler, and Steven W. Lockley., "Exposure to Room Light before Bedtime Suppresses Melatonin Onset and Shortens Melatonin Duration in Humans", J Clin Endocrinol Metab. 2011 Mar; 96(3): E463-E472.

24.Cajochen C, Kräuchi K, Danilenko KV, Wirz-Justice A., "Evening administration of melatonin and bright light: interactions on the EEG during sleep and wakefulness.", J Sleep Res. 1998 Sep;7(3):145-57.

25.Anne-Marie Chang, Daniel Aeschbach, Jeanne F. Duffy, and Charles A. Czeisler., "Evening use of light-emitting eReaders negatively affects sleep, circadian timing, and next-morning alertness", PNAS January 27, 2015 112 (4) 1232-1237; first published December 22, 2014

26.Figueiro MG, Wood B, Plitnick B, Rea MS., "The impact of light from computer monitors on melatonin levels in college students.", Neuro Endocrinol Lett. 2011;32(2):158-63.

27.David C. Holzman., "What's in a Color? The Unique Human Health Effects of Blue Light", Environ Health Perspect. 2010 Jan; 118(1): A22–A27.doi: 10.1289/ehp.118-a22

28.RICHARD G. STEVENS., "Want Better Sleep? Stay in the Dark.", October 26, 2015

29.Anne-Marie Chang, Daniel Aeschbach, Jeanne F. Duffy, and Charles A. Czeisler., "Evening use of light-emitting eReaders negatively affects sleep, circadian timing, and next-morning alertness", PNAS January 27, 2015 112 (4) 1232-1237; first published December 22, 2014

30.Porter JM, Horne JA., "Bed-time food supplements and sleep: effects of different carbohydrate levels.", Electroencephalogr Clin Neurophysiol. 1981 Apr;51(4):426-33.

31.Lindseth G, Lindseth P, Thompson M., "Nutritional effects on sleep.", West J Nurs Res. 2013 Apr;35(4):497-513. doi: 10.1177/0193945911416379. Epub 2011 Aug 4.

32.Yoneyama S, Sakurai M, Nakamura K, Morikawa Y, Miura K, Nakashima M, Yoshita K, Ishizaki M, Kido T, Naruse Y, Nogawa K, Suwazono Y, Sasaki S, Nakagawa H., "Associations between rice, noodle, and bread intake and sleep quality in Japanese men and women.", PLoS One. 2014 Aug 15;9(8):e105198. doi: 10.1371/journal.pone.0105198. eCollection 2014.

33.Yang PY, Ho KH, Chen HC, Chien MY., "Exercise training improves sleep quality in middle-aged and older adults with sleep problems: a systematic review.", J Physiother. 2012;58(3):157-63. doi: 10.1016/S1836-9553(12)70106-6.

34.Brand S, Gerber M, Beck J, Hatzinger M, Pühse U, Holsboer-Trachsler E., "High exercise levels are related to favorable sleep patterns and psychological functioning in adolescents: a comparison of athletes and controls.", J Adolesc Health. 2010 Feb;46(2):133-41. doi: 10.1016/j.jadohealth.2009.06.018. Epub 2009 Aug 18.

35.Dr. Michael J. Breus, Contributor., "Sleep Better to Play Better", 07/19/2011.

36.http://www.journalsleep.org/ViewAbstract.aspx?pid=28194

37.Baron KG, Reid KJ, Zee PC., "Exercise to improve sleep in insomnia: exploration of the bidirectional effects.", J Clin Sleep Med. 2013 Aug 15;9(8):819-24. doi: 10.5664/jcsm.2930.

38.Eduardo Ferracioli-Oda ,Ahmad Qawasmi, Michael H. Bloch., "Meta-Analysis: Melatonin for the Treatment of Primary Sleep Disorders", Published: May 17, 2013

39.van Geijlswijk IM, Mol RH, Egberts TC, Smits MG., "Evaluation of sleep, puberty and mental health in children with long-term melatonin treatment for chronic idiopathic childhood sleep onset insomnia.", Psychopharmacology (Berl). 2011 Jul;216(1):111-20. doi: 10.1007/s00213-011-2202-y. Epub 2011 Feb 22.

40.Lemoine P, Nir T, Laudon M, Zisapel N., "Prolonged-release melatonin improves sleep quality and morning alertness in insomnia patients aged 55 years and older and has no withdrawal effects.",J Sleep Res. 2007 Dec;16(4):372-80.

41.Pandi-Perumal SR, Srinivasan V, Spence DW, Cardinali DP., "Role of the melatonin system in the control of sleep: therapeutic implications.", CNS Drugs. 2007;21(12):995-1018.

42.Cajochen C, Kräuchi K, Danilenko KV, Wirz-Justice A., "Evening administration of melatonin and bright light: interactions on the EEG during sleep and wakefulness.", J Sleep Res. 1998 Sep;7(3):145-57.